中医名家名师讲稿丛书
第一辑

程士德中医学基础讲稿

程士德　著
郭霞珍　杨　芳　整理

人民卫生出版社

图书在版编目（CIP）数据

程士德中医学基础讲稿／程士德著.
—北京：人民卫生出版社，2008.1
（中医名家名师讲稿丛书·第一辑）
ISBN 978-7-117-09375-0

Ⅰ. 程…　Ⅱ. 程…　Ⅲ. 中医医学基础–研究　Ⅳ. R22

中国版本图书馆 CIP 数据核字（2007）第 168264 号

中医名家名师讲稿丛书·第一辑

程士德中医学基础讲稿

著　　者：程士德

出版发行：人民卫生出版社（中继线 010-59780011）

地　　址：北京市朝阳区潘家园南里 19 号

邮　　编：100021

E - mail：pmph @ pmph. com

购书热线：010-59787592　010-59787584　010-65264830

印　　刷：北京铭成印刷有限公司

经　　销：新华书店

开　　本：705×1000　1/16　**印张：**18　**插页：**2

字　　数：232 千字

版　　次：2008 年 1 月第 1 版　2024 年 12 月第 1 版第 7 次印刷

标准书号：ISBN 978-7-117-09375-0/R·9376

定　　价：32.00 元

打击盗版举报电话：010-59787491　E-mail：WQ @ pmph. com
　（凡属印装质量问题请与本社市场营销中心联系退换）

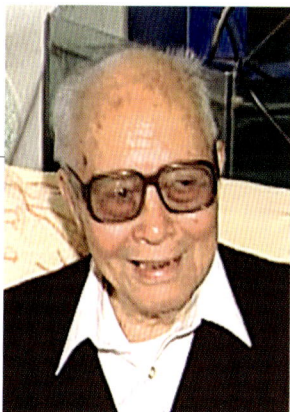

作者简介

　　程士德,江苏省南通市人,著名中医学家,《内经》专业教授、专家、博士生导师,曾担任国家中医药管理局重点学科《内经》学科带头人,卫生部高等医药院校中医药专业教材编审委员会委员兼全国统编教材《内经》学科组长,北京市高等院校卫生技术高级职称资格评审委员会委员,中国中医研究院研究生部兼职教授,国内访问学者指导教授,中国中医药学会《内经》专业委员会顾问,北京中医药大学学术及高级职称资格评审委员会委员,北京中医药大学《内经》教研室主任。参编和主编了《内经》第一、二、三、四、五版教材,以及第五版《内经》教材的高级教学参考书。程士德教授从全国高等中医院校开办伊始,在没有教材的情况下,亲自撰写讲稿教授学生,至今几十年来,为中医基础理论学科的建设和发展做出了卓越的贡献。

　　晚年在《内经》理论研究中,开拓了按中医学理论体系的思路指导课题设计和实验研究之路,所开创的"四时五脏阴阳"理论的研究方向,为中医基础理论学科的科学研究奠定了基础,多次亲自承担国家教委的科研项目,为中医界培养了一批具有传统和现代两种手段进行开拓性研究的人才,受到了北京市等各级单位的科技进步奖多项,还是国家中医药管理局评定的全国名老中医之一。撰写和主编了《高等中医药院校教学参考丛书·内经》、《内经讲义》、《内经理论体系辨析》、《素问注释汇粹》、《运气六讲》、《中医时间证治学纲要》、《中医学问答题库·内经分册》、《中医学多选题题库》、《内经选读》、《内经时间证治学纲要》等数十部著作和上百篇论文。

出版者的话

　　自 20 世纪 50 年代始,我国高等中医药院校相继成立,与之相适应的高等中医教育事业蓬勃发展,中医发展史也掀开了崭新的一页,一批造诣精湛、颇孚众望的中医药学专家满怀振兴中医事业的豪情登上讲坛,承担起传道、授业、解惑的历史重任。他们钻研学术,治学严谨;提携后学,不遗余力,围绕中医药各学科的建设和发展,充分展示自己的专业所长,又能结合学生的认识水平和理解能力,深入研究中医教学规律和教学手段,在数十年的教学生涯中,逐渐形成了自己独特的风格,同时,在不断的教学相长的过程中,他们学养日深,影响日广,声誉日隆,成为中医各学科的学术带头人,中医教育能有今日之盛,他们居功甚伟,而能够得到各位著名专家的教诲,也成为莘莘学子的渴望,他们当年讲课的课堂笔记,也被后学者视为圭臬,受用无穷。

　　随着中医事业日新月异的发展,中医教育又上升到新台阶。当今的中医院校中,又涌现出一大批优秀教师。他们继承了老一辈中医学家的丰富经验,又具有现代的中医知识,成为当今中医教学的领军人物。他们的讲稿有着时代的气息和鲜明的特点,沉淀了他们多年的学术思想和研究成果。

　　由于地域等原因的限制,能够亲耳聆听名家、名师授课的学生毕竟是少数。为了惠及更多的中医人,我们策划了"中医名家名师讲稿丛书",分辑陆续出版,旨在使后人学有所宗。

　　第一辑(共 13 种):

　　《任应秋中医各家学说讲稿》　　　　《任应秋内经研习拓导讲稿》
　　《刘渡舟伤寒论讲稿》　　　　　　　《李今庸金匮要略讲稿》
　　《凌耀星内经讲稿》　　　　　　　　《印会河中医学基础讲稿》
　　《程士德中医学基础讲稿》　　　　　《王绵之方剂学讲稿》
　　《王洪图内经讲稿》　　　　　　　　《李德新中医基础理论讲稿》
　　《刘景源温病学讲稿》　　　　　　　《郝万山伤寒论讲稿》
　　《连建伟金匮要略方论讲稿》

　　丛书突出以下特点:一是权威性。入选名家均是中医各学科的创始人或重要的奠基者,在中医界享有盛誉;同时又具有多年丰富的教学经验,讲稿也是其数十载教学生涯的积淀。入选名师均是全国中医药院校知名的优秀教师,具有丰富的教学经验,是本学科的学术带头人,有较高知名度。二是完整性。课程自始至终,均由专家们一人讲授。三是思想性。讲稿围绕教材又高于教材,专家的学术理论一以贯之,在一定程度上可视为充分反映其独特思想的专著。四是实践性。各位专家都有丰富的临床经验,理论与实践的完美结合能给读者以学以致用的动力。五是可读性。讲稿是讲课实录的再提高,最大限度地体现了专家们的授课思路和语言风格,使读者有一种亲切感。同时对于课程的重点和难点阐述深透,对读者加深理解颇有裨益。

在组稿过程中,我们得到了来自各方面的大力支持,许多专家虽年事已高,但均能躬身参与,稿凡数易;相关高校领导也极为重视,提供了必要的条件。在此,对老专家们的亲临指导、对整理者所付出的艰辛努力以及各校领导的大力支持,深表钦佩,并致以诚挚的谢意。

人民卫生出版社

2007 年 12 月

2

前言

　　《中医学基础》是每一个学习中医药专业的学生或中医学爱好者的入门课程，也是研究中医药现代体系的必修的奠基课程。

　　20世纪50年代中叶，中医药步入了我国高等教育的行列，全国相继成立了多所中医药高等院校。北京中医药大学的前身——北京中医学院，就是在党和政府的大力支持下，从全国各地调集了多位中医学界的名家教授组建的。程士德教授从南京中医学院直接调入北京中医学院，承担中医基础理论课程的教学工作。当时北京中医药大学刚刚成立，他开始就担任起中医基础理论课程讲义的编写、教学大纲的制定和课程的讲授工作，成为北京中医药大学中医基础理论教学的奠基人之一。

　　在中医基础理论的教学工作中，程士德教授广泛收集资料，编写有关中医基础理论教学的大纲、教案和教材；并在后来几十年的教书生涯中，为了不断完善中医学基础课程的教学方法和教学理念，自己经常亲临课堂进行讲授。面对古奥难懂的中医学古典医籍中的学术思想，他潜心研究，形成了精湛细致的讲述，透彻明了的分析和循循诱导的教学风格，深受学生的敬仰和欢迎，对他讲授的中医学基础理论课程是有口皆碑。

　　本次整理付梓的《中医学基础讲稿》就是我国恢复高考以后，程士德教授亲自走上讲台给学生授课而撰写的讲稿。本讲稿对中医基础理论深入浅出的分析，引人入胜。在整理过程中我们深感中医学老前辈扎实的中医基础理论功底以及对教学工作一丝不苟的严谨治学态度，深深感悟到掌握好中医理论中的基础知识，对于学好中医各科的重要性，这对初学中医学的同道定有启发，将能帮助初学者更好地领会和掌握中医基本理论知识。

　　现在程士德教授年事已高，已不能再亲临讲台。为了把老一辈从事中医学教育的专家学者的宝贵经验发扬光大，我们收集了程教授的手稿，并加以整理，交予出版社，以激励自己的学习，也希望能与同道共享前辈的成果，为发展中医药事业贡献力量！

郭霞珍　　杨　芳

2007.10

目录

2

3

4

5

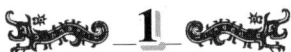

1 绪　言

今天这个绪言,时间安排稍长一些,准备三个课时,讲两个问题:①本课程的性质和任务。②怎样学好《中医学基础》。

1.1　《中医学基础》课程的性质和任务

1.1.1　《中医学基础》课程的性质

《中医学基础》是介绍中医学最基本理论的课程。

凡是从事中医或对中医感兴趣者,都知道中医有一部重要的经典著作,叫做《黄帝内经》。这部著作是我国现存较早的医学文献中的一种,是我国医学发展史上第一次医学理论的总结。该书较为全面、系统地建立了中医学的理论体系,这些理论从战国以来,一直有效地指导着中医学的发展,指导着后世临床的发展。在对其进行了系统化整理编纂之后的本门课程,就成了介绍中医学最基本理论的课程。

1.1.2　《中医学基础》课程学习的任务

本门课程既然是最基本的理论课程,它的任务便是使学生系统掌握中医的基础理论,为学习中药学、方剂学以及古典医著和临床各科的辨证论治,打下必要的基础。

我们知道了本门课程的任务,也就知道了为什么本课程是入学后首先要讲的一门课,同时也就知道了为什么中药学、方剂学要在本课程讲了一个阶段以后再开的原因。

1.1.3 学习《中医学基础》课程的重要性

在各门学科领域里,掌握基础理论的重要性,同学们都是知道的,在医学科学这一领域里,当然也不例外。这里仅举几个古代医家重视《内经》的例子,来说明中医理论在中医学发展过程中的重要作用。

汉代张仲景著述《伤寒杂病论》,伤寒六经辨证就是在《素问·热论》的六经分证的基础上发展起来的,所以张仲景在《伤寒论》的序言中提到"撰用《素问》、《九卷》、《八十一难》……"。

金元四大家的朱丹溪云:"起度量,立规矩权衡,必须从《素》、《难》入手"。

明代王仲光曾问道于戴元礼,戴氏答云:"熟读《素问》耳。"

上述举例,可以说明历代医家对《内经》的重视。由此可见中医学的基本理论,无论在中医学的发展过程中,或者是指导临床实践过程中,都有极为重要的意义。

1.2 怎样学好《中医学基础》

这个问题比较大,牵涉的面也比较广,它牵涉到具体的诸种方法。在这里我不想谈具体方法,因为根据各人的不同情况,学习的方法也不尽相同,这需要在学习过程中,根据各自的学习情况,自己来摸索,这里要说的是中医基本理论体系的基本思想和基本特点。搞清楚这个问题,必将有助于大家的学习。

1.2.1 中医学理论体系中的朴素唯物论和自发的辩证法思想

为什么要谈这个问题呢?因为医药学和其他自然科学一样,在其形成和发展过程中,总要受一定世界观的支配和影响。中医学在经过长期医疗实践,上升为理论的过程中,受着中国古代朴素唯物论和自发辩证法的深刻影响,因而在中医学的理论体系中,包含着丰富的唯物主义观点和辩证法思想。在我们学习过程中,也就必须运用朴素的唯物论和辩证法思想来分析、理解它,这样才能了解中医学理论的思想方法、理论观点,才能深入到理论中去,学深、学透。

朴素的唯物论和辩证法思想也贯穿在中医理论的各个方面,这里仅举出《内经》的几篇原文,作为说明。

《素问·宝命全形论》说:"天覆地载,万物悉备,莫贵于人"。说明宇宙间充满着无数物质,人也是万物之一,人在万物之中是最宝贵的。这就指出世界是物质的,人也是物质的。不仅如此,古人还认识到事物是在不断运动变化着的,不是静止不动的。例如:

《素问·六微旨大论》说:"夫物之生从于化,物之极由乎变,变化之相薄,成败之所由也"。"成败倚伏生乎动,动而不已则变作矣"。

这些原文,很明显地说明了三个问题:

(1)事物不是静止的,而是不断运动着的。

(2)由于事物的不断运动,就使事物不断地变化,新事物的产生,旧事物的消亡,就是来源于事物本身的运动变化。

(3)事物的新生与消亡,倚伏着相互促进的因素。

关于生命的起源问题,在我国古代医学中就有了唯物的认识。《灵枢·经脉》说:"人始生,先成精……"。《素问·金匮真言论》说:"夫精者,身之本也"。认为人体主要是由精气等物质构成的,精气是构成人体的基本物质。这种认识,对当时天命鬼神等唯心论,进行了有力的驳斥。

讲义中,对这方面的内容举出了很多的例子,我们以后就要学到,此处不一一解释。为了学好中医学理论,首先要了解它的基本特点,这是重要的一课。

1.2.2　中医学理论的基本特点

中医学理论体系的特点,也是多方面的,这里主要介绍两点。

1.2.2.1 整体观念

整体观念是中医学把人体内部各种脏器组织之间以及人体与外界自然环境之间，都看成是一个密切联系着的整体，从这一观念出发来研究、认识人体的生理活动、病理变化以及诊断和治疗。整体观念包括了两个主要内容。

（1）人体是有机的整体：人体是由各种脏器、组织、器官等组成的，这些组织器官虽各有不同的功能，但又相互密切联系，形成了一个有机的整体活动系统。这种相互联系，是通过经络的联络作用而实现，具体表现在生理、病理、诊断、治疗等各个方面。

表现在生理方面：以肝为例，《素问·阴阳应象大论》："肝生筋，筋生心，肝主目。"《素问·五脏生成》："肝之合筋也，其荣爪也，其主肺也。"《灵枢·本输》："肝合胆，胆者，中精之府。"

综合起来看：

```
     肺
     ↑
肝——胆——筋——目——爪
     ↓
     心
```

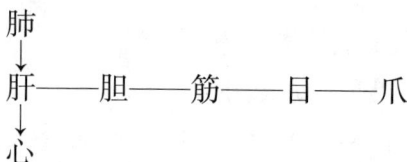

五脏　六腑　五体　五官　五华

由此说明了在生理上人体每个脏器活动，不是孤立的，而是整体活动的组成部分，也就是每一个脏器的生理活动，都与其他脏器相互滋生、相互依存、相互制约着。

这里仅举肝为例，如果将心、肺、脾、肾都联系起来，这就形成以五脏为中心，相互依存，相互制约的五个生理活动系统。我们还可以看出，这五个活动系统，是和西医的循环、呼吸、消化等系统是不同的。

表现在病理方面：由于人体内各种脏器、组织、器官，在生理上相互间密切联系形成一个有机整体，因而在病理方面也就必然影响。所以，一脏的功能活动失常而发生病变，既可以影响其他脏器，也可以由其他脏器影响而来。因此在临床上，常常要从两个或几个脏器之间的相互关系去认识疾病和治疗疾病。

例一：咳嗽，既可以是肺本脏的病变，也可由别脏病变影响肺而发生。如肝火旺就可影响肺而咳，导致咳血，临床就用平肝清肺的方法。《素问·咳论》所说的"五脏六腑皆令人咳，非独肺也"。就是指咳嗽不仅肺脏病变可以发生，五脏六腑病变皆可影响而发生咳嗽。

例二：肝气郁滞，或肝胆湿热，常可见到恶心呕吐，脘腹作胀，大便干结或泄泻，这就是肝的病变，影响了脾胃所致。所以《金匮要略》说："见肝之病，知肝传脾，当先实脾。"

脏腑通过经络与体表的组织器官密切联系，因而脏腑功能失常，可以通过经络反映于体表的组织器官。例如：肝火可以见到面红目赤，心火可以见到口舌糜烂。

表现在诊断治疗方面：中医在诊断方面有一个理论原则，叫做"有诸内，必形诸外"。为什么内脏的病变，必表现到体表呢？这就是上述内脏与体表组织器官相联系的原理。因此，根据这个道理，观察体表的异常变化，就能推断内脏的病变。例如上述外现面红目赤口苦，这是肝火的反映，舌红糜烂，这是心火的反映。

正因为外在体表组织的病变，常是内脏病变的反映，因而在治疗上，体表的病变，也可以通过治疗内脏来解决。例如：风火眼（暴发火眼）用清肝祛风热的方法；口疮，用清心火、泻小肠火的方法；实火牙痛，用清胃的方法；感冒，用宣肺的方法；外科疡病久不收口，用补气血内托的方法。

从以上举例看出，中医从整体观念出发，对临床疾病的诊治，既看到局部，又看到整体，既注意现象，又注意各种现象的内部联系。

（2）人与自然息息相关：中医学在长期实践过程中，认识到人与自然环境是密切相关的。

首先认为自然界存在着人类赖以生存的必要条件，人类必须依赖自然界的物质以维持生命。如《素问·宝命全形论》说："人以天地之气生，四时之法成。"天地之气，指自然界供给人类生活的物质。四时，指一年四时，即四季的寒热温凉气候；法，是指法则、取法的意思,亦即相通的意思;成,即成长、生存的意思。"四时之法成"包括两种意思。一是四时气候与人体五脏的功能相通,也就是对人体五脏功能有滋生促进的意思。

《素问·六节藏象论》说:"天食人以五气,地食人以五味。"五气五味这里可以理解为统指空气与饮食物而言。《素问·六节藏象论》说:"心……为阳中之太阳,通于夏气;肺……为阳中之太阴,通于秋气;肾……为阴中之少阴,通于冬气;肝……为阳中之少阳,通于春气。"(此以四时言,如以五时言,则脾为至阴,通于长夏。)

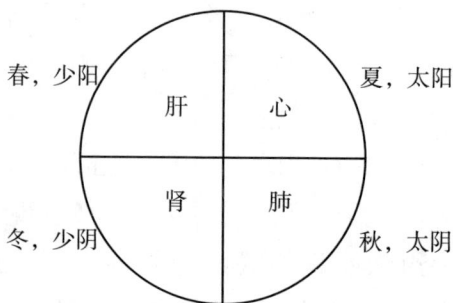

春,少阳　　　夏,太阳

肝　　心

肾　　肺

冬,少阴　　　秋,太阴

图 1-1

原文指出:肝气通于春,心气通于夏,肺气通于秋,肾气通于冬,脾气通于长夏。这就是中医学中五脏旺于五时的理论,也是中医理论体系中"四时五脏阴阳"的系统。

二是人体受自然界气候影响,生理活动必须有相适应的调节。如:《素问·五癃津液别》说:"天暑衣厚则腠理开,故汗出……天寒则腠理闭,气湿不行,水下留于膀胱,则为溺……"。腠,肉理分际;理,肌肉纹理。天热时出汗,就是以出汗散热来适应;天寒少汗尿多,就是保温来适应。

不仅四季气候变化对人体的生理功能有影响,就是一天昼夜晨昏的变化,对人体也有明显的影响。如:《素问·生气通天论》:"故阳气者,一日而主外。平旦人气生,日中阳气隆,日西而阳气已虚,气门乃闭。"《灵枢·顺气一日分为四时》说:"朝则人气始生,病气衰,故旦慧;日中人气长,长则胜邪,故安;夕则人气始衰,邪气始生,故加;夜半人气入脏,邪气独居于身,故甚也。"这就解释了疾病一般白天较轻,夜晚较重的原因。

人体适应四时气候变化,就能保持生理活动的正常,如果人体调节功能失常,或气候变化过于剧烈,超过了人体的调节功能,人体不能进行相应的调节,就会发生疾病,四季季节性的多发病的形成就是这个原因。例如:《素问·金匮真言论》所说:"长夏善病洞泄寒中,秋善病风疟。"洞泄寒中,是脾的病变,多见于长夏季节,风疟即疟疾,多见于秋季。

自然界除了上述气候变化与人体有密切的关系外,地区环境对人体也有一定的影响。例如:我国南方气候偏于湿热,北方气候偏于燥寒,一旦易地而处,常会感到不舒服。又如:出门旅行,行程较远,一旦到新的地区,常会发生食呆、便秘、泄泻等症状,称为"不服水土"。

在中医学治疗原则中的"因时、因地、因人制宜",也就是在人与自然密切相关的思想指导下,结合临床实践而总结出来的。

这里必须指出:人体受自然环境的影响仅是一个方面,另一方面也应当认识到人能主动地改造自然和与自然做斗争,从而提高健康水平,减少疾病的发生。例如《内经》里所提到的"动作以避寒,阴居以避暑"、"避其毒气"等就是人体主动改造自然和与自然做斗争的一些方法。人体对于地区环境经过一定时期的逐渐适应,也就是说人在自然环境中就有了一定的自身调节适应能力。

1.2.2.2　辨证论治

辨证论治,有专门论述,这里仅做概念性的介绍。

"证"是"证候"的简称。什么叫"证候"呢? 证候是指疾病发展的不同阶段,病位、性质、邪正斗争趋势等病理现象的概括。

疾病是邪正矛盾斗争的过程。在疾病发展的过程中,正邪斗争有些是激化了,有些是暂时或局部地解决了,或者是缓和了,有些又有新的矛盾发生了,因此,疾病的发展就显出阶段性来。由于疾病在发展过程的不同阶段中,其主要矛盾和矛盾的主要方面不同,所以也就反映出不同的证候。

例如：感冒，初期常表现为恶寒、发热、鼻塞、咳嗽。如进一步发展，就可出现但热不寒，大汗大渴。前者称作表证，后者叫做里证。这里的表证、里证就是"证候"。

根据不同的证候，用不同的治疗方法，就叫"辨证论治"。这是中医理论的基本特点之一。这里附带说明两点：

（1）证和症状是相互联系的两个不同概念。症状，是指疾病发展不同阶段中，所反映出来的一个个的表面现象；证候，是一组有内在联系症状的概括。症状只能反映疾病的表面现象，证候是疾病不同阶段的病理概括。例如：恶寒，发热，咳嗽，头痛，鼻塞，这都是一个个症状，这一组症状的组成称为外感表寒证。

（2）辨证论治和辨病论治两个概念也是不同的。也就是"证"和"病"的概念是不同的。例如肝炎是一个病名，中医辨证根据它不同阶段或不同的临床表现，有肝郁气滞、肝胆湿热、肝胃不和、气滞血瘀等不同的证候。

正由于证和病的概念不同，因而同一病，可以出现不同的证，同一证，也可见于不同的病。例如同是一个感冒病人，但有风热和风寒等不同的证候，治疗也就不相同，前者叫表热证，治用辛凉解表；后者叫表寒证，治用辛温发汗。这种同一疾病，表现出不同的证候，使用不同的治疗方法，就叫"同病异治"。

又如久痢脱肛，子宫下垂等是不同的疾病，但中医辨证，如果均表现为中气下陷的，就用同一益气升提的方法治疗。这种不同疾病，表现相同的证候，用同一方法治疗的，就叫"异病同治"。

因此，同病异治和异病同治，是中医辨证论治所必然产生的两个治疗原则。

2 阴阳五行学说

前面讲到,中医学理论体系中,包含着相当丰富的唯物主义观点和辩证法思想。我国古代的这种唯物主义的哲学思想,怎样结合到中医理论体系中来的? 又怎样在中医学理论体系中体现出来的呢? 在绪言里我们特别强调要用唯物论和辩证法思想来分析、理解中医学理论体系,这就是今天要讲的问题。

阴阳五行学说,根据过去经验,同学们一接触这个名字,总不是那个味儿,总是要皱眉,这也是不奇怪的。因为这一学说曾被封建迷信的宿命论者所运用,在历史流传了几千年,到现在有些地方还有市场。我们这里所讲的和宿命论里所讲的是两回事,这在我们思想上首先要搞清楚,否则又读不通,"阳气者闭塞,地气者冒明",阴阳气不相交通,怎么能吸收理解呢?

2.1 阴阳学说

2.1.1 阴阳学说的产生和形成

阴阳学说是我国古代的朴素的唯物论和自发的辩证法思想,属于古代的哲学思想范畴。据考证,这一学说的产生,至迟在殷代,文字记载最早见于《周易》,到了春秋战国时代,它已被广泛地应用来解释和阐述一切自然现象了。

这一哲学思想的产生,是古代劳动人民在长期的生产、生活实践中,通过对各种自然现象的观察逐步认识总结出来的。例如《易·系辞》说:"日往则月来,月往则日来,日月相推则明生焉。寒往则暑来,暑往则寒来,寒暑相推而岁成焉。"日月更替为一天,寒暑往复则为一年,一天、一年的变化,都是由于相互关联的对立双方运动的结果。由此推演,进而认识到自然界任何事物,都包含着相互对立的两个方面,如白昼与黑夜,晴天与雨天,炎热与寒冷,活动与静止等等。正是由于这相互对立的正反两方面的相互作用,促使事物的发生与变化。把这相对的两方面用阴和阳来进行进一步地概括,从而上升为系统的理论,成为一种学说,以它来解释一切事物的发生、发展和变化,这就是阴阳学说产生的哲学理论基础。

2.1.2　什么叫阴阳

通过上述阴阳学说的产生和形成介绍,我们知道,阴阳,是对自然界相互关联的某些事物和现象对立双方的概括。也就是阴阳代表着事物相互对立,又相互联系的两方面。那么事物对立的双方,究竟以哪一方为阳,又以哪一方为阴呢?一般来说,阳——活动的、外在的、上升的、温热的、明亮的、功能的、功能亢进的;阴——沉静的、内在的、下降的、寒冷的、晦黯的、物质的、功能衰减的。

例如:

从事物的
属性来看

　天在上——阳,火性热而上炎——阳

　地在下——阴,水性寒而下走——阴

从事物的运动
变化来看

　事物处于躁动状态——阳,表现为
　气化功能时——阳

　事物处于沉静状态——阴,成为有
　形物质时——阴

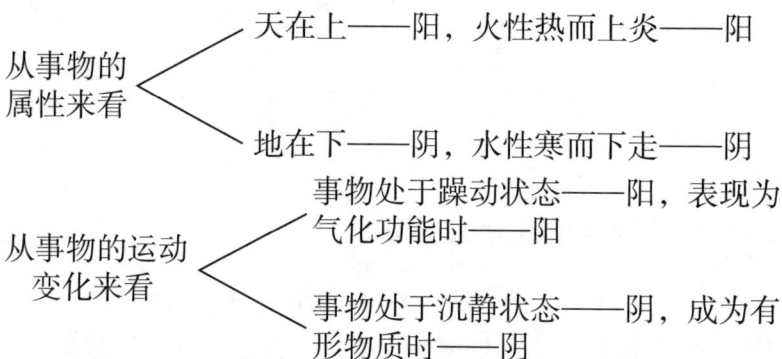

事物阴阳属性并不是绝对的,而是相对的。这种事物相对性,主要表现在两个方面:一是表现为在一定条件下,阴阳可以相互转化。二是表现为阴阳的无穷可分性。例如《素问·金匮真言论》说:"阴中有阴,阳中有阳。平旦至日中,天之阳,阳中之阳也;日中至黄昏,天之阳,阳中之阴也;合夜至鸡鸣,天之阴,阴中之阴也;鸡鸣至

平旦,天之阴,阴中之阳也。"这篇原文可用下图来表示:

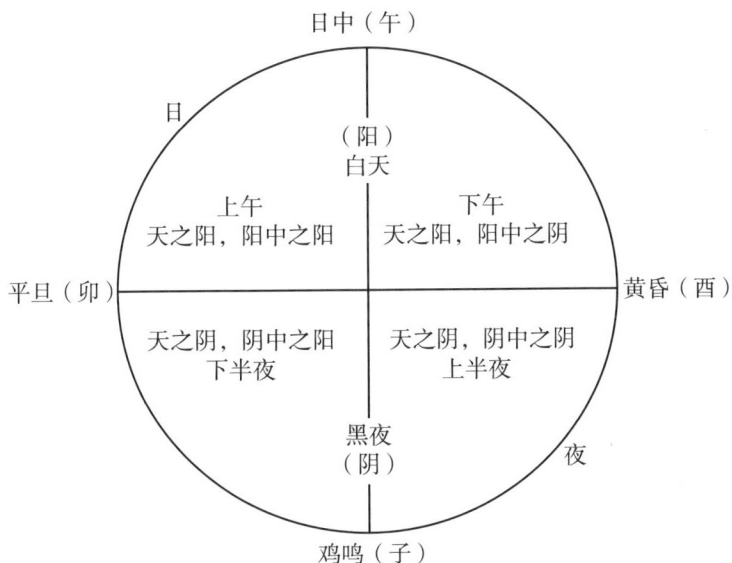

图 2-1

这段原文说明了一昼夜之间的阴阳可分性。以此类推,宇宙中任何事物都可以概括为阴阳两类,任何一种事物内部又可分为阴和阳两个方面,而阴和阳每一方面,又可再分。因此,自然界的阴阳是无穷无尽的,也可以说,阴阳相互对立的两个方面,普遍存在于一切事物之中,所以《素问·阴阳离合论》说:"阴阳者数之可十,推之可百,数之可千,推之可万,万之大不可胜数,然其要一也。"

2.1.3 阴阳学说的朴素唯物论

为什么说阴阳学说是我国古代的朴素唯物论和辩证法呢?我们可以从《素问·阴阳应象大论》中的一段原文来看。

"阴阳者,天地之道也,万物之纲纪,变化之父母,生杀之本始,神明之府也。"

"道"是规律的意思。"纲纪",纵者为纲,横者为纪;大者为纲,小者为纪。这里可理解纲纪的意思。"父母",即指阴阳,万物以此生成变化,故比为父母。"生杀",生是新生,杀是毁灭。"神明",就是指物质世界变化无穷的意思。

本段原文指出:

(1)世界是物质的。

(2)事物是在不断运动,不断发展变化,事物的发展变化根本原因,就在于事物内部阴阳对立两方的对立统一运动。

(3)阴阳并不是事物本身,而是事物内部矛盾两方的抽象概括。

(4)阴阳两方普遍存在于宇宙一切事物之中。

因此可以说明阴阳学说是认识、解决物质世界的古代朴素的唯物论和辩证法。

阴阳学说虽然是古代的朴素唯物论和辩证法,用以认识和解释物质世界的运动发展变化,但是自从战国末年的邹衍和汉代唯心论者董仲舒,把阴阳学说用于法治、社会、人事方面,作为他们宣扬唯心论、卫护封建统治的理论工具,把原来朴素的唯物论的阴阳学说,篡改成宣扬唯心主义的东西,掩盖了阴阳学说的本来面目。因此,医学中的阴阳学说,同修身养性、不老长生、算命卜卦、阴阳风水、推问吉凶漩涡中的阴阳,有本质的不同,不能混为一谈。

医学中的阴阳学说,究竟是什么呢?

2.1.4　阴阳学说的基本内容

2.1.4.1　阴阳的对立斗争

普遍存在于一切事物中的阴阳两个方面,是相互对立的,如力学中的作用与反作用,物理学中的阴电和阳电一样。它所以是相互对立,主要表现于它们之间是相互制约、相互斗争的。有制约,才有规律性,有斗争,才有发展。

相互制约是说对立着的任何一方,都对另一方起着制约的作用。

例如:春夏季的气候温热,就是由于阳气制约了冬季寒冷的阴气,阳气偏盛,阴气偏衰的现象;秋冬季的寒冷,是由于阴气制约了夏秋炎热的阳气,阴气偏盛,阳气偏衰的缘故。《类经附翼·医易义》所说的，"动极者镇之以静，阴亢者胜之以阳"，就指出了动与静，阴与阳相互制约，相互斗争的关系。"镇"含有制约、斗争的意义。

在相互制约过程中，一方面太过，就会引起另一方面不足；反之，一方面不足，也会导致另一方面太过。如上例，夏季是阳气太过，阴气不足；而冬季则是阴气太过，阳气不足。所以事物的阴阳两方面，只有维持着相互制约过程中的太过不及运动，才能维持事物正常发展。

以人体来说，人体阴阳对立两方，相互制约所表现的太过与不足，维持在一定限度内，就是生理现象，用阴阳来说，就叫"阴平阳秘，精神乃治"。

《素问·阴阳应象大论》说："阴胜则阳病，阳胜则阴病。"既可说明疾病的发生，也可解释病理变化。如：受寒饮冷而见腹痛、腹泻，就是阴寒之邪盛，伤人胃肠阳气而得的病；又如中暑而见口渴饮冷，小便短少，就是阳热之邪盛，伤人阴液而见的症状。关于病理解释，见下"阴阳应用病理"。

13

相互制约的过程，也就是相互斗争的过程，没有斗争，就不可能发生制约作用。只有通过斗争，才能对另一方面起着制约作用。如上例"阴胜则阳病，阳胜则阴病"。"胜"就是斗争，"阳胜则阴病"，就是阴阳斗争，阳气胜，则阴气衰。

2.1.4.2　阴阳的相互依存（互根）

阴和阳是对立的两个方面，既是对立的，又是相互依存的。所谓相互依存，就是阳必须依赖阴而存在，阴也必须依赖阳而存在，每一方都以另一方存在为条件，如果一方不存在，则另一方必然消亡。例如：

没有上，也就无所谓下；反之，没有下，也就无所谓上。

没有热，也就无所谓寒；反之，没有寒，也就无所谓热。

没有生，也就无所谓死；反之，没有死，也就无所谓生。

前人所说，"阴生于阳，阳生于阴"也就是这个意思。这种阴阳相互依存的关系，又叫做"阴阳互根""阴根于阳，阳根于阴"也就是

"阴生于阳,阳生于阴"。

在《内经》里,常用人体的物质与功能之间的关系,来说明"阴阳互根"的道理。如《素问·阴阳应象大论》说:"阴在内,阳之守也;阳在外,阴之使也。"

这里所说的阴,包括精、血、津、液等有形的物质,这里所说的阳,是指人体的功能活动和抵抗病邪的能力。"守"是镇守于内,"使"是使役于外。

物质居于体内,故曰"阴在内";功能表现于外,故曰"阳在外"。在外的功能(阳)是内脏物质运动的表现,故阳为"阴之使";在内的物质(阴),是产生功能的物质基础,故阴为"阳之守"。物质与功能,阴与阳的关系如图 2-2 所示。

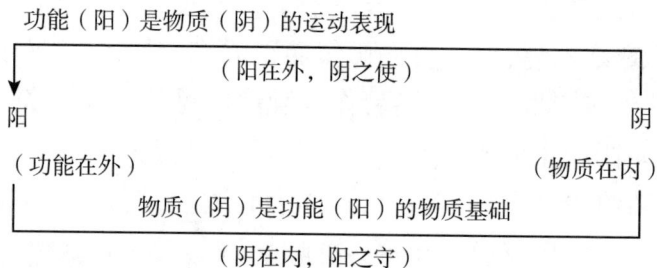

功能(阳)是物质(阴)的运动表现

(阳在外,阴之使)

阳　　　　　　　　　　　　　　　　　　阴

(功能在外)　　　　　　　　　　　　(物质在内)

物质(阴)是功能(阳)的物质基础

(阴在内,阳之守)

图 2-2

这就是《内经》以人体的功能与物质之间的关系来说明阴和阳相互依存,存亡与共的关系。

如果阴阳二者,失去了双方互为存在的条件,有阳无阴,或有阴无阳,势必"孤阴不生""独阳不长",则一切事物也就不能生化和滋长,就将归于寂灭。《类经图翼·阴阳体象》所说的"阴无阳不生,阳无阴不成",就是这个道理。

2.1.4.3　阴阳的消长转化

事物的阴阳两方面不断地制约和斗争,因而阴阳两方,并不是处于静止不变的状态,而是处于不断运动变化之中。这种运动变化则表现为阴阳互为消长的过程,亦即阳长则阴消,阴长则阳消。在正常情况下,由于相互间有着制约的关系,因而消长总是维持在一定的限度之内,也就是保持着相对的动态平衡状态。这就是因为阳得阴济,阳就不致过分亢盛;阴得阳和,阴就不致过分衰沉。所以,阴阳的消长变化,总是维持在相对平衡状态,从而促进了事物的正常发展。以一年四季气候的寒热变化为例。《素问·脉要精微论》说:"冬至四十五日,阳气微上,阴气微下;夏至四十五日,阴气微上,阳气微下。"

冬至四十五日,经小寒、大寒至立春,立春春气始立,"阳气微上,阴气微下",即阳气渐长,阴气渐消;夏至四十五日,经小暑、大暑至立秋,立秋秋气始立,"阴气微上,阳气微下",即阴渐长阳渐消。

实际上,阳长始于冬至,阴长始于夏至,故有"冬至一阳生,夏至一阴生"之说。一年四季阴阳消长如图2-3所示。

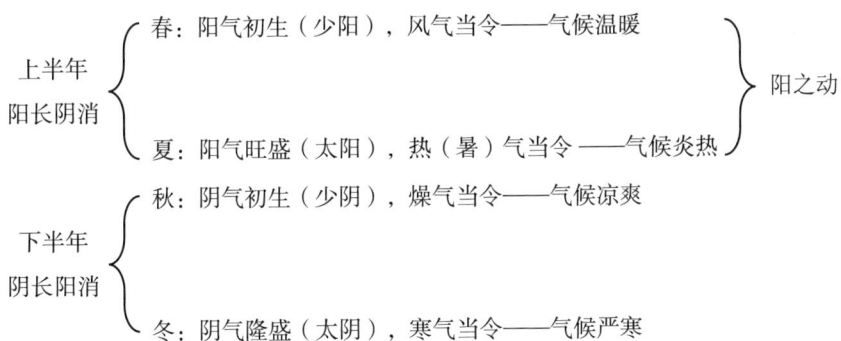

上半年
阳长阴消 { 春:阳气初生(少阳),风气当令——气候温暖
夏:阳气旺盛(太阳),热(暑)气当令——气候炎热 } 阳之动

下半年
阴长阳消 { 秋:阴气初生(少阴),燥气当令——气候凉爽
冬:阴气隆盛(太阴),寒气当令——气候严寒 }

图2-3

正因为自春至夏为阳长阴消,自秋至冬为阴长阳消,阳盛则热,阴盛则寒,因此,自然界阴阳气消长变化,从而反映出一年四季气候温热寒凉的变化。

以上是一年四季的阴阳消长情况,一昼夜中也同样是如此。

人身的阴阳气,也与自然界阴阳气相通。一年之中,肝气应春而生,心气应夏而长,肺气应秋而收,肾气应冬而藏。

一日之中也是如此,如前例《素问·生气通天论》所说的:"故阳气者,一日而主外。平旦人气生……"同学们可以自己去做进一步理解。

人体阴阳消长,在正常状态下,是相互制约着的,因而是处于相对平衡状态之中。如果这种消长关系超出了一定的限度,便将出现某一方的偏盛偏衰,这就是病理状态。前面所说"阴胜则阳病,阳盛则阴病",就是阴阳偏盛偏衰的结果。

阴阳相互转化,是说事物的阴阳两方,当其发展到一定的阶段,在一定条件下,可以各自向着其相反的方面转化,即阳可以转化为阴,阴可以转化为阳。如《素问·阴阳应象大论》说:"重阴必阳,重阳必阴,""寒极生热,热极生寒"。"重"和"极"是同一意义,是指一定的阶段而言。

举例来说,中毒性肺炎,中毒性痢疾,由于热毒极重,出现持续高烧,如果由于病情的发展,大量耗伤机体的正气,可以突然出现体温下降,四肢厥冷,脉微欲绝等一派阴寒危象,这就是由原来高烧的阳极证转化为四肢厥冷的阴寒证。

又如阳盛体质的人,感受外寒,出现恶寒等阴寒症状,但由于寒邪外束,阳气闭而化热,则外寒也可转为内热的阳热证,这就是由阴寒证转化为阳热证。

这两个病例中前者的热毒重,阳气耗伤;后者的寒邪外束,阳气郁闭不得宣泄,就是促成阴阳转化的条件。

阴阳的相互消长和阴阳的相互转化,两者是密切相关的。如果说"阴阳消长"是个量变的过程的话,那么"阴阳转化"就是一个质变的过程。

2.1.5　阴阳学说在中医学中的应用

中医学在长期实践过程中,认识到人体本身是一个复杂的对立运动着的整体,因而把阴阳这一概念运用到医学中来,以阴阳学说来解释和说明人体组织结构、生理活动、病理变化,以及诊断治疗等多方面的医学概念中。

2.1.5.1　说明人体的组织结构

《素问·金匮真言论》:"夫言人之阴阳,则外为阳,内为阴;言人身之阴阳,则背为阳,腹为阴;言人身之脏腑中阴阳,则脏者为阴,腑者为阳。""故背为阳,阳中之阳心也;背为阳,阳中之阴肺也;腹为阴,阴中之阴肾也;腹为阴,阴中之阳肝也;腹为阴,阴中之至阴脾也。"

人体上部为阳(膈上),下部为阴(膈下),心肺居阳位,肝肾居阴位。

五脏外应五时:

$$\left.\begin{array}{l}肝——春\\心——夏\end{array}\right\}春夏为阳$$

$$\left.\begin{array}{l}肺——秋\\肾——冬\end{array}\right\}秋冬为阴$$

脾——长夏,长夏居于阴阳之中,由阳入阴,故曰至阴。

心居阳位而为阳脏——阳中之阳。

肺居阳位而为阴脏——阳中之阴。

肝居阴位而为阳脏——阴中之阳。

肾居阴位而为阴脏——阴中之阴。

再具体到每一脏,又有阴阳之分,如心有心阴心阳,肾有肾阴肾阳等。

所以人身组织结构之间,以及每一组织结构的本身,尽管关系复杂,但都可以用阴阳来概括说明,所以《素问·宝命全形论》说:"人生有形,不离阴阳。"

2.1.5.2　说明人体的生理功能

中医学认为人体的正常生命活动,是阴阳两个方面保持着对立统一的协调关系的结果。例如功能与物质之间的关系,营养物质是产生功能的物质基础,而功能活动又是营养物质在体内新陈代谢的动力。营养物质是阴,功能为阳,说明物质与功能之间是依存互根的。另一方面,营养物质的产生,要消耗一定的能量,从这个意义上说,营养物质的积累,就是阴长阳消的过程。能量的产生,又要消耗一定的营养物质,从这个意义上说,在功能活动时,又是阳长阴消的过程。

因此,人体正常生理活动,用阴阳来概括,就是"阴平阳秘,精神乃治"。

2.1.5.3　说明人体的病理变化

从两个方面来说:

(1)阴阳对立统一协调关系的破坏,就是疾病的产生:阴阳互为消长,在一定限度内是生理现象,如果超过了限度,就会导致疾病的发生。如果阴阳不相协调,发展到相互分离,人的生命也就停止了。所以《素问·生气通天论》说:"阴阳离决,精气乃绝。"

(2)阴阳的偏盛偏衰,说明病证的寒热虚实:阴阳失去相对平衡,一般表现为阴阳的偏盛偏衰,而阴阳的偏盛偏衰,就决定着病证的寒热虚实。如《素问·调经论》说:"阳虚则外寒,阴虚则内热,阳盛则外热,阴盛则内寒。"(文中的"内"、"外"无意义。)

什么叫做"阳盛则热"呢?

举一急性病来说,热属阳,热病发烧,是阳气偏胜的病理反映,就叫"阳盛则热"。由于阳的一方偏胜,会导致阴一方的偏衰,所以,急性热病在阳盛发热的同时,会见到口渴、小便短少、大便干燥等阳盛伤阴,阴偏衰的症状。但是这些阴衰水液不足的症状,是由于阳盛所导致的,矛盾的主要方面是在阳盛,因而治疗就应当用苦寒药物来泻其阳热,这种治疗法则,叫做"热者寒之"。正因为由于是阳盛而影响到阴的不足,所以,又叫做"阳盛则阴病"。

什么叫做"阳虚则寒"呢?

举一个慢性肾炎的例子来说,慢性肾炎,在它发展过程中,有时会出现形寒肢冷、浮肿等症状。这是因为阳气不足,另一方面阴气偏盛,阴气盛则出现寒的症状。这种寒,是"阳虚则寒",所以一般称为"虚寒"。由于这种寒是阳虚导致的,主要矛盾方面在阳虚,因而治疗就应当用甘温药来补阳温寒,这种治疗法则,叫做"虚则补之。"正因为病的现象是寒(阴)证,而治疗法则是补阳,所以,又叫"阴病治阳。"

什么叫"阴盛则寒"呢？

临床常见的受寒饮冷,腹痛腹泻,怕冷喜热,就是阴盛则寒的例子。寒属阴,怕冷喜热,是阴气偏盛的病理反映。由于阴的一方偏胜,会导致阳一方的偏衰,所以上述病例见到怕冷喜热的同时,就见到腹痛、腹泻等阴盛伤阳,阳不足的症状。但是这种阳气不足的症状,是由于阴盛而导致的,主要矛盾是阴盛,因而治疗就应当用辛热的药物来温散阴寒,这种治疗的法则,叫做"寒者热之"。正因为是由于阴盛而影响阳不足,所以,又叫做"阴盛则阳病"。

什么叫做"阴虚则热"呢？

肺结核后期,常可见到低烧盗汗,咽干心烦,颧红等症状。这是因为阴气不足,另一方阳气偏盛,阳气盛所出现热的症状。这种热是"阴虚则热",所以一般称为"虚热"。由于这种热是阴虚所导致的,矛盾的主要方面是在阴虚,因而治疗就应当用甘寒的药物来养阴清热,这种治疗法则,也属于"虚则补之"。正因为病的现象是热(阳)证,而治疗的方法是养阴,所以,又叫"阳病治阴"。

上述的阳盛伤阴,阴盛伤阳,阴衰则阳盛,阳衰则阴盛,就是用阴阳消长来说明寒、热、虚、实的病理变化。临床治疗,必须找出其主要矛盾方面,来纠正阴阳的偏盛偏衰,使之复归于相对平衡状态,达到治疗疾病的目的。

必须注意,"阳盛则热"和"阴虚则热"都表现为热象,但前者是实热,后者是虚热,疾病本质不同,治法一用攻,一用补,不能混淆。"阴盛则寒"和"阳虚则寒",都表现的是"寒象",但前者属实寒,后者属虚寒,疾病的本质不同,治法一用攻,一用补,不能混淆。在治疗实热、实寒所用的苦寒泻热、辛热散寒等,都属于攻法,也就是"实则攻"的治疗原则。

此外,机体的阴阳任何一方虚损到一定程度,常可导致对方的不足,即所谓"阳损及阴""阴损及阳",以至最后出现"阴阳两虚"。这是因为既是病理,那么阴阳两方已失去正常状态,阴阳消长紊乱的缘故。

19

2.1.5.4 用于疾病的诊断

由于疾病发生、发展的根本原因是阴阳失调,所以,任何病证,尽管它的临床表现错综复杂,千变万化,但都可以用"阴证"和"阳证"加以概括。临床上常用的"八纲辨证"是各种辨证的纲领,而阴阳则又是其中的总纲,以统表里、寒热、虚实,即表、热、实属阳,里、寒、虚属阴。

正确的诊断,首先要分清阴阳,才能抓住疾病的本质,做到执简驭繁。例如望诊:见色泽鲜明者属阳,晦黯者属阴;闻诊:听声音洪亮者属阳,低微断续者属阴;切诊:按脉搏浮、数、大、滑、实者属阳,沉、迟、小、涩、虚者属阴。所以《素问·阴阳应象大论》说:"善诊者,察色按脉,先别阴阳。"

2.1.5.5 用于疾病的治疗

由于阴阳偏盛偏衰,是疾病发生、发展的根本原因,因此,调整阴阳,补偏救弊,促使阴平阳秘,恢复阴阳的相对平衡,就是治疗的基本原则。正如《素问·至真要大论》所说:"谨察阴阳所在而调之,以平为期。"如阳热盛而损及阴液者(阳胜则阴病),可损其有余之阳,用"热者寒之"的方法;若因阴寒盛而损及阳气者(阴盛则阳病),可损其有余之阴,用"寒者热之"的方法。反之,若因阴液不足,不能制阳而致阳亢者,或因阳气不足,不能制阴而造成阴盛者,则必须补其阴或阳的不足,这就是"阳病治阴,阴病治阳","壮水之主,以制阳光;益火之源,以消阴翳",使阴阳恢复新的相对平衡的治疗原则。

阴阳用于疾病的治疗,不仅用以确立治疗原则,而且也用来概况药物的性味功能,作为指导临床用药的依据。如寒凉、滋润的药物属阴,温热、燥烈的药物属阳;药味酸、苦、咸的属阴,辛、甘、淡的属阳;药物具有敛降作用的属阴,具有升散作用的属阳。治疗疾病,就是根据病情的阴阳偏盛、偏衰情况,确定治疗原则,再结合药物的阴阳属性和作用,选择使用相应的药物,从而达到治疗目的。

2.2 五行学说

　　五行学说和阴阳学说一样,原本也是我国古代的朴素唯物主义哲学思想。为什么这样说呢? 可以从两个方面来说明:

　　(1)从它的原始来说,是指人类所必需的五种生活、生产资料而言的。如《尚书大传》:"水火者,百姓之所饮食也;金木者,百姓之所兴生也;土者,万物之所资生也,是为人用。""是为人用",明确指出木、火、土、金、水原本是五种生活和生产资料。故又称"五材"。

　　(2)企图用来说明物质世界。由于对生活、生产资料认识的逐渐发展,进而企图以此来解释物质世界,认为世界上一切事物都是由金、木、水、火、土这五种物质化合组成的。如《国语·郑语》记载周幽王八年(公元前 774 年)史伯对郑桓公说:"故先王以土与金、木、水、火杂以成百物。"从"杂以成百物"来看,已把金、木、水、火、土看成是一切事物组成的元素,这种思想已是把五种物质的属性抽象化的萌芽了。

　　五行学说的形成,对反对当时的神权统治思想,起到了一定的进步作用。但是,在五行学说形成以后,和阴阳学说一样,被当时利用成为宣扬封建迷信的工具,从而为奴隶主和封建统治阶级服务。例如:战国齐人邹衍的"五德终始说"曰:"黄帝土气胜,其色尚黄;禹以木气胜,其色尚青;汤以金气胜,其色尚白;文王火气胜,其色尚赤,秦谓周为火德,灭火者水,故自谓之水德。"《史记·孟子荀卿列传》说:"天地剖判以来,五德转移,治各有宜,而符应苍滋。"很明显,这是运用五行学说的生克关系来推论历代王朝的兴衰,嗣后,又有所谓"阴阳五行家""占相术""奇门遁甲""阴阳风水"以至于"算命打卦""推算流年"等等,愈演愈烈,使五行学说成为"宿命论"的推衍工具。可见宿命论中的五行学说和医学中的五行学说,本质是不同的,五行学说用于医学领域,仅借以说明人体生理、病理及其与外在环境的相互关系,从而指导临床的诊断与治疗。

什么是五行学说呢？它在医学中如何运用呢？

2.2.1 五行学说的基本内容

2.2.1.1 事物属性的五行分类

原始的五种物质,上升为五行学说以后,基本上已经不是木、火、土、金、水的五种物质本身,而是作为五种抽象的事物属性。例如:木性特点是生发、柔和,凡是具有这种物性的,便概称之为"木";火性特点是阳热、上炎,凡是具有这种特性的,便称之为"火"。不在此处一一例举。

由此可见五行学说中的五行,实际上是五种不同属性的抽象概括。

古代医家为了解释人体的脏腑组织、生理、病理现象,以及人类与自然界事物的联系关系,于是就把五行学说运用到医学中来,以说明人体脏腑组织之间生理、病理的复杂联系,以及人体与外界环境之间的相互关系。

怎样运用呢？是将人体的脏腑组织,以及自然界的有关事物,根据它们不同的性质、作用、形态,用"比类取象"的方法,分别归属于五行,从而运用五行学说的生克制化来进行解释。

什么叫"比类取象"？即取其现象,同类相比,进行分类归纳。

这样归类后,怎样解释它们之间的关系呢？这就运用五行学说的生克乘侮。

2.2.1.2 生克乘侮是五行学说的中心内容

(1)相生相克:"生"是滋生、促进的意思,"克"是克伐、抑制的意思。五行相生相克的规律见图 2－4 所示。

在五行相生的次序中的任何一行,都具有"生我"和"我生"的"母子关系"。如图 2－5 所示。

生我者为之母,我生者为之子。水为木之母,木为火之母,木为水之子,火为木之子。

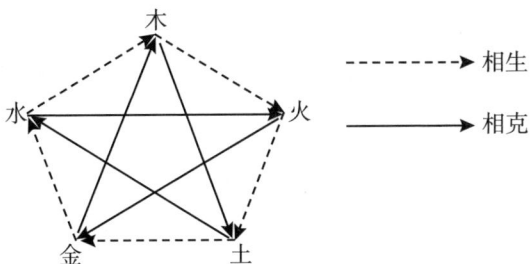

图 2-4

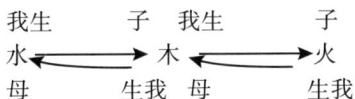

图 2-5

在五行相克的次第中的每行,都具有"我克"和"克我"的关系。如图 2-6 所示。

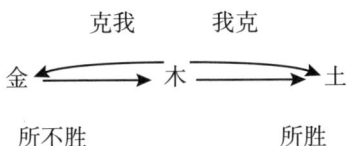

图 2-6

克我者,为我所不胜——金为木之所不胜;我克者,为我所胜——土为木之所胜。

由于五行相克,所出现的所胜、所不胜,因而又演化出"相乘相侮"的关系。

(2)相乘相侮:乘,乘虚侵袭的意思,即乘彼之不足而袭之。侮,欺侮的意思,即恃己之强,侮彼之弱。《素问·五运行大论》:"气有余,则制己所胜而侮所不胜;其不及,则己所不胜侮而乘之,己所胜轻而侮之。"

以木为例(见图 2-7):

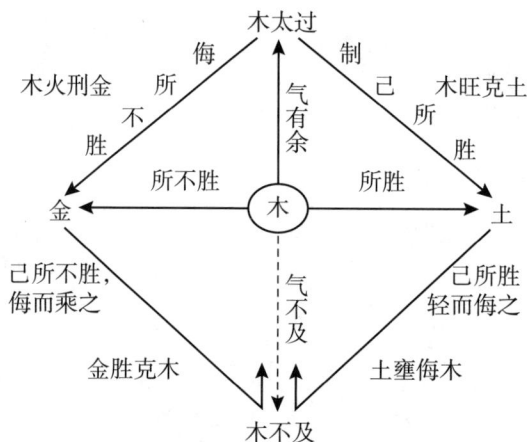

图 2－7

24

相生与相克是不可分割的两个方面，没有生，就没有事物的发生和成长；没有克，就不能维持正常协调关系下的变化与发展，正如《类经图翼》所说："造化之机，不可无生，亦不可无制。无生则发育无由，无制则亢而为害。"至于相乘相侮，是事物间的关系失却了正常协调的一种表现，就人体来说，已属于病理现象。

2.2.2 五行学说在中医学中的应用

中医学中运用五行学说，就是根据事物属性的五行分类方法，运用生克乘侮的规律，来说明人与自然的关系，以及人体的生理、病理现象，并指导临床诊断与治疗。

2.2.2.1 说明人体与自然的关系

主要是把人体的五脏分别归属于五行，从而说明自然界事物同类之间有相互促进、滋生和相互通应的作用。例如：春应东方，春季风气主令；人体肝脏与春通应，肝气旺于春；春季主令"生气"，人体肝亦主生发之气；肝病表现的颜色为青；五味中的酸味入肝脏等。前面提到的五脏分主五时，五味入五脏理论，都是根据这个关系来的。

（1）说明人体的生理功能：肝属木，木有生发、柔和的特性，故肝喜条达，主生发，肝气有疏泄的功能。

心属火,火有阳热、上炎的特性,故心阳有温煦的作用,心火容易上炎。

脾属土:土有长养、变化的特性,故脾有消化水谷,运送精微的功能,为气血生化之源。

肺属金:金有清肃、收敛的特性,故肺气主肃降。

肾属水:水有润下的特性,故肾有主水、藏精的功能。

(2)说明五脏之间的内在联系:讲义上所举的例子,牵涉五脏的生理、病理,必须学完脏腑这一章以后,才能理解,所以这里不讲了,只把总的精神说一说。

五脏配五行,运用五行的相生相克,来说明五脏在生理活动过程中,相互之间既是相互资生,又是相互制约的,从而维持机体整体活动。例如:肝脏发挥它的正常生理功能,既要肾水来资生,同时又必须肺金来抑制。如果只有肾的资生,没有肺的抑制,就会出现肝阴不足的病变,正如《素问·六微旨大论》所说:"亢则害,承乃制,制则生化,外列盛衰,害则败乱,生化大病。"

2.2.2.2 说明脏腑间的病理影响

五行学说应用于病理,主要是运用五行生克乘侮规律来说明脏腑病变后相互间的影响或传变。

以肝为例(见图2-8):

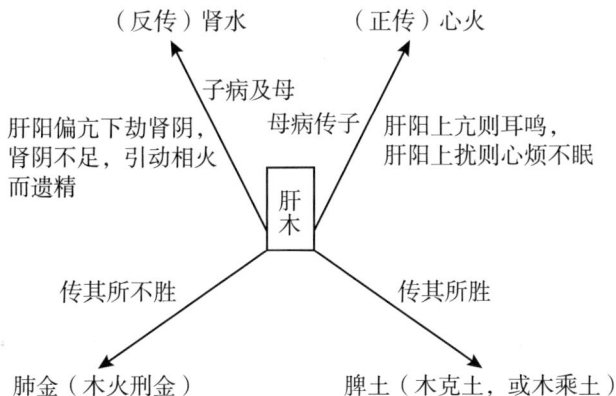

图2-8

说明：

病邪是否传变，关系到某一脏气的虚实，所谓"虚则受邪，实则不受邪"。其次关系到病邪的性质和治疗的措施等。因此，不能把上述规律看成死板的公式。

2.2.2.3　用于诊断和治疗

五行应用于诊断，主要根据五脏、五色、五声、五味等的归类法，根据其外在的表现来推断五脏的病变。如面色见青，口苦，喜食酸味的，多为肝的病变；面色萎黄，口甜的，多属脾的病变等。

用于治疗方面：疾病的发生发展，不外是五行生克关系的失常所致，这种失常的情况，不外乎两方面：

（1）某一脏器的功能太过和不及，都能影响其他脏器的功能活动，这种情况就要调整其功能的太过和不及，从而使其功能活动恢复正常，这是治疗法则的一个方面。

（2）一脏的病变，可以通过生克关系相互间传变。因此，某一脏的病变，既可通过生克关系传给他脏，也可由他脏传来。例如肝的病变，可由肝本脏肝气太过和不及所致，如肝阳亢或肝阴虚；也可以由别脏传来，如肾阴虚，水不生木引起的肝阴不足，肝阳上亢，这就叫"水不涵木"。还可以传给他脏，如"肝胃不和"、"肝脾不和"。

因此，在治疗时，除了调整肝脏本身功能外，还必须考虑到其他脏器，调整其相互间关系，或者是堵塞影响的来源。如《金匮要略》所说："见肝之病，知肝传脾，当先实脾。"也就是控制其传变，以达到治疗的目的。这就是根据五行生克关系来制定治疗的法则。

《难经·六十九难》说："虚则补其母，实则泻其子。"功能太过为实，不及为虚。某脏不足，可以补其母脏，补母以养子。例如肺虚咳嗽，气短、痰多，甚则喘息，在治疗上，除了治其本脏，益肺气，化痰降气平喘外，在某种情况下，可以配合补脾土的药。一方面补脾气以益肺气，另一方面，健脾可以化痰，这种方法，叫"培土生金"。

某脏太过，在某种情况下，可以泻其子脏，泻其子母实可平。例如肝火亢盛，口苦易怒，心烦不眠的，可用泻心火的方法，心火被泻，则肝火可平,这叫"泻火平木"。

根据母子乘侮的关系,还有很多治疗法则,如:

"滋水涵木":肾水不足,不能涵养肝木,以致肝阴不能制约肝阳上亢,治疗就是补肾水以养肝的方法。

"扶土抑木":用于肝强脾弱,如肝郁气滞日久,脾虚腹胀,消化不良,既要扶脾土之虚,又要抑肝木之亢。

"壮水制火":适用于肾阴虚,心火旺,所谓"水亏火旺",或肾阴虚,阴不制阳,虚火上炎之证。

"清金制木":适用于木火刑金之证,如肝火亢盛的阴虚肺燥,用清肺泻肝的方法。

"补火生土":适用于脾肾阳虚,如慢性泄泻、五更泄等。

3 脏腑学说

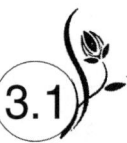
3.1.1 什么叫脏、腑

"脏"本作"藏"，藏也。腑本作"府"，聚也，藏货也，犹言府库。
脏，包括心、肺、脾、肝、肾、心包六个脏，称之为"五脏"。

六个脏为什么叫"五脏"？

心包是包裹心脏的络膜，又称"心包络"，是心的外围组织。在藏象理论中，对"心"是十分重视的，认为"心为五脏六腑之大主"，是五脏六腑的主宰。因此，又认为心是不能遭受邪气侵袭的，故有"心不受邪，受邪立死"的说法，因而以心包作为心的替身，病邪犯心，叫"心包代心受邪"。所以中医急性热病所出现的神志昏迷，谵言妄语，叫做"温邪上受，首先犯肺，逆传心包"。实际上，这是把心比作君主，维护封建统治的思想，所以一般将心包附属于心，而称"五脏"。

"腑"，又分"六腑"和"奇恒之腑"二类。六腑，包括胆、胃、小肠、大肠、膀胱、三焦；奇恒之腑，包括脑、髓、骨、脉、胆、女子胞，也是六个脏器。

"奇"，异也；"恒"，常也。即异于常腑的意思。因为这一类脏器的功能，既不同于五脏，也不同于六腑，故名"奇恒之腑"。

关于胆，既列于六腑，又列于奇恒之腑，这个道理以后再解释。

3.1.2 脏与腑的区分

人体内脏各有不同的功能，但它们之间在功能上总有共同的特点,脏与腑就是根据共同特点而区分的。

心、肺、脾、肝、肾,它们在功能上共同特点是主持人体精神、意识思维活动和人体精气的贮藏。

人体精神意识思维活动,都属"神"的范畴。人体精气虽然在日常活动中,不断在消耗,但又不断产生和补充,因此以保藏为主。所以五脏的特点是"藏神"、"藏精气",正如《素问·五脏别论》说:"所谓五脏者,藏精气而不泻也,故满而不能实"。所以五脏的藏,就是藏神和藏精气的意思。

六腑在功能上的共同特点是主持饮食物的消化吸收和排泄,因此,它和五脏相反,是泻而不能藏,藏了就要发生病变,所以它必须保持经常的流通。《素问·五脏别论》说:"六腑者,传化物而不藏,故实而不能满。"故有"六腑以通为用"的说法。

总之,脏与腑的区分主要在于:五脏,藏神、藏精气,主精、主内,属阴;六腑,传化物,主动,主外,属阳。

但五脏的精气,来源于六腑,而六腑的功能活动,又必须依赖五脏精气的供养。因此,五脏与六腑,一阴一阳,一表一里,相互为用,这种关系,叫"脏腑表里相合"。

3.1.3 六腑与奇恒之腑的区分

《素问·五脏别论》:"脑、髓、骨、脉、胆、女子胞,此六者,地气之所生也,皆藏于阴而象于地,故藏而不泻,名曰奇恒之腑。夫胃、大肠、小肠、三焦、膀胱,此五者,其气象天,故泻而不藏。"

指出两者的区分:六腑——属阳,象天,传化水谷,泻而不藏;奇恒——属阴,象地,藏阴精,藏而不泻。

奇恒之腑虽然属阴而又藏精,藏而不泻,但又不同于五脏。即奇恒之腑不同于五脏藏神具功能,奇恒之腑为中空器官;奇恒之腑的功能直接受五脏的影响,也可以说它们的功能是包括在五脏功能之内的。

3.2 五 脏

3.2.1 心

心的主要功能,有主血脉,藏神,开窍于舌等。心的这些功能归纳起来,可以从两个方面来理解。

(1)主血脉:血,即血液。脉,指脉管,是血行的隧道。《灵枢·决气》说:"壅遏营气,令无所避,是谓脉。"

心与脉管紧密相连,共同维持血液的运行。

人体营养物质的供应,代谢过程中废物的排除,是依靠血液的循环来完成的。由于心脏不停地舒张与收缩,从而使血液在脉道内循着一定的方向和一定的轨道循环运行不息。所以《素问·六节藏象论》说:"其充在血脉"。《素问·痿论》也说:"心主身之血脉"。可见心主身之血脉的含义,不仅是指血和脉为心所主,也包括了血液的运行在内。

为什么也包括血液的运行在内呢?

因为血液在脉管内所以能运行不息,主要是依赖心气来推动的,所以《素问·平人气象论》说:"心藏血脉之气"。心气属阳,心血属阴,这就构成心脏的阴阳两个方面。所以心气和心血的关系,也就是阴阳的关系。

因为心与脉相通,心气的推动,使心血在脉管内运行不息,所以心气的强弱,对心脏的功能、血液的运行有密切关系,同时,也可以从脉象上反映出来。例如:心气旺,心血盛,则血脉运行通畅,反映在脉搏上,节律均匀,脉搏跳动不迟不数,从容和缓,节律整齐。反之,如果心气不足,推动无力,则血脉运行不畅,可见心悸、脉细无力,甚则节律不整、脉结代。严重的血行瘀滞,可见到心痛、四肢不温、唇甲青紫等现象。

人体面部血脉较为充盈,而血为心所主,心气、心血的盛衰,面部反映较为明显,心与面部的这种内在联系,叫做"其华在面"。

(2)其华在面:其华在面,是心主血脉功能表现的一个方面。《素问·六节藏象论》说:"心者……其华在面,其充在血脉。"面部既是血脉较为充盈的部位,所以,心气的强弱,心血盛衰,不仅可以从脉搏上反映出来,也常表现于面部的色泽。如《素问·痿论》:"心热者,色赤而络脉溢"。"溢",满溢。络脉溢,即络脉中的气血充满。热则血妄行,面部络脉中气血充盈,故心热,则面色赤。临床常见:心气衰,血运无力,则面色㿠白,血运迟缓不畅,瘀血则面色青紫。

心血衰,脉内血少,则面色苍白无华,心悸,如失血严重,脉内空虚,除面色苍白外,还可见到芤脉。正如《灵枢·决气》说:"血脱者,色白,夭然不泽。"

此外,如果热毒蕴于血分,使血流受阻,郁而发热,可以见到局部红肿热痛,甚则糜烂溃疡。如热毒之邪犯于上,可见口舌糜烂;流于肌肤,可见疮疖痈肿。

由于这些疾病是因火热之邪,侵犯血脉,而血脉又为心所主,所以《素问·至真要大论》有"诸痛痒疮,皆属于心"之说。因此,中医对这些疾病的治疗,常用清心经火、凉血解毒的方法。

心主血脉功能表现的另一个方面,是与人体精神思维活动有关。

(3)藏神:"神"又称"神志",古称"神明",即人的精神思维活动。神有广义与狭义之分,广义的神,是指人体生命活动的外在表现;狭义之神,即指心所主的神志。

人的精神、思维活动,现代医学认为是大脑的功能,但中医学说则认为人的思维活动与五脏都有关。这是因为人的精神、思维活动,是以精血为其物质基础的。人的精血旺盛,则思维敏捷;精血不足,则思维活动就迟钝。由于心主血,肝藏血,脾为气血生化之源,肾藏精,所以这四脏都与神有关。但是血是输送精微物质的,而为心所主,所以神主要属于心的生理功能。如《灵枢·邪客》:"心者……精神之所舍也。"《灵枢·本神》:"所以任物者,谓之心。"任,即担任,接受的意思。这就指出,接受外来事物而发生思维活动过程,主要在于心。

《灵枢·本神》又说:"心藏脉,脉舍神。"

因为心主神志的功能与心主血脉的功能密切相关,因而心的气血盛衰,常影响心神活动。例如:心血不足,常出现失眠、多梦、健忘,神志不宁等心神病变,治疗常用养心血、安心神的方法。血热扰心,可见神志不清、谵言妄语,甚则昏迷不省人事等症状,如热病的高热神昏,治疗常用泻热清心、安神开窍等方法。

(4)开窍于舌:"窍",窟窿、孔洞的意思,这里是指五脏显露于外的孔窍。

心的别络上行系于舌本(别络是经络系统组成的部分,心的别络,即心的经络别出的络脉),因而心的气血,上通于舌,以维持舌体的生理功能。所以《备急千金要方·心脏脉论》说:"舌者,心之官,故心气通于舌。"

如果心脏有了病变,也就容易从舌体上反映出来。例如:心血不足则舌质淡白;心火上炎或心阴不足则舌质红,甚则舌体糜烂;心血瘀阻则舌质紫黯,或现瘀点、瘀斑;热入心包或痰迷心窍则见舌强语謇。

由于心的络脉系舌本,心的病变,容易反映到舌上来,舌与心有密切的内在联系,所以说"心开窍于舌"或"舌为心之苗"。

舌为心之苗,在临床上有一定的意义,观察心的变化,就有助于对心病的诊断。同时,对某些舌本身的病变,也常从心来治疗。如小儿口疮、重舌等病,多用泻心火,清心热的方法。口疮用导赤散,重舌用三黄泻心汤等。

必须说明,临床对舌的观察,不仅是有助于对心病的诊断,而且也有助于对其他脏腑病变的诊断,这是因为舌除了与心有别络联系外,肝、脾、肾等脏也都与心相联系的缘故。

3.2.2 肺

肺的生理功能,主要是主气,所以《素问·六节藏象论》说:"肺者,气之本。"由于肺主气,肺气的生理功能在于以下几方面。

(1)司呼吸,喉为门户,鼻为肺窍:肺脏有司呼吸的作用,是体内外气体交换的场所。肺的呼吸作用是由肺气来推动的,这是肺气所表现的生理功能之一。

中医学把吸进来的气叫做"清气",把呼出的气叫做"浊气"。吸清呼浊,使体内之气与自然界之气进行交换。《素问·阴阳应象大论》所说"天气通于肺"就是这个意思。

因为呼吸运动是肺气所主司的,所以肺气不足的病人,表现在呼吸方面,就会出现呼吸微弱而少气,正如《素问·脏气法时论》说:"肺病者……虚则少气,不能报息。"

喉和鼻都是肺气呼吸的通道,宗气"出喉咙而行呼吸",所以喉鼻与肺有内在联系,这种联系称为"喉为肺之门户","鼻为肺窍"。喉咙既是肺气出入的门户,又是发音的器官,因此喉之通气与发音,直接与肺有关。在病理上肺气虚,就会见到懒言低语,语声低微;如果肺阴虚,不能滋润喉咙,就会出现音哑,甚则失音的症状。此外,肺受风寒,也常见喉咙红肿疼痛等症状。在治疗上,喉的病变,也常从肺来治疗。

鼻为肺窍,鼻的通气和嗅觉的功能与肺有关。如《灵枢·脉度》说:"肺气通于鼻,肺和则鼻能知臭香矣。"正因为鼻为肺窍,所以鼻为外邪袭肺的通路,如,湿热之邪犯肺,多从口鼻而入。在病理上,外邪袭肺,肺气不宣,常见鼻塞流涕、嗅觉不灵等症状;肺热伤津,可见鼻干咽燥;肺热太盛,还可见到鼻翼煽动。

肺气司呼吸,为体内外气体交换的场所,所以肺气表现的另一个生理功能是:

(2)主一身之气,为后天宗气的化源:宗气是肺吸入之气与水谷精气的结合,积于胸中之气。它是属于后天之气,由胸中贯注心脉而布散周身,以营养周身脏器组织,维持它们的正常功能。因此,人体全身之气,都与肺气有关,所以肺又"主一身之气"。这就是《素问·五脏生成》中所说"诸气者,皆属于肺"的道理。

宗气之所以能贯心脉,运行全身,成为一身之气,是因为全身经脉都会聚于肺,称为"肺朝百脉"。正因为肺为百脉朝会之所,所以宗气得以贯心脉而通达全身。肺主一身之气,所以肺气不足的病人,除了出现上述"少气不足以息"的症状外,如果影响到一身之气,还可能出现肢体疲乏无力、周身倦怠等症状。

肺气还具有宣发与肃降的功能。

(3)主宣发与肃降:"宣发"即宣布发散的意思。所谓肺主宣发,主要是指肺气宣发卫气和输布津液到达全身,以滋润肌腠皮肤的作用。《灵枢·决气》曰:"上焦开发,宣五谷味,熏肤、充身、泽毛,若雾露之溉,是谓气。"

五谷味:这里是指气和津液。

皮毛位于体表,是人体抗击外邪的屏障,它是由肺输布的卫气与津液来温养的。另一方面,皮肤的汗孔也有散气、调节呼吸的作用,所以《素问·生气通天论》称汗孔为"气门",后世医家唐容川也指出皮毛有"宣肺气"的作用。

肺气必须经常保持其宣发通畅,如果肺气不宣,就会出现:①郁而上逆,发生咳嗽;②壅盛,出现气喘;③肺气闭而化热,出现呼吸喘粗、口鼻干燥等肺热证。正如《灵枢·本神》所说:"肺气……实则喘喝,胸盈仰息。"

"肃降",是清肃下降的意思。一般来说,人体的气,是在不断运动着,运动的方式总结起来不外乎上升与下降,上升与下降构成人体的气机活动。肺气是上焦之气,在上之气以下降为顺,在下之气以上升为和,所以肺气以清肃下降为顺。肺气清肃下降,才能发挥其主气的作用,如果肺气不能肃降而上逆,就会出现喘咳等症。正如《素问·脏气法时论》所说:"肺病者,喘咳逆气。"《素问·大奇论》也说:"肺之壅,喘而两胁满"。

通过上述介绍,说明人喘息的病机,从肺本脏来说,不外是不宣或不降,因而宣肺气和降肺气是治喘的两个原则。

上述宣散与肃降,是相互联系的两个方面,肺气有宣有降,气就能出能入,气道通畅,呼吸均匀,保证人体内外气体的交换;宣和降相互作用,才能使气血津液外向体表内向脏腑,及时得到滋养。

肺气的宣发与肃降与人体皮毛的功能及人体水液代谢密切相关。

1)肺气宣发,外合皮毛:皮毛位于体表,包括皮肤、汗腺、毛发等,是抗击外邪的屏障。由于肺气的宣发作用,将卫气与津液输布到体表,发挥它"温分肉、充皮肤、肥腠理、司开阖"的作用。温分肉是温养肌肉,维持一定的体温;司开阖,是主持汗孔的启闭。说明了人体体温的保持,肌肤毛发的营养,汗孔的启闭,虽是卫气所主,但与肺气的宣发作用密切有关。因而肺气虚弱的人常易感冒,就是这个道理。

另一方面,皮肤的汗孔也有散气以调节呼吸的作用。所以《素问·生气通天论》称汗孔为"气门",后世唐容川也指出皮毛有"宣肺气"的作用。

以上卫气宣发于上焦以及汗孔为气门,这就构成了"肺主皮毛"的理论根据。由于肺主皮毛,所以在病理上两者有密切关系。如肺气不足,宣发功能减弱,就会使皮毛憔悴枯槁,抵抗力减弱,易患感冒。肺气不足,卫气司汗孔的功能失职,就会自汗。如果肺气郁闭,宣发失职,可见无汗。

正因为肺主皮毛,鼻又为肺窍,外邪侵犯人体就多从皮毛或口鼻而入,所以外邪在表的表证,温热病叫"邪在肺卫"或"卫分证",出现咳嗽、鼻塞流涕等肺脏的病证,这也就是"肺多表证"的原因。

外邪在表,卫气被外邪郁闭,不能宣泄,卫气盛于表则发热,寒邪外束,故同时又见到恶寒,因此,恶寒与发热同时并见是表证的特征。同时由于肺气不宣,郁闭而上逆,就见到咳嗽,甚则喘息。临床就用宣肺气解表的方法来治疗,肺气宣通了,出一点儿汗,卫气能宣泄了,热就退了。肺气不郁闭了,咳喘也就平了。

2)肺气肃降,通调水道:通调水道,是指肺气有促进和维持水液代谢平衡的作用,这一作用是由肺气肃降来完成的。

人体吸收水谷津液,由肺气宣发到皮毛,其中多余的代谢水液,通过皮肤汗孔排泄。另一方面通过肺气肃降的作用,使上焦的水液不断下输于膀胱,从而保持小便的通利,因而有"肺为水之上源"的说法。

如果肺肃降功能失常,影响了水液的调节,就会出现:①津液不布,停蓄于肺,可成痰饮,治用宣肺化饮的方法。②代谢障碍,小便不通,水停肌肤,可成水肿,治用宣肺利水的方法。在治疗上,如因肺不肃降而导致小便不利的症状,可用开肺气以利小便的方法,叫"提壶揭盖法。"

正因为肺气宣发、肃降的功能失职,可引起咳嗽、喘息等症,所以《素问·至真要大论》说"诸气膹郁,皆属于肺"。

关于"肺为娇脏":"娇"是娇气的意思。肺为娇脏主要表现两个方面:一是畏热,热则伤津,故有"肺为娇脏,最怕火刑"的说法;二是畏寒,肺寒则阳不化水,津液不布,为痰为饮。

个人概括为"肺主清肃,畏热畏寒,火刑则金烁,水冷则金寒"。肺既怕燥热,又怕水寒,这就指出肺脏用药的原则——宜润,宜温。

3.2.3 脾

脾的生理功能,主要表现在两个方面:一是脾气的作用;一是脾之外窍。

脾脏主要的生理功能,具体表现在下列几方面。

(1)主运化,升清:"运化",指饮食物的消化,营养物质的吸收和输送,其中包括了水液的输布与代谢。由此,脾气主运化,包括运化水谷精微和运化水湿两个方面。

1)运化水谷精微,主肌肉、四肢:饮食入胃,经过胃与脾的共同消化作用,其中水谷精微,还须通过脾气的运输布散作用而输送到全身,以营养五脏六腑、四肢百骸以及皮毛筋骨等组织器官。因此,所谓脾主运化水谷精微,实际上即是指对营养物质的消化、吸收与运输的功能,这和现代医学所讲的脾脏,是两个不同的概念。

36

因为营养物质来源于水谷所化生,通过胃、脾的消化、吸收、运输,所以"脾是后天之本"。又因为营养物质,是生成气血的物质基础,所以又称脾为"气血生化之源"。

脾的这种功能,是脾气的作用,运化功能强健,习惯上称为"脾气健运"。因此,脾气健运,则吸收、运输功能就强;反之,如脾气弱,脾不健运,就会出腹胀、便溏、倦怠、消瘦、食欲不振以及气血生化不足等病变。正如《素问·脏气法时论》所说:"脾病者……虚则腹泻、肠鸣、飧泄、食不化。"上述病证是脾气虚,脾不健运,所以临床就用"益气健脾"的方法来治疗。

人体的肌肉,赖水谷的精气来滋养。但水谷精气必赖脾气运化功能,才能将营养物质充分输送,来滋养肌肉。所以脾气健运,机体营养充足,肌肉才能发达丰满,反之,则肌肉得不到充分的营养,就会消瘦。上述脾不健运,除了见到腹泻、便溏等症状外,还可见肌肉消瘦,就是这个道理。正因为脾气健运与否,关系到肌肉的营养,所以《素问集注》有"脾主运化水谷之精,以生养肌肉,故合肉"之说。

脾不运化,不仅见到肌肉消瘦,而且由于脾主湿而恶湿,所以脾有湿邪,也常见到肌肉酸重。如《素问·标本病传论》说:"脾病者身痛体重"。

因为脾主肌肉,所以脾与四肢也有关系。如果脾能健运,清阳之气布流全身,营养充足,则四肢肌肉丰满,四肢轻劲有力。所以又说"脾主四肢"。如果脾不健运,清阳不布,营养不足,则肌肉痿软,四肢倦怠无力,严重者可见到痿废不用。正如《素问·太阴阳明论》说:"四肢皆禀气于胃而不得至经,必因于脾乃得禀也。今脾病不能为胃行其津液,四肢不得禀水谷气。气日以衰,脉道不利,筋骨肌肉,皆无气以生,故不用焉。"

"不用"即不为我所用,痿废的意思。所以临床上对某些四肢不用的痿证,从脾肾来治疗,就是根据"脾主四肢"和"肾主骨"的理论制定的治疗法则。此外,《素问·痿论》中也有"治痿独取阳明"的理论。

2)运化水湿,促进水液的代谢与输布:人体水液的输布与代谢,

37

除与肺气的肃降有关外,与脾气的运化也有关系。脾气参与水液输布代谢的功能,叫"运化水湿"。因此脾运化水湿的功能,也是维持人体水液代谢的重要功能。

如果脾气虚,运化水湿的功能失职,或由于水津不能上输于肺,或由于水液不能下归于肾及膀胱,及时排出体外,都有可能发生多种水湿停留的病变。例如:停于胃,即为停饮,阻塞气机,浊气不降,可见恶心、腹胀、呕吐痰涎,胃脘有水声等症状;停于肺,肺气不宣,饮停化痰,上逆而见咳喘、咳吐痰涎等症;停于肠,可见肠鸣腹泻;停于肌肤,可见肌肤水肿,叫"脾虚水肿"。因为脾虚不能健运,可以生痰、停水、腹胀、水肿,所以《素问·至真要大论》说:"诸湿肿满,皆属于脾。"

上述这些症状,都是由于脾虚运化水湿功能失常所引起的,都表现为水湿停留,故有"脾虚生湿"的理论。对于这类疾病,其根本原因在于脾虚,运化水湿的功能失常,所以在治疗上分别采用健脾化痰、健脾利湿、健脾止泻、健脾利水等方法治疗。

脾虚可以生湿,反过来湿邪内停,又能阻碍脾的运化,导致运化水谷功能失常的病变,所以又有"脾恶湿"的理论。由于湿邪阻碍脾运化功能所致的病变,习惯上叫"湿邪困脾"。

湿邪困脾的湿邪,有因脾虚水湿不运所产生,亦有因外来湿邪入侵而形成。如夏秋季由于过食生冷瓜菜,损伤脾气,自然界湿邪入侵犯脾而引起。治疗湿邪困脾,原则是"健脾燥湿"。

上述脾主运化的功能,主要是脾气的作用,这种作用,也就是"脾气主升"功能特点的体现。脾气主升,也叫"升清"。所谓升清,即指精微物质的上升与输布,也就是脾将水谷精微上输于肺,再通过心肺作用而化生气血以营养周身。如果脾气不升,就不能运化,如果不升而反下降,则可引起头目眩晕(清阳不升)、久泄、脱肛或内脏下垂等病证,临床称为"脾气下陷"或"中气下陷",治疗常用"益气升提"的方法。

脾气除了主运化作用以外,对人体血液的运行,也起着重要作用,这种作用叫"脾统血"。

(2)主统血:"统"是统摄、控制的意思。《难经·四十二难》称"脾裹血"。脾统血是指脾气有统摄血液,使之在脉管内正常运行而不逸出脉外的作用。这种作用,在正常情况下,是不明显的,如果脾虚,不能统摄血时,就可以出现多种出血的病证。

脾所以能统血,是脾气两方面功能的作用:①气为血帅;②脾气主升。因此,脾气健旺,则血不外溢,如脾气虚,失去统摄的功能,则血离经道,而见出血的病证,所以脾不统血的失血症,均属虚证而无实证。如长期便血、皮下出血、妇女月经过多、崩漏以及肌衄、紫斑等。一般来说,脾虚出血,多见于人体下部。

临床上治疗此类出血,都用补脾气、升脾气的方法,使脾气健旺,恢复其统血的功能,则出血自止。用补脾气来止血的方法,叫"补脾摄血"或叫"引血归经"。

(3)开窍于口,其华在唇:脾主运化饮食水谷,水谷从口而入,因而对饮食水谷的受纳与运化,口与脾的功能是统一协调的。所以《灵枢·脉度》说:"脾气通于口,脾和则口能知五谷矣。"如脾不和,则口不欲饮食。《图书编·脾脏》说:"食不消,脾不转也;不欲食者,脾中有不化之食也;食不下者,脾寒也;好食甘味者,脾不足也。"这些都说明口的食欲与脾的功能有一定的关系,这种关系就叫"口为脾窍"。

口为脾窍,所以口味常能反映脾的病变。如脾有热——口甜;脾有湿邪——口腻;脾虚不运——口淡无味,不欲食。

脾开窍于口,脾气通于口,脾又主肌肉,所以口唇能反映脾气的盛衰,脾"其华在唇"。

脾的精气反映于唇,故脾气健运,则口唇红润光泽;如果脾虚,运化水谷精微衰减,特别是慢性消化不良的病人,口唇常黄而不泽。所以说脾"开窍于口,其华在唇"。

3.2.4 肝

肝的生理功能主要关系到气和血两方面。

（1）主疏泄："疏"，是疏畅；"泄"是通达。疏泄，即疏通畅达的功能。肝气疏通畅达，是肝气升发的表现。古人以木气生发、冲和条达之象，来形容肝气疏泄功能的正常。肝的疏泄功能，主要关系到人体气机的调畅。

什么叫气机？

气机，泛指人体气的运动变化。一般来说，气的运动不外乎升降出入。气有升有降、有出有入，就表现为内脏的功能活动。如果出入失常，升降失序，就表现为内脏器官功能的失调。因此，气机可以说是对人体脏腑功能活动基本形式的概括。

人体气机的调畅，是受着肝气疏泄影响的。肝气疏泄，影响人体气机，主要表现有以下两个方面：

1）情志方面：情志活动，是神的表现之一，而神是以精气为物质基础的，精气的生化，与气机密切相关。肝主疏泄，对气机的调畅有重要作用，因此，人的精神情志活动，除了为心所主外，与肝的关系也很密切。从肝脏来说，只有在肝主疏泄的功能正常，气机调畅的情况下，人才能气血和平，心情舒畅。如果肝气疏泄失常，气机不调，就可引起情志方面的异常变化。这种异常变化，可以概括为两个方面：

①抑郁：肝气不疏泄而抑郁，影响精神情志方面可出现精神抑郁，闷闷不乐，多疑善虑，甚则沉闷欲哭。由于气机不通畅，在见到情志复杂的同时，因气滞于肝经，故同时可见胸胁胀满，妇女可见乳房胀痛，月经不调等症。这一类症状，就称为"肝郁气滞"或"肝气郁结"。治疗用疏肝解郁或疏肝理气的方法。

②亢奋：肝气疏泄太过而亢奋，影响精神情志方面可出现一系列兴奋的症状。如急躁易怒、失眠多梦等，由于气血冲逆，同时可见头胀头痛、目眩头晕等症。临床上叫"肝阳上亢"，治疗用"平肝潜阳"的方法。

"阳盛便是火"，肝阳亢盛还能化火。除上述症状外，还可见到面红目赤，口苦等症状，这叫"肝火上炎"，治用"平肝泻火"的方法。

"火盛化风"，火盛耗伤肝血，血不养筋，还能化风，出现突然昏倒、口眼㖞斜、半身不遂等症状，这叫"肝风"、"中风"，治用"平肝息风"的方法。

肝气不疏泄，能引起精神情志变化。反过来，精神情志变化，还能影响肝气疏泄的功能，发生肝郁气滞的证候。例如外界精神刺激，特别是大怒或情志不遂等，如果持续不解，就可能导致肝不疏泄，出现肝气郁结，这就是"肝喜条达而恶抑郁"、"暴怒伤肝"的理论。

2) 消化方面：肝气疏泄与脾胃的升降和胆汁的分泌也密切相关。前人有"肝之余气，泄于胆，聚而成精"之说。因此，肝之疏泄，实为保持脾胃正常消化功能的重要条件，如果肝的疏泄功能失常，影响到脾胃的升降，或胆汁的分泌排泄，就可以出现消化功能失常的病变。

临床上常见肝气郁结的患者，除了出现胸胁胀满，急躁易怒等肝气郁结的症状外，常兼见胃气不降的嗳气、呕吐和脾气不升的腹胀、腹泻等症状。前者称为"肝气犯胃"，后者叫做"肝胃不和"，治用舒肝和胃和疏肝理脾的方法。《血证论》："木之性主于疏泄，食气入胃，全赖肝木之气以疏泄之，而水谷乃化，设肝之清阳不升则不能疏泄水谷，渗泻中满之证，在所不免。"

此外，肝主疏泄，还有疏通三焦，通调水道的作用。如果肝失疏泄，气机不畅，瘀血阻滞，经脉不利，以致水道不行，常可引起水肿、腹水等证。《金匮要略》水气病篇所说的"肝水者，其腹大不能转侧，胁下腹痛"，就是指的这种病证。

(2) 主藏血：肝藏血包括两个含义：一是贮藏，二是调节。唐·王冰说："肝藏血，心行之，人动则血运于诸经，人静则血归于肝脏，何者？肝主血海故也。"指出：①人体血液除与心、脾有关外，与肝也有关系。这种关系表现在血液的运行在于心，统摄在于脾，而血液的贮藏，则在于肝，从而说明了肝有藏血的功能。正如《素问·五脏生成》说："人卧则血归于肝。"②肝不仅有藏血的作用，而且能调节人体全身的血流量。人体脉管里血流量的多少，与人体活动情况有关,当人在休息安静的时候,对血液的需要量也相应减少;当人体活动量加大时,需要的血液增多,这种调节血量的作用,也是肝藏血功能的表现。

由于肝对血液既能贮藏又能及时进行调节,因此,人体脏腑组织的功能活动,都与肝脏有密切关系。如果肝脏有病,藏血的功能失常,就会影响人体正常活动,同时也容易出现血液方面的病变。如果肝血不足,可见两目昏花,头晕,筋肉拘挛,屈伸不利,以及妇女月经量少,甚则经闭。如果肝气横逆,气机紊乱,还可出现吐血、衄血及妇女血崩等证。

肝主藏血,又主疏泄,肝藏血与疏泄之间有着密切的联系。这种联系表现在:血液的运行,有赖于气的推动,因而肝疏泄功能正常,血亦因之流通无阻。《血证论》曰:"肝属木,木气冲和条达,不致遏郁,则血脉流畅。"否则可引起藏血功能的病变,如:肝郁气滞,气滞可使血瘀,气血滞于肝经,出现胸胁刺痛;滞于胞宫,经行不畅有血块,致经闭;结于胁下,见癥瘕等。如大怒伤肝,肝气上逆,血随气涌,可见面红目赤、呕血、衄血等症。

(3)主筋,其华在爪:什么叫筋?《素问·痿论》:"宗筋主束骨而利机关也。"《素问·宣明五气》:"诸筋者,皆属于节。"指出筋是联络关节,主司运动的组织,所以王冰注云:"束络机关,随神而运。"中医认为筋能维持它主司运动的功能,必须依赖肝血的营养,只有肝血充盈,才能"注气于筋",使筋膜得到濡养而维持正常的运动。如果年老体衰,肝血不足,筋膜失养,就会引起运动无力,动作迟缓。故《素问·上古天真论》说:"丈夫……七八,肝气衰,筋不能动。"

在病理情况下所出现的肢体无力,运动失灵,抽搐挛急、颈项强直,角弓反张、牙关紧闭等症状,大多与肝血不养筋有关。造成肝不养筋的原因,有虚有实。例如高年,或久病,或其他原因,引起肝血不足,筋膜失养,其表现多为肢体麻木,或肢体颤动,或摇摆不定,或四肢关节屈伸不利。例如邪热内侵,热毒炽热,或痰火内扰,热耗津血,以致肝血耗伤,筋失所养。其表现多为抽搐痉挛,角弓反张,牙关紧闭等症状。

由于肝病引起抽搐痉挛,以及肝阳上亢引起的眩晕等,这些症状都是动摇的现象,所以称之为"风"。因而,《素问·至真要大论》说:"诸风掉眩,皆属于肝。""诸暴强直,皆属于风。"

肝血的盛衰,不仅影响筋膜,同时也可影响爪甲的荣枯变化。这是由于"爪为筋之余"的缘故。因此肝血足,筋强力壮,爪甲坚韧;肝血虚,筋弱无力,爪甲多软而薄,枯而色夭,甚则变形或脆裂。《素问·五脏生成》说的"肝之合筋也,其荣爪也",就是这个道理。

与肝藏血功能最密切的还有"目"。

(4)开窍于目:目与五脏六腑都有联系,这是因为五脏六腑的精气,都上注于目的缘故,所以中医有目分属于五脏的理论。但由于肝的经脉直接络于目,所以肝与目的关系更为密切。这种关系主要表现在目的功能,有赖于肝血的滋养。所以《灵枢·脉度》说:"肝气通于目,肝和则目能辨五色矣。"《素问·五脏生成》也说:"肝受血而能视"。

肝与目的这种关系,称为"目为肝窍"。由于目为肝窍,故临床观察目的异常变化,可以推断肝的病变。同时,目的病变也多从肝治疗。如:两目干涩、视物不明或夜盲等,多属肝血不足所致,治疗多用补肝血的方法。急性眼病,二目红肿疼痛,通俗叫"暴发火眼",现代医学叫"急性结膜炎"。中医认为是肝经风热所致,治疗多重用散风清肝热的方法。例如肝火上炎,可见目赤生翳;肝阳上亢,可见头目眩晕;肝风内动,可见目斜视、上吊等症状。都说明在病理上肝与目的关系。

3.2.5 肾

肾的主要功能是藏精、主水、纳气。

(1)藏精、主发育与生殖:精,是构成人体的基本物质,故《素问·金匮真言论》说:"夫精者,身之本也。"身,指整个人体的组织结构;本,概指构成人体的基本物质,也指生命活动之本源。所以精不仅是构成人体的基本物质,也是人体生命活动的物质基础。

精有广义、狭义之分,这里指狭义之精。精又有先天和后天之分:

1)先天之精:先天之精,禀受于父母,来自于先天,故称"先天之精"。《灵枢·本神》说:"故生之来谓之精"指出,此精与生俱来,先身而有,是生命的原始物质。《灵枢·经脉》所说的"人始生,先成精"就是指这种精而言。因为这种精具有生命力,因而构成身形和生命,这种精禀受于父母,当人体形成以后,就藏之于肾,成为肾藏之精。因此,它是构成人体的原始物质,具有繁殖后代的作用。

2)后天之精:后天之精,来源于水谷,是指饮食物经人体消化吸收后的水谷精微物质。这种精微物质,输送到脏腑,就成为脏腑之精。脏腑之精即脏腑功能活动的基础物质,既能维持脏腑的功能活动,又能促进人体的生长发育。

先天之精和后天之精,不是孤立存在的,是相互依存、相互促进的。出生之前,先天之精的存在,已为后天之精的摄取准备了物质基础,出生之后,后天之精又不断供养先天之精,使之得到不断地补充,从而维持了人体脏腑的功能活动,促进了生长发育,《素问·上古天真论》说:"肾者主水,受五脏六腑之精而藏之,故五脏盛乃能泻。"可见先天之精藏于肾,又不断受后天之精的补充。

精能化气,肾精所化之气,叫做"精气",简称"肾气"。肾气的功能,主生长发育,人从幼年到青年、壮年、老年这一生长发育的生命过程,也是肾气自然盛衰的过程。因此,从人体生长发育来说,如果人体的发育情况与年龄不相适应,这与肾气不足有很大关系。例如小儿的五迟(立、行、发、语、齿)、五软(头、项、口、手、足、肌肉)证等。多与肾的精气不足有关,因为肾气有关先天和后天,因而治疗多从培补脾肾着手。

肾主生殖的功能,表现在两方面:一是肾精是形成胚胎的原始物质;二是性功能,也是肾气的作用。如上述的"天癸",即是指促使性功能成熟的一种物质。因此,如某些不孕症以及性欲减退和消失、性功能的亢进等,都与肾气有关。

肾的精气,包括了物质和功能两方面,物质属阴,功能属阳,所以肾的精气包括了肾阴和肾阳两个方面。由于精属阴,气属阳,所以也可以把肾精理解为肾阴,肾气理解为肾阳。肾阴又叫"元阴"、"真阴",是人体阴液的根本,对各脏腑起着濡润、滋养的作用。肾阳又叫"元阳","真阳",是人体阳气的根本,对各脏腑起着温煦、生化的作用。火属阳,水属阴,肾藏阴阳,所以又称"肾为水火之宅"。

肾阴和肾阳在人体内是相互依存、相互制约的,肾阴肾阳的动态平衡,是维持着肾气正常生理功能的重要条件。如果这一动态平衡遭到破坏,即形成肾阴阳失调等病理变化。一般有三种情况:①肾阴虚,阴不制阳,可出现阴虚阳亢的阴虚火旺证候,而见潮热盗汗、五心烦热、男子遗精、女子梦交等症状。(虚热)②肾阳虚,阳不制阴,可出现阳虚内寒证候,可见精神疲惫、腰膝冷痛、形寒肢冷、小便不利和小便频数,男子阳痿早泄,女子宫寒不孕等病证。(虚寒)③腰膝酸软无力,耳鸣、目眩头晕,健忘而无明显寒象或热象的,则为肾气虚,或肾精亏。

因为肾的精气包括肾阴虚和肾阳虚两方面,所以肾阴虚和肾阳虚的本质,都是肾的精气不足,而肾的阴阳是相互依存,内在联系的,因此肾阴虚一定程度可以累及肾阳,肾阳虚到一定程度可以累及肾阴,成为阴损及阳,阳损及阴,成为肾的阴阳两虚证。

(2)主水:肾主水,包括两个含义:一是肾在五行属水,故称"肾为水脏";二是主持人体的水液代谢。这里是指后一含义。

水液的新陈代谢,包括两个过程:一是将津液布散到周身去,供脏腑组织的利用;二是将利用后的水分,即代谢的产物排出体外。这两个过程,都属于气化的作用。所谓气化,从津液这一方面来说,即是由水化气,由气化水。即津液化成细小物质输布到周身去供脏腑利用的过程;由气化水,即津液利用后,凝集为水的过程。这一津液气化过程除了肺气肃降、脾气运化的作用外,没有阳气温煦作用是不能完成的,这正是肾主水的一个方面。

另一方面,水液在人体代谢过程中还有一个升清降浊的过程,也必须依赖肾中阳气的作用。

水入于胃,由脾的运化上输到肺,在肺分清浊,清者经肺气宣发到皮毛为汗;浊者经肺气肃降,则下流而归肾。下降于肾的水液,又分清浊,经过肾中阳气的作用,清者上升复归于肺;浊者下降则渗入膀胱而为尿,如此循环,便维持了人体水液代谢的平衡。(见图3-1)

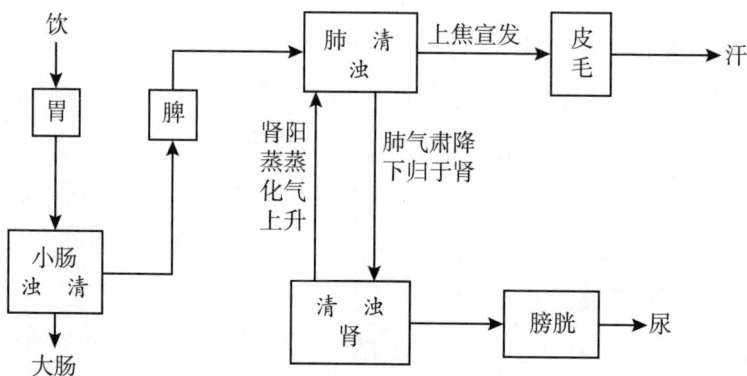

图3-1

在这整个水液代谢过程中,三焦是体内贯通体内外上下的水道。由此可见,在这个代谢过程中,肾的气化作用是贯彻始终的,如果肾的气化功能失常,就会引起水液代谢障碍而发生水肿、小便失常等病变。所以《素问·水热穴论》说:"肾者,胃之关也,关门不利,故聚而从其类也。上下溢于皮肤,故谓胕肿。胕肿者,聚水而生病也。"

(3)主纳气:"纳气",是指人吸入之气,必须下及于肾,由肾气为之摄纳。摄纳之处,导引家称之为"丹田"、"气海"。这就说明,人体的呼吸虽由肺所主,但也与肾有关,故《难经》有"肺主呼气,肾主纳气"的说法。

这种"肾主纳气"的理论,对保持人体气道通畅,呼吸均匀有重要的意义。如果肾虚,吸入之气不能归纳于肾,就会出现喘息病证。

临床对久喘之人,用纳气归肾的方法来治疗,就是根据这一理论所制定的治疗方法。

(4)主骨、生髓,其华在发:人体的骨骼,是依赖骨中的骨髓来供养的,骨髓是肾精所化生的,肾精藏入骨中,即为骨髓。所以《素问·宣明五气》说:"肾主骨"。《素问·阴阳应象大论》说:"肾生骨髓"。肾精充足,骨髓的化源充盈,则骨髓丰满,骨骼坚强,发育正常。如果肾精亏虚,骨髓的化源不足,则骨髓空虚,就会出现骨骼脆弱无力,甚则发育不良。例如小儿囟门迟闭,骨软无力,立迟、行迟等,常是由于先天之精不足所致。又如临床常见的腰腿萎软无力,就是肾亏的特征。所以《素问·痿论》说:"肾气热,则腰脊不举,骨枯而髓减,发为骨痿。"

牙齿与肾也有密切关系,这是因为肾主骨,而"齿为骨之余",所以,肾精不足,可见牙齿动摇,甚则脱落。因为牙齿也为肾所主,所以临床对虚证的牙痛、齿摇,常用治肾的方法来治疗。肾阴虚火旺的牙痛,用补肾降火的方法;下焦肾阳不足,火不归原的牙痛,用引火归原的方法治疗等。

肾生髓,髓有骨髓和脊髓之分,脊髓上通于脑,脑为髓聚而成,故称"脑为髓海"。脑的功能,主精神思维活动,故李时珍称之为"元神之府"。由此说明人的精神思维活动与肾也有密切关系,这就是肾亏引起健忘,思维迟钝的原因。因此,肾精充足,脑髓丰满,人就耳聪目明,智力强健,骨骼坚强,轻劲有力。反之,肾精亏虚,骨髓空虚,除了出现腰腿软弱无力外,还会见到头晕、健忘、思维迟钝等症状。《素问·灵兰秘典论》所说的"肾者,作强之官,技巧出焉",正是这个道理。

人的头发,是肾的外华,其原因有二:一是精血互生,毛发的润养来源于血,故称毛发为"血余"。二是毛发的生机,根源于肾气,所以《素问·上古天真论》说:"女子七岁,肾气盛,齿更发长","丈夫八岁,肾气实,发长齿更"。因此,毛发的荣枯,在某种情况下,可以反映肾藏精气的盛衰。例如《巢氏病源》说:"肾气虚损,不能藏

47

精……其病发落"。

（5）开窍于耳及二阴：肾开窍于耳，是由于肾的精气上通于耳，所以人的听觉与肾气的盛衰有关。在生理情况下，肾精气充沛，则耳的听觉就灵敏。《灵枢·脉度》说："肾气通于耳，肾和则耳能闻五音矣。"如果肾气衰，听觉也就失灵，例如老年人的听力衰减，就是由于肾气自然衰减的缘故。

在病理上，如果肾的精气亏虚，常可出现听力减退，甚则耳聋的症状。如《灵枢·决气》说："精脱者耳聋"。临床上属于中医肾虚的神经衰弱，除见腰膝软弱无力、头晕、失眠等，常见有耳鸣的症状，就是这个道理。

二阴，即前阴外生殖器和后阴肛门。肾与前阴的关系主要表现在排尿和生殖功能两个方面。关于肾与生殖功能的关系，已如上述，所以中医对生殖功能方面的病变，如阳痿、遗精、早泄、不孕等，可用补肾壮阳的方法来治疗。

肾与排尿的关系，主要表现在两个方面：①尿液的形成及其下渗膀胱，已见肾主水节。②膀胱能不能适时启闭，适时排尿的功能。膀胱的启闭功能虽在膀胱，但为肾的气化所主。肾的气化功能正常，膀胱就能适时启闭。如果肾气不足，气化失司，膀胱启闭功能失常，就会引起小便的失常。例如肾气不足，肾阳不能蒸化，清者不能上升，或气化失常，膀胱失约，可见小便频数、小便失禁、遗尿、尿后余沥不净等症状，临床多用壮肾阳缩尿的方法来治疗。如果肾阳不足，气化失司，水液停留，可形成小便短少的水肿症。临床多用壮阳利水的方法来治疗。

说明：①小便不通有两种情况，一是膀胱无尿，这关系到肺、脾、肾三脏，但多见的是肺、肾两脏；二是膀胱有尿，但启闭功能失职，闭而不尿，从临床来看，这种情况多属实证，多由别种原因引起，治多用利尿药，或针对其他原因治疗，很少用补肾药。②临床所见的尿痛、尿急、尿热、尿血、尿浊等，多由于湿热下注膀胱，治用清热利湿药。但如果为慢性，由实转虚，则往往伤及肾气，又须从补肾来治。

如慢性肾炎、慢性膀胱炎等。

上述说明,前阴无论是生殖功能方面,或是排尿功能方面,都与肾有关,因而有"肾司前阴"的理论。

关于后阴,主要是大便问题。肾阳虚,可致大便溏泄,这是因肾阳虚,引起脾阳不振,因而运化失常所致。例如脾肾阳虚的"五更泄",就是一个明显的例子。如果肾阳虚到一定程度,致使肾气不能固泄,还可引起久泄滑脱。肾阳虚还能引起大便秘结,这主要是肾的气化功能失常所致。如肾阴亏损,阴液不能滋润大肠,可致大便干结。如肾阴虚衰,肠寒则气滞,因而大便干结难下,老年人的习惯性便秘,常是由此种原因引起。

总的来说,肾气的盛衰,既与前阴有关,也与后阴有关,所以有"肾司二便"的说法。

3.3　六　腑

3.3.1　胆

胆附于肝,它的生理功能是贮藏胆汁,帮助消化。《难经·四十四难》:"胆在肝之短叶者……盛精汁三合。"所以《灵枢·本输》称胆为"中精之府"。

胆汁来源于肝,前人有"肝之余气,溢于胆,聚而成精汁"的说法。胆汁色黄而味苦,故凡有口苦、眼目发黄等病变,多与胆的病变有关。《素问·奇病论》说:"胆气虚,上溢而为口苦"。

胆肝相为表里,肝与情志有关,而胆气盛衰,亦常影响情志的变化,因而中医学认为胆有主决断的功能,称之为"决断之官,谋虑出焉"。如《素问·奇病论》说:"此人者,数谋虑不决,故胆虚。"因而人的勇怯与胆气的盛衰有关,俗言"胆大""胆小"与此论有关。

因此,临床所见惊悸、善恐易惊、失眠多梦等精神情志病变,称为"胆气虚"。常从胆来治疗。例如临床用于失眠多梦、善恐易惊。所用的"温胆汤"就是一个明显的例子。

胆汁浸入肠中,有帮助消化的作用,故属于六腑之一。但它又是贮藏精汁,而不接受水谷和糟粕,与其他五腑又不同,故又把它归属于"奇恒之腑"。

3.3.2　胃

胃位于膈下,上接食道,下通小肠,它的上口为贲门,即上脘;下口为幽门,即下脘;上下脘之间名中脘,三个部分称胃脘。胃的生理特点,前人把它概括为两个方面:

(1)纳:即容纳的意思。包括容纳水谷和腐熟水谷的作用。饮食入口,经过食道,容纳于胃,所以称胃为"水谷之海"。如果胃不能纳,就会出现不食、厌食、胃脘胀痛等症状。

(2)降:即下降的意思。纳于胃中的水谷,经过胃腐熟消磨后,即下降于小肠,其精微物质通过脾的运化作用,以供养周身。因此,胃气必须主降,才能使腐熟的水谷下行,如胃气不降,则食滞胃脘,引起胀满疼痛,大便秘结等症状;如不降而反上逆,就出现嗳气腐臭、呃逆、呕吐等症状。所以胃气以下降为顺。

又因为后天之精,主要来源于脾胃,所以脾胃共称"后天之本"。临床上,常把脾胃对饮食水谷的消化功能,概括称为"胃气"。因此,胃气的盛衰,对人体生命与健康,以及疾病的愈后有很大关系。一般来说,胃气不衰,后天之精补充充足,虽病,愈后较好;如果胃气已绝,愈后多为不良。所以有"人以胃气为本,有胃则生,无胃则死"的说法。

3.3.3　小肠

小肠上接胃,下接大肠。主要功能是消化而分别清浊。清的由脾转输到全身,浊的通过"阑门"下注于大肠,无用的水液,则渗入于膀胱。小肠的这种功能,《素问·灵兰秘典论》说:"小肠者,受盛之官,化物出焉。"正因为小肠有分别清浊的功能,所以小肠有病,除影响消化吸收外,还会出现大小便的异常。如《诸病源候论》说:"水入小肠,下于胞,行于阴,为溲便也"。这就说明小肠与小便有密切关系。因而小肠有热,临床常用利小便的方法来泻小肠的实热。

3.3.4 大肠

大肠上端接小肠,大小肠交接处为"阑门",下端为肛门。大肠的主要功能是使残渣变成粪便,排出体外。所以《素问·灵兰秘典论》所:"大肠者,传道之官,变化出焉"。大肠接受小肠下注的水谷,再吸收其中多余的水分,使食物残渣变化成粪便,由肛门排出。

因为大肠的功能是传导食物残渣,变化为粪便,所以大肠的病变,主要是大便的异常,如便秘、泄泻、痢疾、便血等等。如《灵枢·邪气脏腑病形》说:"大肠病者,肠中切痛而鸣濯濯,冬日重感于寒即泻,当脐而痛"。这是指大肠虚寒,不能吸收水分的病变。又如《灵枢·师传》说:"肠中热则出黄如糜……肠中寒则肠鸣飧泄。"前者指邪热犯肠,后者指寒邪入肠。又如《中藏经》说:"大肠者……热极则便血,又风中大肠则下血。"

3.3.5 膀胱

膀胱位于下腹部,是人体主持水液代谢的器官之一。它的功能主要是贮尿和排尿的作用,所以膀胱的病变,主要是小便的异常,如小便癃闭、失禁、频数、淋痛等。

但是,膀胱的贮尿、排尿,要通过肾的气化作用,所以《素问·灵兰秘典论》说:"膀胱者,州都之官,津液藏焉,气化则能出矣"。"州",通"洲",《说文解字》:"洲,本作州",后人加水以别州县字。水中可居之处曰洲,"都"、"渚",古通用,小洲曰渚。因为膀胱贮尿排尿要通过肾的气化作用,所以除病邪直接侵犯膀胱而发生病变外,由于气化功能失常,引起膀胱排尿的异常,临床多从肾治。

3.3.6 三焦

《类经》指出三焦是:"藏于腑之外,躯体之内,包罗诸脏,一腔

51

之大府也"。在人体十二脏腑中,唯它最大,故又称"孤腑"。

三焦的主要功能有二:

(1)通行元气,总司人体气化:元气发源于肾,但必须借三焦的通路,敷布全身,从而激发、推动各脏腑组织、器官的功能活动。所以《难经·三十八难》谓三焦"有原气之别焉,主持诸气"。《难经·六十六难》又说:"三焦者,原气之别使,主通行之气,经历于五脏六腑。"

(2)水谷运行的通路:人体水液的消化吸收,输布与排泄,是由多个脏腑共同完成的一个复杂的生理过程。在这个生理过程中,三焦参与了作用,这个作用主要是水液通行的道路。如《难经·三十一难》说:"三焦者,水谷之道路",指出三焦参与了水谷气化的过程。又如《素问·灵兰秘典论》说:"三焦者,决渎之官,水道出焉。""决",堤岸为水冲开的口子,"渎",水沟、小渠。"决渎",这里指小的流水渠道。这就指出三焦主要是水液的通道。

上述三焦的两个功能,都是属于气化功能,而且三焦是元气的通路,所以三焦总司气化。

由于三焦通行原气,总司人体气化,而水谷在人体气化过程中,由于上中下三个不同部位的脏腑功能不同,使水谷发生不同的气化作用,《内经》对此做出了概括性的总结。①上焦如雾:上焦心肺的作用,将水谷精气布散全身,以濡养肌肤、筋骨,通调腠理。如雾,就是形容上焦宣发敷布水谷精气如雾一样的弥漫状态。②中焦如沤:中焦脾胃的消化饮食,吸收精微,蒸化津液。沤,就是形容腐熟水谷,热气蒸腾,泡沫浮游的乳糜状态。③下焦如渎:下焦肾与膀胱,排泄尿液。渎,是形容水液不断向下流通,向外排泄的状态。

综上可以看出,三焦的功能是关系水谷精微,特别是水液的消化吸收、输布与排泄的全过程。因此,三焦水道不通,则会使水液潴留,发生小便不利,水肿等病证。

说明:

(1)三焦是历来争论的问题,争论的焦点是:三焦究竟是一个什么样的脏器,也就是有形、无形的问题。

《内经》:三焦这一名词,虽出自《内经》,但《内经》仅指出了三焦的功能和部位,并未明确指出三焦的形态。

《难经》:明确提出三焦是有名无形的,如《难经·二十五难》:"心主与三焦为表里,俱有名而无形,故言经有十二也。"《难经·三十八难》:"所以腑有六者,谓三焦也,有原气之别焉,主持诸气,有名而无形。"《中藏经》:"三焦者,有其名而无形者也。"以上都是主无形的一派。主有形的如:明·张介宾:"脏腑之外,躯体之内,包罗诸脏,一腔之大府。"清·徐灵胎:"谓之腑,则名是藏蓄泌泻之具,何得谓之无形,但其周布上下,包括脏腑,非若五脏之体而自成体,故不得定其象,然谓之无形则不可也。"以上二家主有形的代表,虽主有形,但未能指出具体的形。

近代对三焦的看法,也是两派:①三焦是有形的,无形不能称为腑,无形也不能有三焦经。至于具体形态,则各有千秋,有人认为是淋巴系统的,也有人认为是大网膜,这两种看法可能是根据张介宾的看法而来的。也有人认为是周身的管腔组织,这可能是根据陈修园的看法而来的。②三焦是无形的,只是一个生理病理学的概念。上焦是心肺气化功能的概括,中焦是脾胃功能的概括,下焦是肾与膀胱功能的概括。

(2)现在常用的上焦、中焦、下焦的概念,已与原来六腑之一的三焦意义有所不同。现在常用的主要是指人体部位的划分,即横膈膜以上为上焦,包括心肺两脏;横膈膜以下到脐为中焦,包括脾、胃两脏;脐以下为下焦,包括肝、肾、大小肠、膀胱等。

(3)关于辨证中的三焦,概念又不同,主要是指湿热病发展三个阶段,在辨证中再介绍。

3.4 脏腑之间的关系

上面讲了五脏六腑各具体功能,但这些功能在生理上又是相互联系,相互依赖,既分工而又合作的;在病理上,也是相互影响的。因而掌握脏腑之间的相互关系,不仅对认识人体,而且对临床辨证论治,有很重要的意义。

3.4.1 脏与脏之间的关系

3.4.1.1 心与肺

由于心主血脉,而"肺朝百脉",这不仅奠定了心与肺在生理、病理方面密切联系的基础,而且也指出了心与肺的联系,主要在气和血的相互关系上。

心主血,肺主气,心血和肺气是相互依存的。血的运行,有赖气的推动;气的输布,也需要血的运载。如果血无气的推动,则血凝而不行,成为瘀血。如果气无血的运载,则气无所依附而涣散消亡。因此,只有心肺功能协调,才能保证气血正常运行,从而维持人体的生命活动。所以,前人有"气为血之帅,血为气之母"以及"气行则血行,气滞则血滞"的理论。

正因为"气为血帅,血为气母",临床上常有血脱气也随之而脱的"气随血脱"以及气虚则血运行无力的瘀滞的病证;在治疗上,也有行血必行气、补气以生血及血脱先固气等治疗方法。

由于心肺在生理上相互联系,因而在病理上也常相互影响。如:

(1)肺气虚弱,宗气不足,宗气不能充分贯注心脉,助心气以行血,则运血无力,循环瘀阻,从而出现胸闷、气短、心悸、唇青舌紫等症状(肺源性心脏病)。

(2)心气不足,或心阳不振,血脉运行不畅,影响肺的宣降功能,出现咳嗽、喘息、气促、胸闷憋气,咳吐大量稀白痰,甚或咳吐血性痰(包括心脏病的肺瘀血和肺水肿)。

(3)温热病,温热邪气从肺卫直入心营的"逆传心包"。

3.4.1.2 心与脾

心主血,脾生血、统血,所以心与脾的关系主要反映在血液的生成和运行方面。

表现在血液的生成方面：心主血,脾为气血生化之源,脾气足,则血生化有源,而心血就能充盈;反之,脾气虚,血源不足,则心血亦虚。

表现在血液的运行方面：血液在脉道内正常通行,虽赖于心气的推动,亦必赖脾气的统摄,才不致溢于脉外。

在病理上,两脏亦互相影响。由脾影响心,常因脾虚不运,血的生化无源,或脾不统血,进一步导致心血亦虚,致成"心脾两虚"。由心影响脾,常因思虑过度,耗伤心血,血不养脾,导致脾气亦虚,造成"心脾两虚"之证。心脾两虚,既有心血不足的心悸、失眠等症状,又有脾虚不运的食少、腹胀、便溏、肢倦、面色萎黄等症状。由于心主血,还须依赖脾气的统摄,所以心脾两虚的病人,还可见到月经过多,甚则崩漏的病变。归脾汤除治心悸、失眠、食少、腹胀等症状外,还能治月经过多,就是这个道理。

3.4.1.3 心与肝

心与肝的关系,表现在两个方面：

(1)肝藏血,心主血：二脏互相配合,完成生理的血液循环。

在病理上,心肝的阴血不足,往往相互影响。如肝血不足的病人,除见头目眩晕、月经衰少等症状外,常伴见心悸、失眠等心血不足的症状。心血虚,则肝血亦常因之而虚。所以临床除见心悸、面色不华等心血虚的症状外,常伴见头目眩晕、爪甲不荣,甚则干枯变形,手足震颤等肝血不足、血不荣筋的症状。因此,临床上的血虚证,常是心悸、失眠等心血不足病证与视物昏花、月经衰少等肝血不足的症状同时出现。

(2)肝主疏泄,心主神志：两脏都与精神情志活动有关,因而在某些精神因素所致的病变中,心肝两脏亦常相互影响。例如：精神刺激,所欲不遂,肝气郁结,情志抑郁,闷闷不乐、善太息,常伴见心悸、易惊,或心神不安、失眠、多梦,甚则心神不宁而精神失常。此外,心肝二脏的血虚、阴虚,心烦失眠与急躁易怒等精神症状常会同时并见。

3.4.1.4　心与肾

心与肾的关系,主要表现有三方面:

(1)心肾相交:心属阳,位居于上,其性属火。肾属阴,位居于下,其性属水。肾水与心火,必须水火既济,保持这相关两脏本身的动态平衡,从而维持两脏的正常生理功能。唐·孙思邈《备急千金要方》说:"夫心者,火也;肾者,水也;水火既济。""水火既济"本是《易经》的话,孙氏引来说明心肾之间的关系。后世对此,又有发展,如朱丹溪《格致余论》曰:"人之有生,心为之火,居上;肾为之水,居下;水能升而火能降,一升一降,无有穷已,故生意存焉。"这就进一步说明心肾之间的水火升降关系。

心肾的水火怎么升降,怎样相交呢?

在正常生理状态下,在上的心火必须下降于肾,使肾水不寒,在下的肾水,亦须上济于心,使心阳不亢。这样水火既济,阴阳相交,从而维持心肾之间的阴阳动态平衡,发挥心肾两脏的正常生理功能。如果水火不相济,心肾不交,就会发生病变。

因而在病理上,可见三个病证:

①水气凌心:心阳不振,心火不足,不能下温肾阳,以致肾阳虚,水寒不化,凌于心,证见心悸、心慌、水肿、甚则喘息,不能平卧的水气凌心证。

②心肾不交:肾水不足,不能上滋心阴,或肾阳不足,不能蒸化肾阴,肾阴不能上滋心阴,导致心阴不能抑制心阳,心阳独亢,而见心悸、怔忡、心烦、失眠等心肾不交的证候。

③"阴虚火旺":肾阴虚,心火亢,如心火上炎,还可见到口舌生疮、口干少津、五心烦热等"阴虚火旺"的病证。

(2)精血互生:心主血,肾藏精,精血之间相互资生,因此肾精亏损与心血不足,亦常互为因果。

(3)心藏神,脑为元神之府:心藏神,包括了大脑的功能,脑为髓海,肾生髓,所以人体的精神思维活动,心、肾是密切相关的。故肾精、心血亏损,均可见到失眠、健忘、多梦等神志方面的证候。

3.4.1.5 脾与肺

脾与肺的关系,有两个理论。

(1)脾为生气之源,肺为主气之枢:脾为后天水谷之气的化源,但水谷之气的输布,又赖肺气的宣降作用,因此,肺气的盛衰,在很大程度上决定于脾气运化功能的强弱。所谓"主气之枢"即指肺气的宣降功能而言。

在病理上,肺气久虚,常能导致脾虚,治疗用"补脾益肺"(补土生金)的方法。例如肺结核,或慢性气管炎,除见咳嗽、气短、懒言等症状外,也可引起脾虚,而见食少、消瘦、便溏等症状,就可用"补土益肺"的方法来治疗。

(2)脾为生痰之源,肺为贮痰之器:脾主运化,有运化水湿、促进水液代谢的功能。这种功能,又必须以肺气的宣降作用来协助。即肺气宣降,协助脾气布散津液,使体内代谢的水液,下输膀胱。另一方面,脾恶湿,湿邪最易困脾,所以肺气助脾运化水湿,对脾本身功能发挥是一个重要条件。

正因为二者在运化水湿方面密切协调,因而在水液代谢的病变上,也常相互影响。例如:脾失健运,水湿不化,凝聚而为痰为饮,痰饮阻碍肺的气机,可以出现咳喘等症状。病本在脾,病标在肺,故有"脾为生痰之源,肺为贮痰之器"的理论。治疗就要健脾燥湿化痰,方剂中的二陈汤,用茯苓健脾渗湿,半夏燥湿化痰。六君子汤用四君补脾气,陈皮半夏利气化痰,所以有"四君子消未成形之痰,陈皮半夏化已成形之痰"的说法。

另一方面,肺有痰也可影响脾。如肺气虚,宣降失常,因而引起水液代谢不利,水湿停留,困阻脾气,可见水肿、倦怠、腹胀、便溏等症状。

3.4.1.6 肝与肺

肝与肺的关系,主要表现在气机升降方面,肺居上焦,为阳中之阴脏,其气肃降。肝位于下焦,为阴中之阳脏,其气升发。肝的经脉又上行贯膈而注于肺,气血借此得以交通。肺降肝升,阴阳升降,以维持人体气机的功能正常。

在病理上,肝气郁结,气郁化火,循经上行,火灼肺津,可以形成"肝火犯肺"的证候,出现胁痛易怒、咳嗽咽干、咯血等症状。

相反,肺失清肃,燥热下行,亦可引起肝失条达,疏泄不利。表现为在咳嗽的同时,观胸胁引痛、胀满、头晕头痛、面红目赤等症状。

3.4.1.7　肾与肺

肾与肺的关系,主要表现在水和气两方面。表现在水的方面:

(1)肾为水脏,肺为水之上源:《素问·水热穴论》:"故水病,下为胕肿、大腹,上为喘呼不得卧者,标本俱病","其本在肾,其末在肺,皆积水也"。指出水液代谢障碍的水肿病,喘而不能平卧,虽与肺有关,但其根本仍在肾。为什么呢?因为肺主一身之气,水液只有经过肺气的宣降才能布散全身,并下输到膀胱。因此,称肺"为水之上源"。肾阳为一身阳气之根,主气化,主水液的升清降浊。因此,肺肾二脏配合,才能共同完成水液的正常代谢。所以在水液代谢过程中,从肾和肺两脏来说,肾为本而肺为标,标本同病,皆可积水而为水肿病。

临床上所见的"水寒射肺"证,就是由于肾阳不足,失其升清降浊的功能,以致水寒上迫肺脏而出现喘息不能平卧的证候。

(2)肺为气之主,肾为气之根:人体呼吸之气,虽为肺所主,但气之根,则在于肾,故有"肺主呼气,肾主纳气"之说。如果肾的精气不足,摄纳无权,气浮于上,或肺气久虚,伤及肾气,而致肾不纳气,均可出现气喘,动则尤甚等病证。对这种病的治疗,应用纳气归肾的方法。

此外,肺肾的阴液也是相互滋养的,而肾阴又是一身阴液的根本。所以肺阴久虚,可损及肾阴;肾阴久虚,不能上滋肺阴,可致肺肾阴虚的证候。如结核病人或慢性肺病的人,病久肺阴不足,可形成肺肾两虚之证,可见潮热盗汗、咽干颧红、干咳音哑、腰膝酸软等症。

3.4.1.8　肝与脾

肝与脾的关系,主要也是表现在血和气两方面。

表现在血的方面,肝主藏血,脾主统血,又为气血生化之源,两脏在血的生化方面,有着密切的关系。在病理上,如脾气不足,消化吸收功能不健,血无生化之源;或脾不统血,失血过多,均要累及于肝,形成肝血的不足。

表现在气的方面:脾胃的升降,有赖于肝气的疏泄。若肝疏失职,就会影响脾胃的升降,从而形成肝胃不和或肝脾不和的病证。这两个证已在前面讲过,这里主要再举几个病例来说明。

(1)肝气横逆,戕害脾胃:慢性肝炎病人,右胁胀痛,每当生气或心情不舒时,则病势加重,这是由于肝郁气滞,气血瘀滞于胁下的缘故。由于肝气横逆,戕害脾胃,可以出现厌油、恶心呕吐等肝胃不和的证候;也可出现食呆、食后腹胀、大便不调等肝脾不和的证候。因此,治疗就用疏肝和胃或疏肝健脾的方法。

又如生气后,胸胁痞满,食欲不振,食后腹胀,嗳气不舒等,也是肝气不疏泄,影响脾胃失和,肝病影响到脾的一个例子。

(2)土壅侮木:肝病可以影响脾,反过来,脾胃有病,也可以影响肝。例如,脾失健运,水湿内停,或外湿入内,困阻脾阳,日久蕴热,湿热郁蒸,使肝胆疏泄不利,胆汁不能溢于肠道,逆入血中,形成黄疸。

3.4.1.9 脾与肾

脾与肾的关系主要表现在两个方面:

(1)在水液代谢方面:两脏有协调的作用。

(2)先后天相互资生:肾主先天,脾主后天,脾主运化水谷精微,须借助于肾中阳气的温煦;肾藏精气亦赖水谷精气的不断充养。这叫"先天生后天,后天养先天"。两脏相互资生,相互促进。在病理上,亦常相互影响。例如:腹部冷痛、下利清谷、五更泄泻等的脾肾阳虚证候,可由于肾阳不足,不能温煦脾阳而引起;也可由于脾阳不足,后天充养不足,导致肾阳不足。

正因为先天能生后天,后天能养先天,因而对脾肾两虚证的治疗方法,产生了"补脾不如补肾"(许叔微)和"补肾不如补脾(李东垣)"两种不同的学派。如明·赵献可《医贯》(补中益气汤)中说："故欲补土(太阴脾土),先补肾中少阳相火……世谓补肾不如补脾,余谓补脾不如补肾。"这也是属于补肾派的。

又如明·张景岳曰："人之自生至老,凡先天之有不足者,但得后天培养之力,则补天之功,亦可居其强半,此脾气之气所关于人者大小。"这是强调补脾的。

3.4.1.10 肝与肾

肝与肾的关系,叫做"肝肾同源"。

肝藏血,肾藏精,"精血同源",所以二脏相互资生。肝血赖于肾精的滋养;反之,肾精又赖肝血的生化。因此肾精亏者,常导致肝血的不足,肝血虚亦常导致肾精的亏损。因为二者盛则同盛,衰则同衰,故称"肝肾同源"。所以补肾阴的药,常同有补肝阴的作用。

因为肝肾同源,而肝肾的阴阳,又是相互资生、制约着的。所以在病理上,阴液不足,可导致阳的偏亢,阳偏盛,也要消灼阴液,举两个例子来说明。

(1)肾阴虚,则肝阴亦虚,肝阴不能制约肝阳,可导致肝阳上亢,(神衰、高血压),这叫"水不涵木"。临床表现,既有腰酸腿软,下肢无力,或遗精滑精的肾阴虚的症状;又有头目眩晕,烦躁易怒,耳鸣耳聋,失眠多梦,(手足心热)的肝阳上亢的症状。治法滋水涵木。

(2)肝阳亢盛,阳盛化火,下劫肾阴,阴不制阳,相火偏旺。临床表现,有头晕头痛、失眠耳鸣等肝阳亢的症状;又有梦交、遗精、阳易举等相火亢的症状。治用滋肾泻肝法。

又因为肝肾同源,肾阳亢(相火旺)则用泻肝的方法(知柏),泻肝即泻肾;肝阴虚,用补肾阴的方法,补肾即补肝,所以后世有"肝无补法"、"肾无泻法"(肝无虚证,肾无实证)的学术见解。

3.4.2 脏与腑之间的关系

脏与腑的关系叫"表里关系",什么叫表里关系呢?

从病邪传变来说,外感病先腑后脏,腑为脏之表,脏为腑之里。

从脏腑的阴阳属性来说,腑属阳,脏属阴;阳主表,阴主里。

所以一脏一腑互为表里,相表里的一脏一腑,通过经脉的络属,气血得以沟通,从而形成生理上的密切关系,因而也决定了病理上的相互影响。

3.4.2.1　心与小肠

心与小肠,一脏一腑经脉互为络属,因而构成表里,在病理较为明显。例如,心经实火,可"移热于小肠",熏蒸水液,引起水少、尿赤、尿痛、尿热等小肠实热的病证。反之,小肠有热,亦可循经脉上熏于心,心火上炎,可见心烦、舌赤糜烂等病证。如《中藏经》:"小肠实则伤热,热则口生疮。"《千金方》:"口中生疮,名曰小肠实热也。"临床上小儿的口疮病治用导赤散,就是引心火下从小便下泄的例子。

3.4.2.2　肺与大肠

二者通过经脉互为络属,在生理上,大肠传导大便,有赖于肺气的肃降,肺气肃降,则大便传导通畅。如果肺气不降,津液不能下达,常导致大便困难。反之,大肠传导通畅,有利于肺气的肃降。如果大肠实热,壅滞不通,可引起肺气不降,导致肺气上壅而喘咳胸满。

因此临床上,可兼治肺来治疗大肠病,也可兼治大肠来治疗肺的病变。例如小儿麻疹,一般是属于肺脾有热,有时可出现移热于大肠而见到泄泻,治疗仍当治肺,肺热清而泻得止。又如:肺气虚的病人,可见到气虚便秘(如肺气肿、肺功能不全、年老体衰),治疗时应以益脾肺气为主,兼以泻肠。

3.4.2.3　脾与胃

经脉互为络属。其表现有三:

(1)一纳一运,相互配合:胃主纳,脾主运,一纳一运,相互配合,才能完成消化、吸收,输送水谷精微的任务。如果胃不能纳,必然影响脾主运化;反之,脾不能运,也必然影响到胃气主纳的功能。临床上,胃不能纳的食呆腹胀、恶心呕吐,常与脾不能运的腹胀、大便失常同见。所以,在治疗上和胃、开胃与健脾、醒脾药往往同时并用。

(2)脾宜升则健,胃宜降则和:脾气主升,主要体现在水谷精气的上输,实际上也就是脾气健运的表现。如果脾气不升,可见不思饮食,食后腹胀,腹泻便溏等一系列运化功能失常的症状;由于清阳之气不能上升头目,可以出现头目眩晕的症状;由于水谷精微不能充分敷布周身,清阳不能达于四肢,还可见到短气乏力、周身倦怠、面色萎黄等症状。

脾处中焦,所以脾气又称"中气"。如果脾气不升而反下陷,习惯叫"中气下陷",可出现脱肛、子宫脱垂、内脏下垂、崩漏、大小便泄泻不禁等病证。

胃主降,主要表现在胃受纳腐熟水谷及时下传,保持胃肠的虚实更替。如果胃气不降,就会出现食停胃脘、胃脘胀满、不食等症状。如果胃气不降而反上逆,就会见到呃逆、呕吐等症状。清代叶天士说:"纳食主胃,运化主脾,脾宜升则健,胃宜降则和"。因而在治疗脾、胃病时,脾宜用升药,胃宜用降药。如升麻、葛根能健脾,因其性主升之故;黄连、大黄之能健胃,因其味苦性降的缘故。

脾升胃降,是升降相因、相反相成的,有升才能有降,有降才有升。脾升的是清气,胃降的是浊气。在病理上,清气不升,常可导致浊气不降;反之,浊气不降,也会引起清气不升。所以,临床脾胃失升失降的证候同时并见。如胃气不降的呕吐,常兼见脾气不升的泄泻;脾气不升的腹胀、泄泻,常兼见胃气不降的胃脘胀满、呕吐等证。《素问·阴阳应象大论》:"清气在下,则生飧泄,浊气在上,则生䐜胀。"

(3)脾湿胃燥,相反相成:在生理上,脾性湿,胃性燥,湿为水化,燥为火化。湿燥相合,水火既济,水谷乃能消化。王叔和《脉诀·脾脏歌》:"脾湿胃热,湿与热相蒸,故能消磨水谷也"。

在病理上,脾性湿,但又喜燥而恶湿,这是因为脾不健运、水湿停留,反过来又能湿困脾阳的缘故,治疗应用苦寒燥湿药,故"脾喜燥而恶湿"。胃性燥,但又喜润而恶燥,这是因为燥热之邪易犯胃而伤胃津,应用润燥养胃药治疗,故"胃喜润而恶燥"。

因脾体湿,而又喜燥恶湿;胃体燥,而又喜润恶燥,二者互相制约,相互作用,从而共同完成饮食物的消化吸收任务。

3.4.2.4　肝与胆

肝与胆,经脉互为络属,二者互为表里。

在生理上,胆汁的分泌排泄,须赖肝气的疏泄。若肝疏泄失常,常可影响胆汁的分泌和排泄。临床上,肝病影响脾胃而发生的消化功能失常,由于肝不疏泄,影响胆汁的分泌,也是其中的原因之一。

在病理上,肝不疏泄,可以影响胆汁的分泌和排泄;反过来,胆汁功能失常,也会影响到肝。正因为肝和胆在病理上常相互影响,因而肝胆证候,往往同时并见。例如:肝胆湿热引起的黄疸,既有胆汁逆入血中的一身面目均黄,胆气上逆的口苦,又有胁痛、胁胀、晕眩等肝气郁结的症状。又如临床常见的肝郁气滞,或肝阳上亢,所出现的口苦,就是肝病阴虚,胆气上逆所致。

此外在药物上,大多疏肝理气药都有不同程度的利胆作用。

3.4.2.5　肾与膀胱

肾与膀胱经脉互相络属,二者互为表里。二者的内在联系,已在肾司二便中讲过,在此主要讲两点:

(1)膀胱的气化功能,取决于肾气的盛衰。因此,膀胱贮尿、排尿功能,与肾气密切有关。

(2)膀胱的启闭功能,为肾气所主,也就是肾气主气化,司水液代谢功能的一部分。因此,如果肾气不固,膀胱开阖失司,就可出现小便失禁、遗尿、多尿等病证。临床治疗这些病证,除了直接由膀胱病变所引起外,多从肾治疗。

3.4.3　腑与腑之间的关系

因为六腑的生理功能,是主饮食物的消化、吸收、排泄,所以腑与腑的关系,也就是饮食物的传化关系。关于具体的传化过程,以及饮食物在传化过程中,各腑所引起的作用,已分别在六腑功能里介绍过,这里不再重复。总之,只有六腑的共同作用,才能完成饮食物的消化、吸收、排泄,如果其中有一腑功能失常,会影响整个六腑的功能失常,导致饮食物传化的障碍。

这里主要解释"六腑以通为用"。饮食物从口入以后,经过六腑的分工合作,进行消化、吸收以及糟粕的排泄,必须不断地进行,不断地由上向下传运,不能停留而不动,不动就是饮食物停滞,就是疾病,因此,六腑必须经常保持通畅无阻,这是六腑功能正常的表现,否则就是病变。因此,六腑就必须是"以通为顺",也就是"以通为用"。

为什么说"腑病以通为补"呢?因为六腑的病变,多表现为传化不通,如果使六腑通畅了,那么六腑的功能也就恢复了,所以说"腑病以通为补"。"补"是个方法,这里不是指"补法",而是指恢复六腑功能的方法,六腑通,功能恢复就叫"补"。

用六腑以通为用的理论,指导中西医结合治疗急腹症,如阑尾炎、胆囊炎、肠梗阻等,获得了很好的疗效。

3.5 藏象学说

"藏",藏也,指藏于体内的脏器,后作"脏"。因此,这里的藏,就是指内脏。

"象",与像通,征象、形象也。指内在脏器的活动,表现于外的征象,正如王冰所说:"象谓见于外,可阅者也"。从体外表现的征象,来探索、研究人体脏腑的生理功能、病理变化及其相互关系,谓之藏象学说。

可见脏腑学说的内容,是研究人体内在脏腑的生理功能活动、病理变化及其相互关系的学说,它是中医学理论体系的核心,也是研究和学习中医学理论的重点内容。

3.5.1 藏象学说的形成

藏象学说,是我国劳动人民在长期与疾病作斗争的过程中,逐

渐形成的,《黄帝内经》是现存最早的中医经典著作,藏象学说就是其中一个重要组成部分,这一学说的形成,主要源于三个方面:

（1）古代的解剖知识:我国的解剖学,起源是很早的,《内经》中就有不少关于解剖知识的记载。如《灵枢·经水》说:"若夫八尺之士,皮肉在此,外可度量切循而得之,其死可解剖而视之。其脏之坚脆,腑之大小,脉之长短,血之清浊……皆有大数。"古代的这些解剖知识,虽然是粗糙的,甚至有些还不能符合实际情况,但在中医学理论的形成过程中,也成为脏腑学说形成的基础之一。

特别要指出的,中医的解剖学,由于受到旧礼教的影响,如《孝经》说:"身体发肤,受之父母,不可毁伤,孝之始也。"因而古代的解剖学,一直停滞不前,从而使中医学的发展受到了极大的影响。

（2）生理、病理现象的观察:古代劳动人民,在长期与自然斗争的生活实践中,通过生理现象和病理变化的反复观察、对比、推论和积累,逐渐形成了理论。例如人体受凉以后,会出现鼻塞、流涕、咳嗽等症状,认为皮毛、鼻、肺有内在联系,因而形成了"肺主皮毛,开窍于鼻"的理论。

（3）长期的临床实践:古代中医学家以解剖知识为基础,通过生理、病理现象的观察、推论,所形成的初步的理论知识,又不断地通过临床实践加以验证,这样反复实践、反复总结,日积月累,由感性认识到理性认识,再实践、再提高,从而使理论逐步地得到充实,进而更加系统完备,形成了理论体系。

中医学藏象学说的形成,虽然以古代解剖知识为基础,但主要源于对生理、病理现象的观察和长期的临床实践,所以中医的藏象学说,有其独特的特点。这些特点归纳起来,不外下列几方面:①生理学和病理学混合在一起,常是用生理活动的规律,来推断病理变化,用病理来反证生理。②每一脏腑的概念,不单纯是一个解剖学的概念,而是一个生理或病理学方面的概念。例如心脏,它除了是一个解剖上的一个实体外,还包括了一部分的神经系统,尤其是大脑方面的某些功能。因此,我们在学习过程中,切不可把中医学脏腑的概念与现代医学脏腑的概念等同起来。③正因为中医学每一脏腑的概念,主要是生理和病理学方面的概念,因而藏象学说中,特别强调脏腑之间的联系,以及脏腑与自然四时的关系。

3.5.2　脏腑的内容

脏腑,主要包括了两个部分:

(1)脏器、组织、器官功能活动的物质基础——精、气、血、津、液:这些人体内的活动物质,既是脏腑功能活动的物质基础,又是饮食物通过脏腑功能活动所化生的产物。

(2)脏腑组织器官:包括:①五脏:心、肺、脾、肝、肾。②六腑:胆、胃、小肠、大肠、膀胱、三焦。③奇恒之腑:脑、髓、骨、脉、胆、女子胞。④和脏腑密切联系的皮毛、筋、骨、脉、肉五体,鼻、口、耳、目、舌五官,以及前后阴等组织器官。

3.5.3　以五脏为主体的五个功能系统

五脏六腑以及人体各种器官组织,虽然各有不同的功能,但并不是各自为政,互不相关,而是彼此之间相互联系、相互影响的。另一方面人体内脏的生理、病理活动又与自然四时变化密切相关。古人在长期的实践中,逐渐认识了它们之间的活动规律,从而总结出以五脏为主体,外应五时,内联六腑、五官、五体等的五个功能活动系统,并以此来说明人体生理活动和病理变化的活动规律。

4 精、气、血、津液

4.1 精

精是构成人体的基本物质,也是人体生命活动的物质基础,它的含义有广义和狭义的不同。广义的精,包括狭义的精以及气、血、津液。狭义的精,即肾藏之精,将在肾脏的功能里介绍。这里所讲的气、血、津液,实质上也就是广义的精。

4.2 气

4.2.1 什么叫气

气,是古代对物质世界的一种朴素的认识,认为气是构成世界的最基本物质,宇宙间的一切事物,都是由气构成的。如东汉何休注《春秋公羊传》曰:"元者,气也。无形以起,有形以分,造起天地,天地之始也。"说明万物之始的最基本物质叫做气。

这种气为万物之始的观点,引进医学领域,就认为气是构成人体的基本物质。如《庄子·外篇·知北游》说:"人之生也,气之聚也,聚则为生,散则为死……故曰'通天下一气耳'。"

《内经》里不仅认为气是构成人体的最基本物质,而且以气的运动变化来说明人的生命活动,如《素问·宝命全形论》说:"人以天地之气生","天地合气,命之曰人"。指出人是物质的,是靠天地之气而生养的。《素问·六节藏象论》说:"天食人以五气,地食人以五味。五气入鼻,藏于心肺……五味入口,藏于肠胃,味有所藏,以养五气,气和而生,津液相成,神乃自生。"说明人的生命活动,也是以气为物质基础的。

在中医学里所说的气,概括起来有两个含义:一是构成人体的基本物质。二是维持人体生命活动的精微物质,如水谷之气,呼吸之气。由于这种精微物质的存在,是通过脏腑组织的功能活动反映出来的。因此,气充沛功能活动就旺盛,气衰功能活动也就衰减,正因如此,所以一般也就认为气就是指脏腑组织的生理功能。

4.2.2 气的化源

由于人体气的分布部位不同,所以有不同的名称,不同的功能和不同的来源,但从总的方面来说,其生化来源,不外两个方面。

一是先天之精化生的,叫做"先天之气"。因为它来源于先天,是生命原始物质化生的气,所以又叫"元气",它是生命活动的原动力。二是水谷化生和通过呼吸取得的,因为它是后天获得的,所以叫"后天之气"。

先天之气和后天之气,在人体生命活动过程中,是结合在一起不可分割的整体,两者相互依存,相互为用。没有后天之气的充养,先天之气就要消亡、竭绝;没有先天之气,后天之气也不能化生。

4.2.3 气的分类

气在人体各处都有,由于它分布的部位及其表现出来的作用特点不同,因而有不同的名称。如积聚于上焦的叫做"宗气",积聚在中焦的叫"中气",发源于下焦的叫"元气",停于脏腑的叫"脏腑之气",宣发于体表的叫"卫气",出于中焦行在血脉之中的叫"营气"等等。但总体来说,不外元气、宗气、营气、卫气四种,现分别介绍于下。

4.2.3.1 元气

元气是先天之精化生之气,所以属于先天之气。先天之精藏于肾,所以元气也发源于肾。元气虽然禀受于先天,是先天之精所化生,但在其发挥功能的过程中,又依赖后天水谷之气的不断滋养,所以元气不是孤立存在的。正如《灵枢·刺节真邪》说:"真气者,所受于天,与谷气并而充身者也。"

元气的功能:元气是下焦之气,发源于肾,藏之于"丹田",是谓"下气海",通过三焦而布达全身,它的主要功能是推动全身各脏器组织的功能活动。人体各个脏腑组织得到元气的激发,才能各自发挥其不同的功能。因此说它是人体生命活动的原动力,因而又有"原气"、"真气"等名称。因为它是生命活动的原动力,所以脏腑功能的强弱,与元气的盛衰有密切关系。元气愈充沛,则脏腑组织功能愈健旺,身体便健康少病。如果先天禀赋不足,或因久病伤损,元气衰少,则脏腑功能也衰弱。因此,元气充沛与否是人体健康与否的主要保证。

说明元气是先天之精化生之气,发源于肾,因此,它和肾气密切相关。

4.2.3.2 宗气

肺脏吸入之气,与脾转输来的水谷精气,两者在肺中结合。这种结合之气,来自于后天,是人体后天之气的根本,并且又是贯注全身之气的元始,所以称为"宗气"。宗气合成于肺,积于胸中"膻中",故"膻中"又称为"上气海"。又因为肺位于胸中,宗气合成于肺,又积于胸中,因此,宗气和肺气有着密切关系。

宗气的作用:《灵枢·邪客》说:"故宗气积于胸中,出于喉咙,以贯心脉,而行呼吸焉"。指出宗气的功能有二:

(1)出喉咙而行呼吸:即推动肺脏进行呼吸,或"助肺司呼吸",亦即维持肺的功能活动,所以言语、声音、呼吸的强弱皆与宗气有关。宗气这方面的功能,是和肺气的功能一致的,因而临床对语声低、呼吸弱等肺气虚证候,也叫"肺气不足"或"宗气不足"。

(2)贯心脉而行气血:宗气贯注到心脉中去,帮助心气来鼓动心脏搏动,以推动血液运行,即"助心气以行血"。因而宗气的强弱和心脏搏动有关。《素问·平人气象论》说:"出于左乳下,其动应衣,

69

脉宗气也。"在病理上,如果宗气不足,就有可能引起脉中的血行瘀滞,故《灵枢·刺节真邪》说:"宗气不下,脉中之血,凝而留止。"

4.2.3.3 营气

"营气"有二义。一是营运;一是营养。《灵枢·营卫生会》说:"谷入于胃,以传与肺,五脏六腑皆以受气,其清者为营……营在脉中……营周不休。"指出:①营气是由脾胃水谷精微所化生,是水谷之气中比较富有营养的物质。②这种物质由脾胃转输与肺,然后进入脉道之中,成为血液而营运周身,所以《素问·痹论》说:"营者,水谷之精气也,和调于五脏,洒陈于六腑,乃能入于脉也,故循脉上下,贯五脏,络六腑也。"由于营气与血,同行于脉中,二者关系极为密切,可分而不可离,故常"营血"并称。

营气的功能:

(1)化生血液,推动血液的运行,故又称"血中之气"。

(2)随血液运行全身,营养脏腑组织,因此,它又是血液中的营养物质。

4.2.3.4 卫气

"卫",即保卫的意思。卫气的生成与上、中、下三焦,即肺、脾、肾三脏有关。它本源于先天,即肾中阳气的一部分,故又有"卫阳"之称。肾居下焦,故有"卫出下焦"的说法。卫气发挥其功能,又必须赖中焦脾胃之气化生水谷精微的不断补充,所以从后天这个角度来说,又是"滋生于中焦"。

中焦脾胃化生水谷精气,又必须通过肺气的宣发,所以又有"开发于上焦"的说法。因此,卫气本源于下焦,滋生于中焦,宣发于上焦,卫气的生成与上中下三焦都有关系。

卫气性质:剽悍滑疾(活动能力强,行动快速),所以《素问·痹论》说:"卫者,水谷之悍气也"。卫气运行和分布,不受脉管的约束,行于经脉之外,外而皮肤肌肉,内而胸腹脏腑,遍及全身。所以《灵枢·营卫生会》说:"……其浊者为卫……卫行脉外……"

卫气的功能:卫气行于脉外,分布全身,主要功能是护卫肌表,抗击外邪;控制汗孔开阖,调节体温;温煦脏腑,润泽皮毛,所以《灵枢·本脏》说:"卫气者,所以温分肉,充皮肤,肥腠理,司开阖者也"。

因此,人体肌肤汗孔等的功能是否正常,与卫气的强弱有密切关系。若卫气不足,肌表不固,外邪就会乘虚而入,所以卫气具有保卫肌表,抗击外邪的作用。故名"卫气"。

正因为卫气司汗孔的启闭,所以人体出汗与否,也与卫气有关。例如卫气虚,汗孔启闭失职,就容易出汗,称为"表卫不固"的"自汗"。如果寒邪抑遏,卫气不能宣泄,就无汗。风寒感冒不出汗,就是这个道理。此外,调节体温与卫气有关,从生理上来说,天热汗孔开启以出汗来调节体温;从疗程来说,感冒后不出汗就发烧,出点汗热就退下去,亦是此理。

4.2.4 气的功能

气的分布不同,名称各异,功能也各有特点,总结起来,不外下列几方面:

(1)推动作用:即动力作用。例如人体的生长发育,脏腑的生理活动,是元气和肾气的功能,如气虚,推动无力,则生长发育迟缓,脏腑、经脉功能减退,临床用补肾气的方法;各脏功能减退,用补各脏之气的方法。

推动血液循行,主要是营气的功能和宗气的功能,故有"气行则血行,气滞则血滞"的说法。临床活血化瘀药加行气药,就是这个道理。

津液输布,是气化的作用。气的这一功能失常,津液不能化气,就会导致水液的停留。临床上对气虚水肿,用益气行水的方法,津液不布,用桂枝通阳化津,即属此类。

(2)温煦作用:一般统称阳气的作用。阳气亢盛则发热,阳气不足则恶寒。所以人体能保持体温的正常,就在于阳气温煦作用的调节。临床所见畏寒怯冷、四肢不温等症状,就是阳虚的主要表现,治疗就得用温阳的方法。

（3）防御作用

（4）固摄作用

（5）气化作用

这里不一一介绍，其中有些在气的分类中已经讲过，还有些关系到五脏之气的功能，将在后面脏腑功能中将一一讲到。

4.3 血

血，即血液。它行于脉管之中，所以脉有"血府"之称。

4.3.1 血的生成

（1）脾胃为气血生化之源：生成血液的基本物质，主要来源于脾胃中的水谷精微。《灵枢·决气》说："中焦受气取汁，变化而赤，是谓血。"《灵枢·营卫生会》说："中焦亦并胃中，出上焦之后，此所受气者，泌糟粕，蒸津液，化其精微，上注于肺脉，乃化而为血"。

（2）营气化血：血液的化生，还必须有营气的参与。《灵枢·邪客》说："营气者，泌其津液，注之于脉，化以为血。"

说明营气是血液的主要组成部分。

（3）精血转化：精藏于肾，肾精生髓而主骨，骨中的精髓除了滋养骨骼外，又是化生血液的主要物质。所以《张氏医通》说："气不耗，归精于肾而为精；精不泄，归精于肝而化清血。"另一方面，血液中的营养物质，又是肾精后天滋养之源，这就是精血转化互生的关系。

4.3.2 血的功能

（1）滋养全身脏腑组织：血中含有丰富的营养物质，由于血液循行全身，从而将营养物质输送周身，对全身组织器官起着营养和滋润的作用。故《难经·二十二难》说："血主濡之"。人体各种组织器官必得血的濡养,才能发挥其各自的功能,如《素问·五脏生成论》说:"肝受血而能视,足受血而能步,掌受血而能握,指受血而能摄。"《灵枢·本脏》说:"血和则……筋骨劲强,关节清利矣。"

如果血不足,失去了濡养作用,就可能出现视力减退,眼睛干涩,因为目为肝窍,临床叫"肝血不足"。还会出现头晕、心悸,叫"心血不足"。还会出现关节活动不利,四肢麻木,前者叫"血不营筋",后者叫"血不营于皮肤"。如果四肢颤动,皮肤干燥作痒,叫"血燥生风",因而有"治风先治血"的治疗理论。

(2)化生神志:血是神志活动的物质基础。所以《素问·八正神明论》说:"血气者,人之神。"因此,血之盛衰与人的神志活动有关。气血充盈,才能神志清晰、精神充沛;反之血虚不足,就可出现神志的异常,如心血虚,肝血虚,可见惊悸、多梦等症状。血热,扰乱神志,心神不藏,可见神识昏迷、胡言乱语等症状。

4.3.3　血的循行

血液在人体脉管中运行不息,环周不休,这种正常的运行,是与心、肺、脾、肝等脏的功能分不开的。

心主血脉,心气的推动,是血液运行的原动力,所以心气虚,就会产生运血无力的心血瘀阻证。

"肺朝百脉",循行周身的血脉,均要汇聚于肺,通过肺气的作用,血液才能布散全身,特别是宗气贯心脉、助心气推动血行的作用。所以临床肺气虚的病人,日久就可以导致心肺两虚之证。

肝主藏血,血流量的调节,有赖于肝气的疏泄与藏血的功能,如果肝不疏泄,可致气不行则血瘀的症状;藏血失职,可见鼻衄、崩漏等出血证。

脾主统血,血液在脉管内正常运行,必赖脾气的统摄作用,如脾不统血,可见便血、崩漏等血溢脉外的出血证。

4.4 津　液

津液是体内各种正常水液的总称,包括唾液、胃液、肠液、关节腔内的液体以及泪、涕、汗、尿液等等。

4.4.1　津液的生成、输布与代谢

《素问·经脉别论》:"饮入于胃,游溢精气,上输于脾,脾气散精,上归于肺,通调水道,下输膀胱,水精四布,五经并行。"

上段经文是对津液生成、输布与代谢的简要说明。

(1)饮入于胃,说明津液来源于饮食水谷。

(2)输布和代谢的简要过程:指出胃中津液游溢,通过脾的转输,上输到肺;再经肺气的宣降作用,通调水道,下输到膀胱,其中部分变成尿而排出体外。

(3)在这一输布代谢过程中,还必须通过两个脏器的作用。一是肾中阳气的作用。因为肾中阳气不仅是整个津液输布、代谢的动力,而且由肺下输的水液,要通过肾阳的气化,升清降浊。所谓升清,即下归水液的其中一部分重新吸收向上升;所谓降浊,是指将其中另一部分变为尿液贮入到膀胱中去。二是三焦的作用。因为三焦是"决渎之官,水道出焉"。所以津液的循行输布是以三焦为通道的。

(4)此外,肝的疏泄功能,也有助于津液的输布,津液是血液的重要组成部分,心主血脉的运行,所以心与津液的输布也有关系。

总之,人体津液的生成、输布与代谢,与五脏都有关系,其中以肺、脾、肾三脏为主,特别是肾脏更为重要。详细的输布代谢过程,在肾脏功能中已介绍。

4.4.2　津液的分类

(1)从性状来分:清而稀薄的称为"津";浊而稠厚的叫做"液"。

（2）从分布和作用来分：津——存在于气血之中，以利于气血的流行通利，主要分布于体表，见于外则为泪、唾、汗等。液——不与气血同流行，藏于骨节筋膜、颅腔之间，以滑利关节，滋养脑髓。

但由于津液同源于水谷所化生，一般不予严格区分，统称津液。

4.4.3　津液的功能

《灵枢·决气》说："腠理发泄，汗出溱溱，是谓津……谷入气满，淖泽注于骨，骨属屈伸，泄泽，补益脑髓，皮肤润泽，是谓液。"

指出津液的功能：

布散于体表——滋润皮毛肌肤，出于体外为汗。

进入体内——滋润脏腑。

输注孔窍——滋润眼、鼻、口，出于外为泪、涕、唾液。

流入关节——滑利关节。

渗入骨髓——滋润和充养骨髓和脑髓。

4.4.4　五脏主五液

什么叫五液？《素问·宣明五气》说："心为汗，肺为涕，肝为泪，脾为涎，肾为唾，是为五液"。

五液是五脏所化生，分别出于五窍的液体。这种分类法，是本于五脏为主体的五个功能活动系统而来的，故将五窍所排出的液体分属五脏，从而说明人体外在五窍的液体，与内在的五脏之间是密切联系的。

由于涕能润泽鼻窍，鼻为肺窍，故涕为肺液。如肺寒，肺气不宣，则鼻塞流涕；肺热，热伤肺津则肺燥，则涕少鼻干。从鼻的润燥来推测肺的寒热，很有辨证意义。

泪能润泽目，目为肝窍，故泪为肝液。临床眼目干涩，常为肝阴、肝血不足；迎风流泪，或为肝经风火，或为肝肾两虚。

汗为津液所化，津液是血的重要组成部分，心主血，故汗为心液。心阳虚则自汗，心阴虚则盗汗。

涎溢于口,口为脾窍,故涎为脾液。脾胃津不上承则涎少而口干,脾气虚不能摄津,则流涎不止。

肾的经脉上夹舌本,通舌下,故唾为肾液。肾水泛溢,多口舌润滑;肾阴不足,则多口舌干燥。

唾与涎,都是唾液,俗称"口水",但涎溢于口,自口角流出,而唾生舌下,从口中吐出,二者略有不同。故在临床上,口角流涎,多从脾治,唾液频出,常予益肾。

五脏之分不是绝对的,如汗液不但出于心,亦与肺、肾、胃等脏腑有关,泪亦不仅属于肝,与心、肺等也有关。

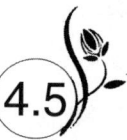

4.5 气血津液之间的相关关系

4.5.1 气与血的关系

气属阳,血属阴,气血的关系,也就是阴阳相互依存的关系。其相互依存,主要表现下列四个方面:

(1)气能生血:血液的物质基础是精,促使精化为血液则赖于气。气盛则化生血液的功能就强;气虚,则化生血的功能就弱。因此,气虚常可进一步导致血虚,而见气短、乏力、面色不华、头昏、眼花、心悸等气血两虚的病证。在治疗上,血虚补血,常配益气之药,如当归补血汤,这叫"补气以生血"。

(2)气能行血:气行则血行,所以血液的循行,必赖心气的推动,肺气的敷布,肝气的疏泄。在病理上,气的功能障碍,常引起血行不利,甚至导致瘀血。如肝郁气滞之见胸胁刺痛,心气不足之见心血瘀阻。在治疗上,对瘀血除用活血化瘀药外,还要配行气药,就是这个道理。实际上活血药本身都常具有行气的作用,如川芎、延胡索、乳香、没药等。

(3)气能摄血:血能正常循行于脉管之中而不溢出脉外,必赖气的统摄作用。这种气以脾气为主,故脾有统血的功能。如果脾气虚不能统摄血液,就会导致出血的病变,常见如妇女月经过多、崩漏、皮下出血、便血等慢性出血疾患,称为"气不摄血"。治疗唯有益气以恢复统血的功能,临床用补中益气汤或归脾汤以治疗出血症就是这个道理。

(4)血为气母:气能行血,血又能载气。气无血的依附,则将飘浮无定而无所归,甚至耗散而消亡。正因为气附于血,所以营气即是血中之气。卫气虽不入于脉,但亦赖津液的运载,津液在脉中是血液的重要组成部分。

正因为气存血中,血才能运行不息,无气之血,即是死血。血以载气的同时,又不断为气的功能活动提供水谷精微,使其不断得到补充,所以气不能离开血和津液而存在。临床上常见大出血时,气亦随之丧失;大出汗时,气亦随之而耗散(大汗亡阳),这就是血为气母的道理。

4.5.2　气与津液的关系

(1)气可以化水,水停则气阻:津液在人体内输布代谢的过程,必赖气,也就是气化的过程。人体内的水液没有气化作用,就不能输布和代谢。因此在病理上如气化失司,则水液停留,或为痰饮,或为水肿。由气化失司所致的停水,在治疗上宜用温阳药以振奋阳气,恢复其气化功能,则水液通行。如《金匮要略》曰:"病痰饮者,当以温药和之"。饮属阴,气属阳,这里所指温药即振奋阳气之药,如桂枝之治消渴。

(2)气旺生津,气随液脱:水谷化生津液,有赖脾胃之气的作用。所以脾胃气旺,则水谷化生津液就充足,反之脾胃气虚则津液的化生就受到影响。所以津液化生与脾胃气的盛衰有密切关系,即所谓"气旺则生津"。

气有固摄的作用,可以控制津液的排泄。如气虚不能固摄,则可发生多汗、自汗、多尿、遗尿等津液流失的现象。反之,气也要依附津液而存在。例如出汗过多,既伤津的同时也伤气,这是因为气熏蒸津液,出于体外则为汗,津耗则气亦耗的缘故。所以发汗不当,大汗淋漓,或频繁的大量呕吐、泄泻、津液耗脱,气也随之而亡失,这就叫"气随液脱"。

4.5.3　津液与血的关系

津液在脉管内是血液的重要组成部分。如《灵枢·痈疽》说:"中焦出气如露,上注溪谷而渗孙脉,津液和调,变化而赤为血。"

在病理上,反复出血,常影响津液,而致血耗津伤的病证。汗是体液化生的,津液又是血液的组成部分,所以有"血汗同源"的理论。因而出汗过多,既伤津液也伤血。正因为这个关系,所以大出血的病人,慎用发汗、利尿药。这就是我们对产妇感冒,或血虚人感冒,要慎用发汗药,对于多汗津亏的病人,不要用放血疗法的原因。正如《灵枢·营卫生会》所说:"夺血者无汗,夺汗者无血",《伤寒论》也认为:"衄血家不可发汗","亡血家不可发汗"。

5
经 络 学 说

　　经络学说,是研究人体经络系统的生理功能、病理变化及其与脏腑相互关系等理论的学说,是中医学理论体系的重要组成部分。长期以来,它一直在医疗实践中起着重要的作用。尤其是在针灸方面,更是以经络学说为理论基础。正如《灵枢·经脉》所说:"经脉者,所以能决死生,处百病,调虚实,不可不通"。

　　经络学说起源很早,从《史记·扁鹊仓公列传》、《吕氏春秋》、《庄子》等书里,都可以看到有关经络学说的记载。但比较系统论述的现存历史文献,和脏腑学说一样,见于《黄帝内经》,特别是《灵枢》里面,可以说大部分篇章是阐述经络学说和研究针刺疗法的。因此,有人通过史料的研究,认为经络学说,大约是公元前400—200年的产物。

　　关于经络学说的发现,有两种传说:①经络学说的发现,始于砭石。在石器时代,古代人在与自然作斗争的过程中,常为石块碰破,或被火灼伤,结果发现了身体某部所患的疼痛疾病,随之而减轻或消失,这样不断的实践,不断地积累,逐渐发展到应用石器来刺破或火灼某些部位,来治疗某些疾病,这就叫"砭石",也就是针灸疗法的起源。在运用砭石治病的过程中,逐渐认识了很多刺、灸点,即现在所说的穴位。同时也逐渐探索到穴位与穴位之间,有着一定的内在联系着的线路。另一方面,在刺灸某些腧穴时,发现了感觉的传导,这就进一步证实了人体有一定的线路,并在这一线路上,又逐渐发现了更多穴道,通过长期实践积累,总结归纳,从而形成了经络学说。这就说明了两个问题:一是先有砭石的实践,后有经络的理论,经络是在腧穴定位的基础上发展起来的。二是经络学说产生于临床实践,不是来源于解剖学。②经络的发现,始于"气功"。"气功"的发端,可能是道家的练功术。在练气功的过程中,发现了人体气血的运行有一定的循行线路,因而发现了经络。

从上述两个传说来看，第一个传说是比较符合客观实际的，第二个传说，可能是道家或气功家的自我吹嘘，当然不能说经络与气功无关。

关于经络实质的问题，由于它不是来源于解剖学，因此，后人对它有不同猜测，有人说是神经，有人说是血管，但它又和神经、血管有不一致的地方。

本章的讲授，以自学为主，这里讲几个主要问题，供同学们自学过程中参考。

5.1 什么叫经络

"经络"是经脉和络脉的总称，它是人体气血运行的通路。

由于经络内属脏腑，外络肢节，纵横交错，网络全身，人体的气血得以交通，从而使人体一切组织器官获得营养，并且有机地联系起来，进行整体活动。因此，中医传统说法是：经络是运行气血，联系内外，调节整体活动的一种组织系统。

什么叫经脉？什么叫络脉呢？

"经"有路径的意思，是经络系统纵行的主干，多循行于深部。"络"即网络，是经脉的分支，犹如网络一样遍布周身，无处不至，其部位分布较浅。正如《灵枢·经脉》说："经脉十二者，伏行分肉之间，深而不见。""诸脉之浮而常见者，皆络脉也"。由此可见，经络是纵横交错，网络全身的气血运行通路。

5.2 经络系统的组成

经络组成（见图 5-1），包括经脉和络脉两大部分。经脉又分"正经"和"奇经"两部分，正经十二，奇经八；络脉又分"别络""孙络""浮络"三部分。此外还有十二经别,十二经筋和十二皮部。

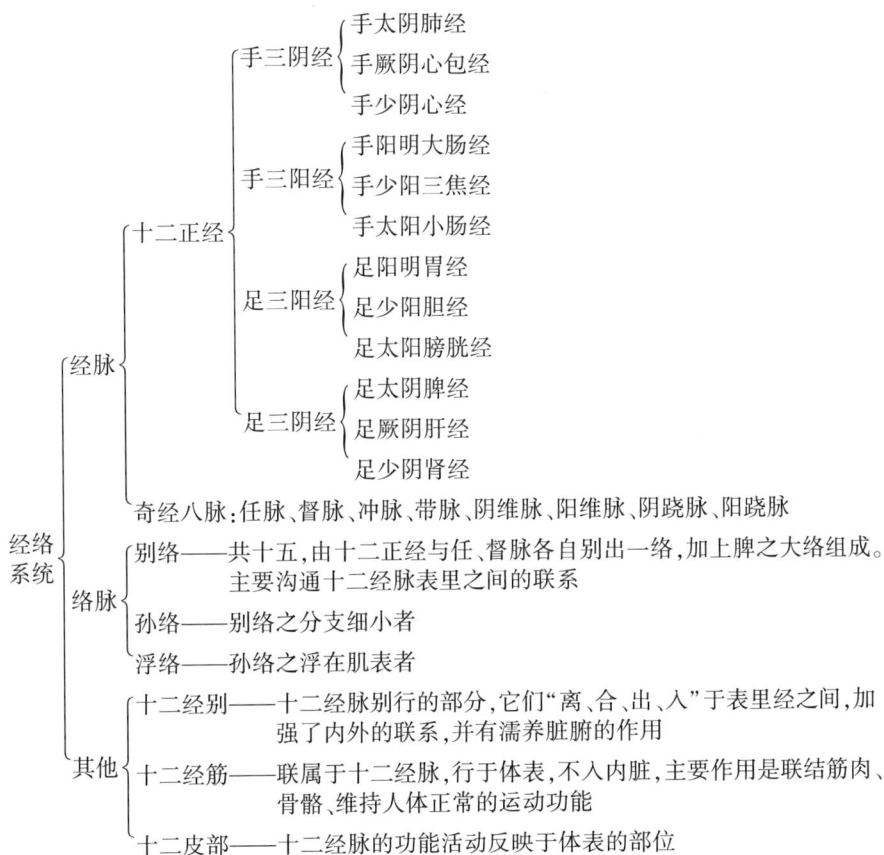

```
经络系统 ┬ 经脉 ┬ 十二正经 ┬ 手三阴经 ┬ 手太阴肺经
        │      │          │          ├ 手厥阴心包经
        │      │          │          └ 手少阴心经
        │      │          ├ 手三阳经 ┬ 手阳明大肠经
        │      │          │          ├ 手少阳三焦经
        │      │          │          └ 手太阳小肠经
        │      │          ├ 足三阳经 ┬ 足阳明胃经
        │      │          │          ├ 足少阳胆经
        │      │          │          └ 足太阳膀胱经
        │      │          └ 足三阴经 ┬ 足太阴脾经
        │      │                     ├ 足厥阴肝经
        │      │                     └ 足少阴肾经
        │      └ 奇经八脉:任脉、督脉、冲脉、带脉、阴维脉、阳维脉、阴跷脉、阳跷脉
        ├ 络脉 ┬ 别络——共十五,由十二正经与任、督脉各自别出一络,加上脾之大络组成。
        │      │         主要沟通十二经脉表里之间的联系
        │      ├ 孙络——别络之分支细小者
        │      └ 浮络——孙络之浮在肌表者
        └ 其他 ┬ 十二经别——十二经脉别行的部分,它们"离、合、出、入"于表里经之间,加
               │            强了内外的联系,并有濡养脏腑的作用
               ├ 十二经筋——联属于十二经脉,行于体表,不入内脏,主要作用是联结筋肉、
               │            骨骼、维持人体正常的运动功能
               └ 十二皮部——十二经脉的功能活动反映于体表的部位
```

81

图 5 – 1

5.3 十二经脉的走向、分布、交接及表里流注

5.3.1 走向和分布

十二正经(即十二经脉、正经是对奇经而言),根据手、足、阴、阳的不同,可以归纳为四组。

第一组:包括手太阴肺经、手厥阴心包经、手少阴心经,合称手

三阴经。

走向:起于胸部,循手臂内侧下行,止于手指端,分别同手阳经交接,故有"手之三阴,从胸走手"的说法。

分布:

$$
手臂内侧\begin{cases}
前缘(拇指侧)——手太阴肺经 \\
中——————手厥阴心包经 \\
后缘(小指侧)——手少阴心经
\end{cases}
$$

第二组:包括手阳明大肠经、手少阳三焦经、手太阴小肠经,合称手三阳经。

走向:起于手指端(连接于手三阴经),沿手背外侧上行,止于头面部,分别与足三阳经交接,故有"手之三阳,从手走头"的说法。

分布:

$$
手背外侧\begin{cases}
前缘(拇指侧)——手阳明大肠经(与手太阴肺经相对称) \\
中——————手少阳三焦经(与手厥阴心包经相对称) \\
后缘(小指侧)——手太阳小肠经(与手少阴心经相对称)
\end{cases}
$$

第三组:包括足阳明胃经、足少阳胆经、足太阳膀胱经,合称足三阳经。

走向:起于头面部(连接于手三阳经),沿躯干下行,经下肢外侧,止于足趾端,分别与足三阴经交接,故有"足之三阳,从头走足"的说法。

分布:

$$
躯干部\begin{cases}
胸腹——足阳明胃经 \\
身侧面——足少阳胆经 \\
背腰——足太阳膀胱经
\end{cases}
$$

$$
下肢外侧部\begin{cases}
前缘——足阳明胃经 \\
中——足少阳胆经 \\
后缘——足太阳膀胱经
\end{cases}
$$

第四组:包括足太阴脾经、足厥阴肝经、足少阴肾经,合称足三阴经。

走向:起于足趾端(连接于足三阳经),经股胫内侧上行,止于腹胸部,分别与手三阴经交接,故有"足之三阴,从足走腹"的说法。

分布:

（于内踝上八寸处交叉而过）

足股胫内侧 {
前缘——足厥阴肝经 → 足太阴脾经（与足阳明胃经相对称）
中——足太阴脾经 → 足厥阴肝经（与足少阳胆经相对称）
后缘——足少阴肾经
}

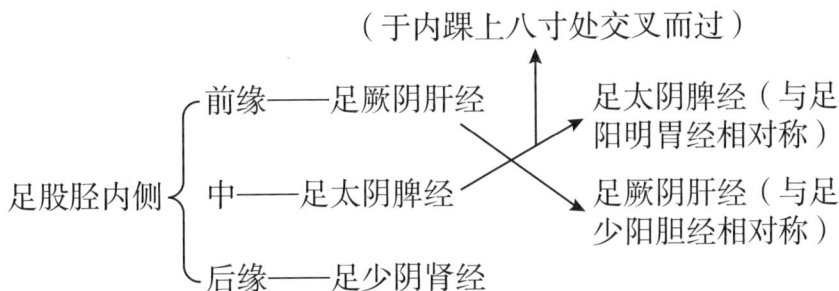

总的来看,十二经的分布是:手经行于手臂,足经行于足股胫,阴经行于内侧,阳经行于外侧(因内侧为阴,外侧为阳)。所以通过每一经脉的名称,可大体知道它循行的部位。

例如:手太阳小肠经,行于手臂外侧,内属小肠。又如足阳明胃经,行于足股胫的外侧,内属胃腑。

手足三阴、三阳经脉走向与交接的规律,见图5-2所示。

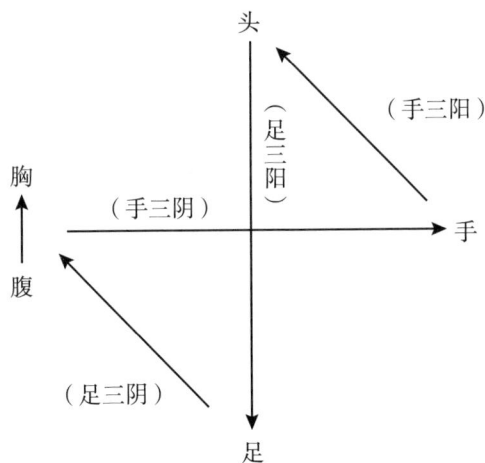

图 5-2

5.3.2　表里相合和流注次序

手、足、阴、阳十二经脉,阴经系脏、阳经系腑,从而构成阴、阳经脉的表里相合关系。这种阴、阳经脉的表里相合关系,主要从两个方面表现出来。

（1）在四肢的循行路上,相表里的两经在内外侧相对称。例如:手太阴肺经和手阳明大肠经相为表里,前者行手臂内侧前缘,后者行手臂外侧后缘,内外相对称。

（2）循行于内脏的表里两经相互络属。

什么叫络属呢?

凡是该条经脉通过本脏或本腑的叫属,通过与之相表里的脏、腑叫络。

十二经脉之阳经属腑络脏,阴经属脏络腑。例如:手少阴心经,属心络小肠;手太阳小肠经,属小肠络心。

十二经脉分布在人体,其经气的运行是循环贯注的,即从手太阴肺经开始,依次传注至足厥阴肝经,再传到手太阴肺经,首尾相贯,循环无端。

十二经脉表里及流注次序如图5-3所示。

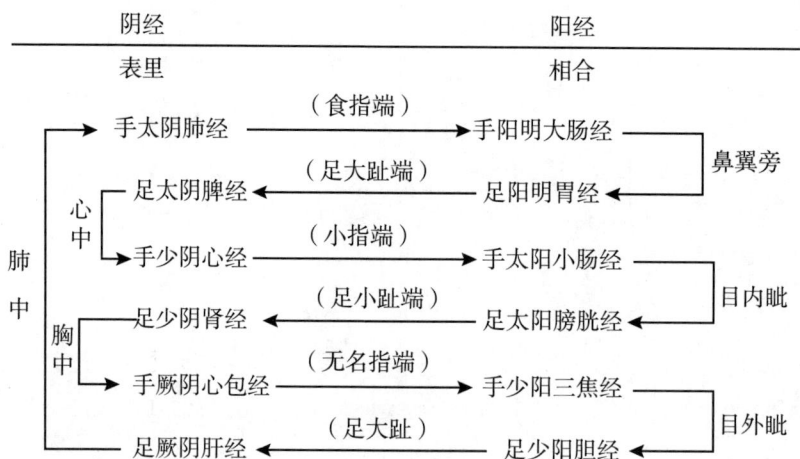

图5-3

5.4　奇经八脉的功能及分布

5.4.1　什么叫"奇经"

"奇",异也,异于十二正经,故称奇经。它与正经相比"奇"在哪里呢?

（1）不直接与内脏联系。

（2）无表里络属。

（3）除任、督两脉外,其余六脉,本经无穴道,均出入于十二经脉之间,但联络正经之穴位自成其通路。

例如阴维脉,起于足胫内侧足少阴肾经的"筑宾"穴,沿胫股内侧上行,入腹,与足太阴脾经会于腹侧的"府舍"、"大横"、"腹哀"穴,又与足厥阴肝经会于胁肋的"期门"穴,循胸入乳,与任脉会于颈部的"天突"、"廉泉"穴,正因为它具有上述这些特点,不同于十二正经,故称"奇经"。

5.4.2　奇经的功能

奇经的功能,也不同于十二正经的循环流注,它主要入于十二经脉之间,调节正经的气血。正经中气血满盈,则藏蓄于奇经。如果正经中气血不足,奇经中的气血,即适时的进行调节。故前人把正经比作江河,奇经比作湖海,就是这个意思。

这里仅介绍任、督、冲三脉,其余的奇经请自学。

5.4.2.1　督脉

"督",总督,总管的意思。手足三阳经脉,大多交会于督脉的大椎穴,好像分支河流,汇聚于湖海一样。因其总督一身之阳经,诸阳脉的经气,均会于督脉,故又称它为"阳脉之海"。又因为它具有调节全身阳气的作用,故又说它"总督一身之阳"。

督脉起于胞宫(女子胞,男子没有记载,一般说起于精室),出于会阴,沿腰背正中线(脊柱)上行,绕头顶,经鼻尖,到达上口唇端的兑端穴,内到龈交穴。

它的主要病证:脊柱强直,角弓反张,脊背疼痛,精神失常,小儿惊厥。出现这些病证的原因:①经脉所过之处。②督脉下联于肾,上通于脑,故与肾的关系最为密切。肾与膀胱相表里,膀胱经行督脉两侧,凡邪中于太阳经,影响督脉所致。精神失常,是督脉上通于脑的缘故。

5.4.2.2 任脉

"任",有两个意思,一是担任,即担任一身阴脉之经气,故有"阴脉之海"之称;一是妊养,因为任脉起于胞宫,故与妊养胎儿有关,故有"任主胞胎"的说法。

任脉起于胞宫,出会阴,沿胸腹正中线上行,至下口唇内,然后分左右二支,上行至目。它的主要病证:疝气、带下、少腹肿块。从上均为前阴病,为任脉所过之处,其病源多在于肝、肾。月经不调、流产、不孕,还可以从"女子二七而天癸至、任脉通,太冲脉盛,月事以时下,故有子"来说明。(上述督、任二脉均有穴道,均会于十二经脉为十四经)

5.4.2.3 冲脉

"冲",要冲的意思。冲脉上至于头,下至于足,总领诸经的气血,能调节十二经气血,故有"十二经之海"和"血海"之称。

冲脉起于胞宫,出于会阴(三脉同源),沿腹腔前壁,夹脐上行于脊柱内。①沿腹腔后壁,上行于脊柱内。②出会阴下行,沿腹内侧下行至足大趾间。主要病症:月经不调、经闭、崩漏、乳少,为血海之故。吐血及气逆上冲,下焦逆气,循冲脉上冲。

因为冲、任、督三脉起于胞中,所以性功能、生殖、妇科疾病多与此三脉有关。

5.5 经络的生理及其应用

5.5.1 经络的生理功能

主要表现在两个方面：

(1)协调脏腑的功能活动：人体的五脏六腑,四肢百骸,五官九窍,皮肉脉筋骨等组织器官,各具有不同的生理功能,但又共同进行着有机的整体活动,使人体内外上下保持统一协调,构成统一整体。这种相互联系,有机配合是依赖什么来沟通的呢？主要就是依靠经络系统的内属脏腑,外络肢节,通行气血的沟通作用来实现的。所以,经络在以五脏为主体的五个功能活动系统中,起着协调脏腑功能活动的作用。

(2)温煦滋养脏腑,抗御外邪,保卫机体：经络是气血运行的通路,人体各组织器官,均需要气血的温养,才能维持正常生理活动。气血就是通过经络周流不息的传注输布,提供营养物质,运输代谢后的产物,从而保证了人体各部的正常活动。另一方面,由于气血的充分供养,就能增强抗御外邪的侵袭的能力,从而起到保卫机体的作用。

上述经络的生理,说明经络和脏腑虽然是两个不同的组织系统,但在人体活动中,两者是相互合作,不能分割的。正如《灵枢·本脏》说："经脉者,所以行血气而营阴阳,濡筋骨,利关节者也。"

5.5.2 经络的应用

(1)在病理方面：经络在病理方面的作用,主要有两个方面：①抵抗病邪,防止疾病的发生：经络联系内外,通行气血。因此,它对疾病的发生有一定的关系。

经气充沛,气血运行通畅,各脏腑组织功能强健,就能抵御外邪

87

的侵袭,防止疾病的发生。反之,经络失去其正常的功能,则经气不利,外邪就可乘机而入侵。如感冒,常常是外来风寒之邪入侵皮毛而内舍于肺,如果肺气虚弱,卫外功能不足,常常易患感冒。肺与皮毛的联系,就是通过经络实现的。

由于经络有协调脏腑功能的作用,因此,它对内脏功能协调失职,而导致内脏功能紊乱的病变,也有一定的关系。如果经气失常,就可以导致脏腑失调而发生疾病。所以内伤杂病的发生,不管是气血失调也好,或是阴阳失调也好,都与经络有一定的关系。

②病邪传变的通路:经络通达表里,内系脏腑,贯穿上下。因此,当经气失常,外邪乘机入侵而发病。既病之后,病邪又常沿着经络,自外而内由表及里的传变。如《素问·皮部论》说:"邪客于皮则腠理开,开则邪入客于络脉,络脉满则注于经脉,经脉满则入舍于脏腑也。"

具体地讲,外感病,外邪袭表,首先侵犯太阳膀胱经,因膀胱主一身之表。如果病势进一步发展,就可侵犯足阳明胃经,出现发高热、口渴、大汗等症状;也可以由太阳经内传足少阳胆经,出现寒热往来、口苦、咽干、目眩、不欲饮食等所谓半表半里证。伤寒六经辨证,就是根据寒邪侵犯经脉而归纳出来的辨证方法。

经络不仅是外邪由表入里传变的途径,在内伤杂病中,由于经脉的联系、协调脏腑的功能,因而脏腑的病变,也可以相互影响。如肝病影响胃,心热移于小肠,肾阳虚水气凌心,水寒射肺等,都与经脉有关。

此外,内脏病变,也可通过经脉反映到体表组织。如胃火的牙龈肿痛,这是因为足阳明胃经,内属胃而上入齿龈。肝火的目赤羞明,是因目为肝窍。肝火的耳鸣耳聋,因足少阳胆经入耳中。

(2)在诊断方面:经络有一定的循行部位和脏腑络属,它可以反映所属经络脏腑的病证。因此,临床上根据疾病所出现的症状,结合经络循行的部位及所联系的脏腑,作为诊断疾病的依据。

例如:两胁疼痛,肝胆疾患,足厥阴肝经所过。缺盆中痛,肺的病变,手太阴肺经所过。又如:头痛,前额痛属阳明,两侧痛属少阳,巅顶痛属厥阴,头项痛属太阳。

近年来,在临床实践中,在经络循行的路线上,或在经气聚集的某些穴位处,发现有明显的压痛或摸到结节状、条索状的反应物,或局部皮肤的形态变化,也常有助于疾病的诊断。如肺脏有病时,可在肺俞出现结节或中府穴有压痛,肠痈可在阑尾穴有压痛,长期消化不良的病人可在脾俞见到异常的变化等。《灵枢·官能》说:"察其所痛,左右上下,知其寒温,何经所在。"

(3)在治疗方面:经络在治疗上,也有很大的指导意义。例如药物归经:根据药物对某些脏腑经络起特殊的治疗作用,因而创立了药物归经的理论。这一理论反过来用以指导临床治疗的分经用药和某些引经药物的使用。如头痛属太阳经的可用藁本、羌活,属阳明经的可用白芷,属少阳经的可用柴胡,属厥阴经的可用吴茱萸。因而羌活、藁本、白芷、柴胡,不仅能分别入手足太阳、阳明、少阳经,而且能作他药的向导,引导他药归入以上各经而发挥治疗作用。

针刺的穴道,大多都在经脉的干线上,临床常用循经取穴的方法,治疗某一经或某一脏腑的病证。例如胃痛,取足阳明胃经的足三里穴;肝病,刺足厥阴肝经的昆仑穴;少阳头痛取足少阳经的窍阴穴;阳明头痛,取手阳明大肠经的合谷穴等。这种某经病取某穴的方法叫"循经取穴"。

此外还有邻经取穴、局部取穴等,不一一介绍。

经络除与针灸疗法有关外,其他推拿、按摩等疗法,也是以经络学说为基础的。

89

6
病因、病机

这一章,包括了三个内容,即发病、病因、病机。

发病,是研究疾病是怎样发生的。

病因,是研究发生疾病的原因,或者说是致病的因素。

病机,是研究各种致病因素作用于人体,所引起病变的机理,也就是现代所谓的病理。

6.1 发 病

疾病是怎样会发生的呢?

中医学认为人体内部各脏腑组织之间,以及人体与外在环境之间,都存在着相互对立而又统一的关系。当人体健康时,人体内部各脏腑组织之间,以及人体与外在环境之间,都在不断地产生矛盾而又随时解决矛盾,从而维持着相对的动态平衡,这就是人体正常的生理活动,用阴阳的话来讲,就叫"阴平阳秘,精神乃治"。如果这种动态平衡因某种原因遭到破坏,而又不能立即自行调节,无法及时恢复时,就是疾病的发生,用阴阳的话来讲,就叫"阴阳失调"。

怎样会造成"阴阳失调"呢?

造成阴阳失调的原因,关系到两个方面:一是人体本身脏腑组织的功能紊乱;二是致病因素对人体的影响。

人体本身功能之所以紊乱,必然关系到脏腑功能的强弱和导致功能紊乱的原因。外来致病因素所以能影响人体,也必然关系到人体抵抗病邪的能力和致病因素两个方面。

脏腑功能力量和抵御病邪的能力,都属于人体内在的力量,概括称之为"正气",简称"正";导致脏腑功能紊乱的原因,或致病的因素,都属于外在环境的因素,概括称之为"邪气",简称"邪"。所以疾病的发生,是邪气作用于正气的结果,由此说明了"正气"是人体发病的根据,而邪气是人体发病的条件。因此,疾病的能否发生,就取决于正、邪两方的矛盾斗争,决定于正、邪两方势力的对比。

在一般情况下,人体正气旺盛,防御病邪的力量强盛,虽有病邪的侵袭,也不会发病。人体之所以能发病,一般来说,不外下述两种情况:一是因某种原因,如先天的禀赋不足;或后天失调,如营养不足,饮食不节等等,导致正气虚弱,不足以抵抗邪气,致使邪气得势,因致阴阳失调,气血紊乱而发病;二是邪气势力过分强大,超过了正气抗邪的能力,因而发病。

由此可见,疾病发生,虽然关系到正和邪两个方面,但起决定作用的是"正气"。正气不仅在发病的关系上起着决定作用,而且疾病发生后的发展变化,愈后转归,也取决于正气盛衰。这是因为疾病本身就是正胜邪退,疾病就痊愈;正衰邪进,疾病就恶化;邪盛正亡,人就死亡。

因此,中医学的发病学说是很重视正气的,在《内经》里就有很多强调正气的论述,如《素问·刺法论》:"正气存内,邪不可干。"《素问·评热病论》:"邪之所凑,其气必虚。"

从上述内容中,可以明显地看出:"邪正相搏",是中医发病的观点。"正气起决定作用"是发病的理论原则。

正气强弱,既然在发病中起决定作用,那么决定正气盛衰的因素是什么呢?一般来说,决定于以下几个条件:

(1)体质因素:体质因素是指人体的体质有其差异性,或者说是个体的特点。这种差异性一般来说与先天的禀赋有关。如《灵枢·寿夭刚柔》说:"人之生也,有刚有柔,有弱有强,有短有长,有阴有阳。"这说明两千多年前的古人,已经认识到人体体质的差异性。

这种体质的差异性,表现在发病上,一般有两种情况:一是同样感邪,有病有不病。二是同样感邪,发病不同,发病后的变化不同。例如:同样感风寒之邪,如素体肌腠疏松的,则发为表虚多汗的中风证;如素体肌腠致密的,则发为表实无汗的伤寒证。又如外感热病,如素体阳盛的,则热邪入里化热变为阳盛里热证;如素体阴盛的,则热邪入里化寒变化里阴寒证。这种随体质阳盛而化里热,随阴盛而化里寒,又叫"从化",即"从阳化热"或"从阴化寒"。这说明病邪相同,由于体质的差异而发病不同,变化也不同。必须说明先天禀赋的强弱,对人体体质的差异,不是绝对的,因为后天调养适当,仍然可以补充先天的不足,这可以从藏象学说中的先后天之间的互养关系来理解。

(2)精神状态:人的精神状态变化,对人体正气也有很大的影响,它既可以影响脏腑的功能活动,使气血失调而发病,如《灵枢·百病始生》说:"喜怒不节则伤脏,脏伤则病起于阴也。"指出精神活动失节,可以成为致病因素,导致脏腑功能紊乱而发病;也可以使人正气相对虚弱,而导致外邪的侵袭。例如人精神状态长期不畅,令人寝食俱废,形体衰弱,易受各种致病因素的入侵。

(3)居处环境:人居处环境不同,生活习惯不同,对人体的发病也有影响。如从事水湿和地下作业的人多寒湿病,居处山区的人多大脖子病。很多地区性的多发病,与居处环境有密切关系。此外,不良的生活习惯,如不按时休作,生活无规律等,在一定程度上,都能伤害正气。

其他如饮食不节、营养不足、饮食偏嗜等,这里不一一赘述。

但必须指出,在中医学"正邪相搏"的发病观点中,虽然强调了正气的作用,但并不排除外邪在致病中的作用。在一定条件下,邪气甚至起着主要的作用,如《灵枢·百病始生》说:"夫百病之始生也,皆生于风雨寒暑,清湿喜怒。"指出了气候的反常变化,喜怒等精神情志的刺激,都是致病的重要条件。此外《素问·刺法论》在说到预防各种传染病时,除了提出"正气存内,邪不可干"外,还提出"避其毒气"。这不但说明了中医在发病上重视正气,同时一样重视邪气致病的重要性,也体现了中医学的预防思想。

综上所述,可以看出,中医学的发病学说,既强调了机体的内在因素,但又重视外在的发病条件。这种具有辩证法思想的发病学,不仅有力地批判了当时的"鬼神致病"的封建迷信思想,而且对于认识疾病和指导临床实践起到了积极的作用。

6.2 病 因

病因,就是引起人体发生疾病的原因,也就是破坏人体相对平衡状态的原因,或者叫它致病因素,与发病起决定作用的正气相对来说,又称它为"邪气"。

中医所指的病因,和现代医学所指的病因,概念并不完全相同。所不同的就在于中医的病因,是"辩证求因",关键在"辩证"两个字上。什么叫"辩证求因"呢?亦即"审证求因"。

由于各种病因的性质不同,致病后正邪斗争的病变机理也不同,因而反映出来的临床表现也不一样。在临床上,根据疾病反映出的不同临床表现,从而辨别出不同病因,这是中医认识病因的方法,叫做"辩证求因"或"审证求因"。举例来说:同是感冒,如见恶寒重发热轻的——风寒之邪;发热重恶寒轻的——风热之邪;恶寒发热而又见周身疼痛重困,头沉如蒙——风寒湿之邪。又如胸胁胀痛,时胀时消,痛无定处——气邪(滞);胸胁胀痛,痛如针刺,痛处不移——血瘀。

由此可见,疾病症状,是辨病因的根据,因而也有人将病因称为"病因辨证",与八纲辨证、脏腑辨证等同列入辨证的内容。

由于病因是以病证的临床表现为依据的,而各种病因所反映出来的症状,与病因的性质是分不开的,因而掌握病因的性质、发病规律、临床表现,就成为学习病因的方法和要求。

中医病因学说的形成,是和人与天地相应、五脏藏神的理论观点分不开的。认为五脏对外(自然界)应顺应四时阴阳的变化和生长化收藏的生物发展规律,以维持正常的生理活动;对内应调节喜、怒、悲、忧、恐,以维持五脏之气所化生的神气的和调。如《灵枢·本神》说:"故智者之养生也,必顺四时而适寒暑,和喜怒而安居处,节阴阳而调刚柔。如是则辟邪不至,长生久治。"如果不能顺四时而适寒暑,不能和喜怒而安居处,不能节阴阳而调刚柔,就会发生疾病。在这一理论思想指导下,以常测变,从而认识到四时气候的变化,精神情志的失调,饮食居处的不节,都能成为致病的因素。如《素问·六节藏象论》说:"苍天之气,不得无常也。气之不袭,是谓非常,非常则变矣。……变至则病"。又如,《素问·调经论》说:"夫邪之生也,或生于阴,或生于阳。其生于阳者,得之风雨寒暑。其生于阴者,得之饮食居处,阴阳喜怒"。这里或生于阴,或生于阳的阴阳,有几种解释,据原篇作为阴经、阳经解。引申之,可作为内外解,也可作为病因分类解。

由此可见,中医病因学的产生,主要是从两个方面来的,一是中医理论体系中与天地相应的理论和人体内部神气的协调,一是以常测变的方法。

导致疾病发生的原因是多方面的,有外在气候变化的风寒暑湿燥火,称为"六淫",有精神情志过分变动的喜怒忧思悲恐惊,称为"七情",还有饮食不当、劳倦内伤以及寄生虫等等。一般来说,六淫之邪,包括疫疠之气,都是从体外侵入的,所致之病,统称"外感病"。其余情志、饮食、劳伤等所致之病,多从内生,统称为"内伤病"。这就根据病因的从外、从内,将一切疾病划分为"外感"和"内伤"病两大类。

此外还认识到,在疾病过程中,原因和结果是相互作用的,在某一病理阶段中是结果的东西,在另一阶段中可能成为原因,因而将痰饮、瘀血、内湿、内火等,既是脏腑气血功能失调形成的病理产物,反过来又成为造成某些病变的因素,也称为病因。

下面主要介绍各种病因的特性、发病规律及其证候。

6.2.1 六淫

六淫,即风、寒、暑、湿、燥、火。在正常情况下,它是一年气候寒热变化的因素,也就是六气分主五时的表现。如春季,风气主令(风是春季的主气),气候由冬寒变为春温;夏季,暑、热之气主令,气候由春温变为夏热;长夏,湿气当令,气候由夏之炎热变为潮湿;秋季,燥气当令,气候由长夏之潮湿变为干燥凉爽;冬季,寒气当令,气候由秋之凉变为冬之寒。

一年季节的气候变化,本是自然的规律,这种气候的变化,导致了生物生长化收藏的发展规律,人也不例外,所以在中医理论体系中,以五脏为主体的五个生理活动系统,就是适应五时气候变化,和生长化收藏规律而形成的,因而称为"四时五脏阴阳"。因此,风寒暑湿燥火六气,本来不是致病的因素,但在一定条件下,可以变为致病因素,使人发生疾病。

所谓条件,一般有下列两种情况:一是气候的太过或不及,如冬季寒气太盛,或应寒而反不寒;夏季炎热过盛,或应热而反不热。二是非其时而有其气。这种情况《内经》叫"未至而至"和"至而不至"。如:春行夏令——未至而至;春行冬令——至而不至。这种情况属于《内经》里所谓"气之不袭"的范畴。如《素问·六节藏象论》说:"苍天之气,不得无常也。气之不袭,是谓非常,非常则变矣……变至则病"。

"非常"就是反常的意思。气候反常就成为致病因素,或者说是"病因",当然病与不病,更主要的还决定于人体的正气。

这种成为致病因素的六气,是由于"六气淫胜"所致,故称"六淫"。因此,一般来说,正常气候,称为"六气";成为致病因素,就叫"六淫",所以六淫是泛指一切外感病的致病因素。

六淫致病,一般具有下列特点:

(1)六淫致病,多有季节性,或与居处环境有关,这是因为六淫原本是季节的主气的缘故。例如:春季多风病,夏季多暑病,长夏或久居湿地多湿病,秋季多燥病,冬季多寒病。

(2)六淫邪气既可单独致病,又可两种以上同时侵犯人体而致病,例如风寒感冒,湿热泄泻,风寒湿痹等。

（3）由于人体体质不同,六淫之邪侵犯人体后,在一定条件下可以转化,如寒邪入内化热,暑湿可以化燥,六淫皆可化火等。

（4）六淫之邪侵犯人体,多从皮毛或口鼻而入,所以一般是首先犯表而先见表证,然后由表向里,由轻变重,最后内犯脏腑。

此外,由于脏腑功能失调,阴阳偏胜偏衰所出现的和外感相类似的证候,如阳虚而寒,阴虚而热,津伤化燥,脾虚生湿,热极化风等等。这种在病理过程中所出现的风、寒、湿、燥、火等证候,称之为"内生六气",它与外感六淫虽然名称一样,但含义不同。六淫是指病因,六气是指病证,因此,六淫又有"外感六淫"和"内生六气"的区别。但两者又能相互影响。例如外湿可以引动内湿,外风可以引动内风,阳虚而感外寒等等。为了便于鉴别,所以并在一起介绍。

6.2.1.1 风

（1）风邪的性质及其致病特点

1）风为阳邪,其性开泄:风为春季的主气(春夏为阳),同时它具有升发、向上、向外的特性,故为阳邪。正因为它善于升发、向上、向外,所以风邪侵袭常伤害人体的上部和肌表。如《素问·太阴阳明论》说:"伤于风者,上先受之。"

又因为风为阳邪,善升数变,所以风邪侵袭肌表,毛窍舒张使人腠理开泄。腠理开则汗出,汗出则恶风,故汗出恶风,是风邪致病的特点之一。

2）善行数变:善行指风性善于流动,故其表现的症状,常为游走无定处,或散漫无定处、变幻无常。如风气胜的行痹,又称风痹,又如风疹,遍身皮肤红疹,瘙痒,散漫无定处,此伏彼起。数变,指风邪致病,起病急,变化快。如中风,往往出现猝然昏倒,不省人事,故又称卒中。又如风热感冒,发病急,极易化热入里,所以《素问·风论》说:"风者,善行而数变",就是指风邪的这一特性而言。

3）风性主动:动,是指动摇不定的症状而言。因此,凡属动摇不定的症状,都称为风。如眩晕、四肢麻木抽搐、振掉、强直、角弓反张、口眼歪斜、半身不遂等等皆为风的见证。《素问·阴阳应象大论》所说："风胜则动"，《素问·至真要大论》所说："诸暴强直，皆属于风"，就是指此而言。这些症状，大多属于筋和目的功能失常，因为肝开窍于目，主筋，所以风性主动的病变，又都与肝的病变有关，所以《素问·至真要大论》说："诸风掉眩，皆属于肝"。

风胜则动的病变，外风、内风都可见到，但以内风为多见。

如某些高血压的眩晕、中风，多属肝阳亢的内风。又如某些急性传染病，如流脑，所出现的抽搐惊厥、强直等，虽属外风，但由外风引发内风。还有见于外风的如面神经麻痹。

（2）外风及其常见病证：外风，即指能使人致病的自然界风邪，如《素问·风论》说："风气藏于皮肤之间，腠理开则洒然寒，闭则热而闷"，即指外风而言。风既为春季的主气，又易与他邪相兼为病，如风寒、风湿、风热等，所以风邪实为外邪致病的先导，因此，《素问·风论》说："风者，百病之长也"，《素问·骨空论》说："风者，百病之始也。"后世又有"风为六淫之首"的说法。

外风常见的证候有：①伤风（又名中风）：伤风，是风邪侵袭人体后所发生的病证。风邪在表，主证：发热，汗出恶风，脉浮而缓；肺主皮毛，风邪在肺，主证：喉痒，咳嗽，鼻塞流涕。②风寒：风邪与寒邪合并致病。（见后外寒证）③风热：为风邪与热邪合并致病。（见后外感湿热证）④风湿：为风湿合邪。见后外湿证。⑤风痹：风寒湿之气入侵经络关节，以风气胜为主，主证是关节疼痛，游走不定，故又称"行痹"。⑥风水：为风邪袭肺，肺气不宣，不能通调水道。主证：发热恶风，头面浮肿，或一身悉肿，小便不利。⑦风疹：风邪入侵血脉，发为风疹。主证：周身发红疹，皮肤瘙痒难忍，此伏彼起。

（3）内风及其常见病证：内风，多指病变过程中出现的动摇不定的病证。

内风临床常见的证候有：①热极生风：多见于热性病，尤以小儿为多见。由于高热不解，耗伤精血，心肝功能失调，筋膜失却濡养所致。主证：高热、昏迷、惊厥、抽搐。②肝阳化风：有虚实之分。虚证，多由肝肾阴虚，肝阳上亢，化火生风。实证：多由气郁化火，煎津

97

成痰,痰火并发,肝风内动。主证:轻者——眩晕,目眩,视物旋转,头痛,急躁易怒。重者——突然昏倒,中风偏瘫。③血虚生风:多由于慢性病,或年高之人,肝血亏耗,不能荣筋所致。主证:头晕目眩,视物不清,四肢麻木,颤动,或手足瘈疭的特征。

6.2.1.2 寒

(1)寒邪的性质及其致病特点

1)寒为阴邪,易伤阳气:寒为冬主气,寒本属阴,故为阴邪。寒为阴邪,最易伤人阳气,阳气受伤,失去了正常的温煦气化作用,则表现为功能减退的症状。所以寒邪在表,表阳被伤,就会见到恶寒的症状;卫阳不能宣泄,故见无汗之症;阳气被郁,闭而化热,又见发热的症状。因此,恶寒、发热、无汗,是寒邪在表的特征。

寒邪中于里,伤脾胃之阳,则运化功能失常,出现脘腹冷痛,呕吐腹泻等症状。若脾肾阳虚,温运无力,可出现畏寒肢冷,腰脊寒痛,水肿腹水,下利清谷,小便清长等症状,所以《素问·至真要大论》说:"诸病水液,澄彻清冷,皆属于寒"。

2)寒性凝滞主痛:凝滞,即凝结闭塞不通的意思。人体气血的运行,赖阳和之气的温煦,故人体气血遇寒则凝滞不通,不通则痛。《素问·痹论》说:"痛者,寒气多也,有寒故痛也",所以寒主痛。关于因寒而痛的道理,《素问·举痛论》说:"寒气入经而稽迟,泣而不行,客于脉外则血少,客于脉中则气不通,故卒然而痛",又说:"寒气客于脉外则脉寒,脉寒则蜷缩,蜷缩则绌急,绌急则外引小络,故卒然而痛。"

因此,"痛"为寒邪的特征之一。如寒邪袭表,则有头身疼痛;袭于经脉,则有骨节疼痛,甚则屈伸不利,麻木不仁;袭于脏腑,则有脘腹疼痛。

3)寒性收引:收引,即收缩牵引的意思。寒性收引,是寒邪凝滞的另一种表现。《素问·举痛论》说:"寒则气收","气收"就是气机收引阻滞,其临床表现如:寒客血脉,可使经脉收引,气血运行阻滞,出现疼痛,脉紧等症;寒客皮毛腠理,可使毛窍收缩,卫阳闭塞,毛窍收缩则恶寒无汗,卫阳闭郁则发热。寒客经络关节,可使经脉拘急,出现肢体屈伸不利,或冷厥不仁。

(2)外寒及其常见病证:外寒,即指能使人致病的自然界寒邪。自然界寒气,虽为冬令主气,但它和风邪一样,其他季节亦可见到,但冬季为其主气之令,故寒病多见于冬季,其他季节也常因气温下降而发病。

外寒常见的证候有:

1)风寒证:风寒合邪致病,但以寒邪为主。主证分三类:①寒邪束表——恶寒重,发热轻,无汗。②内舍于肺——咳嗽,鼻流清涕,声重。③稽于经脉——头痛,身痛,骨节疼痛,脉浮紧。

2)寒痹证:风寒湿三气入侵经络关节,寒邪偏胜,气血闭阻不通。主证:关节疼痛剧烈,得热则舒,遇冷加重,严重的可见关节拘急,屈伸不利。因其疼痛剧烈,故又名"痛痹"。

3)寒伤脾胃:寒邪直中脾胃,其寒或由于外寒直中脾胃,或由于饮食寒凉。由于寒为阴邪,损伤脾胃之阳,故脾胃升降失常,运化失司。主证:寒在胃,胃脘疼痛,喜热恶冷,恶心呕吐。寒在脾,腹冷痛,肠鸣泄泻,喜热恶冷。

(3)内寒及其常见病证:内寒,是阳气虚衰,寒从内生,功能衰退的"阳虚则寒"证,又称"虚寒证"。主证为面色㿠白,肢冷,倦怠嗜卧,畏寒喜暖,舌淡胖,脉沉迟。如心阳不足,则伴有心胸憋闷,甚则绞痛,面青唇紫等症状。脾胃阳气不足,则伴有脘腹冷痛,呕吐清水,腹胀食少,大便溏泄等症状;肾阳不足,则伴有腰膝冷痛,下利清谷,小便清长,以及男子阳痿,女子带下清稀等症状。因为肾为阳气之根,故阳虚证内寒证多与肾有关,故《素问·至真要大论》说:"诸寒收引,皆属于肾"。

6.2.1.3 暑

暑为夏季的主气,实际即夏令炎热之气,由于是在夏季,所以称为暑。因此,暑为火热所化生,正如《素问·五运行大论》说:"其在天为热,在地为火……其性为暑"。暑有明显的季节性,只有夏季才称为暑,所以《素问·热论》说:"先夏至日为病温,后夏至日为病暑"。

因为暑邪有明显的季节性,纯属外邪,无内暑之说,内生热证,则属内生火热之证,概不称之为内暑。

(1)暑邪的性质及其致病特点

1)暑为阳邪,其性炎热:暑为夏令炎热之气,故为阳邪。阳主升主散,阳盛则腠理开泄,故《灵枢·岁露》说:"暑则皮肤缓而腠理开"。阳盛则热,腠理开则汗出,因而暑邪中人,则高热,多汗,脉洪。

2)暑性升散,耗气伤津:暑为阳邪,阳性升散,中人则身热,多汗,汗多则耗伤津液,气随津泄则气耗。故《素问·举痛论》说:"灵则腠理开,荣卫通,汗大泄,故气泄"。津伤则见口渴喜饮,心烦闷乱,小便短赤等症;气耗则见气短倦怠,甚则猝然昏倒,不省人事。

3)暑多夹湿:夏令气候炎热,且多雨水,热蒸湿动,气候湿热,故暑邪为病,最易夹湿,也有人认为暑必夹湿。因为湿性黏滞重着,故暑病的同时,常并感湿邪,除见上述暑邪的症状外,常并见身重、胸闷,恶心呕吐,四肢困倦,大便溏泄,脉濡苔垢腻等症状。

(2)暑邪所致常见病证

1)伤暑:伤暑又叫暑热。证见身热多汗,心烦,口渴喜饮,气短倦怠,小便短赤,脉多洪数无力。

2)中暑:中暑有轻重之别,轻者仅见头晕恶心,倦怠无力,恶心呕吐;重者,则突然昏倒,不省人事,气粗喘喝,大汗出,手足厥冷,脉虚大无力,或沉伏。

3)暑湿:即暑邪夹湿。寒热阵发,或身热不扬(即体表初扪不热稍久则灼手;湿热在表,寒热模糊,亦称身热不扬)面垢,心烦口渴,胸闷呕恶,食少倦怠,大便不爽,小便短少,或见身重困倦,懒言思睡,脉濡数,舌苔垢腻。

6.2.1.4 湿

(1)湿邪的性质及其致病特点

1)湿性重浊:重,即沉重、重着的意思,主要是指湿邪所表现的症状而言。如:湿困肌表,营卫不和,则周身肌肉困重酸沉,四肢酸懒发沉;湿邪在上,则清阳不升,头重而昏,有似以巾缠头,《素问·生气通天论》的"因于湿,首如裹"即指此而言。湿邪滞留经络关节,则阳气不布,气血闭阻,见肌肤麻木不仁,关节疼痛重着,沉重难举。

浊,即秽浊,指分泌物、排泄物等秽浊不清而言。如湿邪在上,则见面垢眵多;湿邪行于下,则小便混浊淋痛;湿邪在肠,则大便黏滞不爽,甚则痢下脓血。湿邪出于肌表,则见肌肤溃疡疱疹,瘙痒流脓水;见于妇女,则见黄带。

2)湿性黏滞:"黏"即黏腻,"滞"即阻滞,湿性黏滞主要表现在两个方面:一是表现在症状方面。如上述大便黏腻不爽,小便滞涩不利等。二是表现在病程较长,缠绵难愈,因湿邪黏腻阻滞,不易消除的缘故,如湿痹、湿疹、湿病等。

3)湿为阴邪,易阻遏阳气:湿为长夏之气,长夏属至阴;湿又为水气所化,水属阴,故湿为阴邪。湿为阴邪,阴盛伤阳,最易伤人阳气,阻遏气机。故湿邪滞留经络脏腑,阻遏气机,气机升降失常,则见胸闷,脘腹痞满,腹痛后重等症状;伤人阳气,脾阳受伤,运化水湿功能失常,水湿停聚,可见腹泻、尿少、水肿、腹水等病症。故《素问·六元正纪大论》说:"湿胜则濡泄,甚则水闭胕肿"。

(2)外湿及其常见病证:湿为长夏之气。长夏处于夏秋之交,阳气下降,阴气初生,阴阳更替,寒热相交,故天气热而雨水多,阳热熏蒸,水气上腾,气候潮湿。外湿为病,多与气候及居处环境有关。故长夏季节,淫雨连绵,雾露潮湿入侵,或久居潮地,或长时间涉水淋雨等皆为外湿入侵的有利条件。

外湿入侵,多从肌肤而入,浅到侵犯皮肉、筋骨、关节,深到伤及脏腑。湿邪入侵后,又常随人体素质而有寒化、热化的不同。素体虚寒的人,则湿从寒化而为寒湿,素体阳热的人,则常从热化而为湿热。常见的证候有:①风湿证:风邪湿邪合并致病,但以湿邪为主。证为风湿袭表,故又称"表湿证",主证:发热午后为重,汗出而热不解,恶风,头身重困,四肢酸楚。②湿痹:又称"着痹"。是由湿邪入侵经络关节所致,主证:关节酸痛重着,固定不移,甚则屈伸不利,或见肌肤麻木不仁。

(3)内湿及其常见病证:内湿多由饮食不节,或过食肥甘,损伤脾气,脾性湿而恶湿,脾伤则不运,以致湿自内生,故内湿。《素问·至真要大论》说:"诸湿肿满,皆属于脾"。内湿的表现,根据其病位的上、中、下焦之不同,其症状也不一样:湿阻上焦:胸膈满闷,头晕、胀、重,小便短少,苔白腻。湿阻中焦:脘腹痞满,食欲不振,口腻不渴,有时觉甜,肤肿面黄,大便溏泄,苔白厚腻。湿注下焦:足肿,小便淋浊,妇女带下。

6.2.1.5 燥

(1)燥邪的性质及其致病特点

1)燥性干燥,伤人津液:燥是收敛清肃之气,其性干燥,故致病最易伤人津液,其临床表现特点是:口鼻干燥,咽干口渴皲裂,(脱屑或甲错)毛发不荣,大便干结,小便短少,苔干无津等症状。《素问·阴阳应象大论》说:"燥胜则干",刘完素《素问玄机原病式》说:"诸涩枯涸,干劲皲揭,皆属于燥"。

2)燥易伤肺:肺喜清肃濡润,既不耐于湿,更不耐于燥。湿则停饮,燥则伤津。同时肺气通于天,外合皮毛,外燥又多从口鼻而入,故最易伤肺。燥邪伤肺,则肺津不足,故其表现为干咳少痰,或胶痰难咯,或痰中带血,由于肺燥则宣发与肃降功能失职,故可见喘息、胸痛等症。

肺与大肠相表里,肺燥则大肠液亏,同时肺气不降,故见大便干燥难下,甚则便秘。

(2)外燥及其常见证候:外燥为秋季主气,其气收敛清肃,湿度小,故称为燥气。外燥有属阴属阳的两种见解,其中人多从口鼻而入,其病常从肺开始,有温燥凉燥之分。俞根初说:"秋深初凉,西风肃杀,感之者多凉燥;久晴无雨,天时风热过盛,感之者多病温燥。"也可因夏火余热尚盛,则多温燥;近冬之寒气偏胜,则属凉燥。实际上,也就是燥邪偏热偏凉的不同,故其证分温燥、凉燥两个证候。

1)凉燥:秋令气候偏凉,感之则为凉燥。主证:恶寒多于发热,头痛无汗,口鼻干燥,干咳少痰,舌苔薄白而干。其与外寒的区别,只在于口鼻干燥,干咳少痰,舌苔薄白而干的干燥症状。

2)温燥:秋令气候偏热,感之者为温燥。主证:发热多于恶寒,头痛少汗,口渴心烦,鼻干咽燥,干咳少痰,或痰中带血,咳而不爽,舌边尖红,苔薄白而干。其与表热证的区别,在于鼻干咽燥,干咳少痰,舌边尖红,苔干。其与温热伤津的区别,在于有表证。

温燥、凉燥之区分 { 凉燥:恶寒,无汗,口干饮水不多,舌苔薄白而干

温燥:微热,不恶寒,少汗,口渴欲饮,舌质尖边红 }

(3)内燥及其常见证候:内燥,是脏腑亡血耗津所表现的证候,内燥的产生,一般有三种情况:①大吐、大泻、过汗、出血过多;②温热病,热邪伤津,或慢性消耗性疾病耗伤精血;③过用发汗,泻下,温燥药。

内燥的临床表现,在外可见形体消瘦,皮肤干燥,毛发干枯无泽,鼻咽干燥等症状;在内可见口渴喜饮、大便干结,小便短少,舌红少津,脉细数等症状。因为内燥是津液缺乏,精血耗伤所表现的病证,所以又称"津亡"或"血燥"。

6.2.1.6 火(热)

"火"有生理和病理的两个不同的概念,生理之火,即指谧藏于脏腑之内,且有温煦和生化作用的阳气,《内经》称之为"少火";病理之火,即指阳盛太过,耗散人体津血的病邪,《内经》称之为"壮火"。故《素问·阴阳应象大论》说:"壮火食气……少火生气",李中梓《内经知要》注云:"火者,阳气也。天非此火,不能发育万物;人非此火,不能生养命根,是以物生必本于阳。但阳和之火则生物,亢烈之火则害物。故火太过,则气反衰;火和平,则气乃壮"。这里病因中所讲的火,即壮火,亦即亢烈之火,太过之火。

火与热同属阳盛,仅是程度的不同,热极可以化火,所以有"热甚便是火"的说法,因而火热可以混称。但火与热,同中有异,异在于病因和病证用词不同。作为病因,亦即外来之邪,称为热,如风热、暑热、湿热等,只称热不称火。作为病证,亦即内生,称为火,如心火上炎、肝火上炎、胆火横逆等,只称火而不称热的。

此外温与火也同性,但温属于外感病的致病因素,这种病是感受湿邪,以发热为主的疾病,故温热常并称。

(1)火热邪气的性质及其致病特点

1)火为阳邪,其性炎上:火属阳盛,其性燔灼焚焰,升腾上炎,故属阳邪。因其为热甚,故共见证:高热、恶热、烦渴,汗出,面红目赤,舌红苔黄,尿赤,脉数。若扰乱神明,则可见心烦失眠,狂躁妄动,神昏谵语,故《素问·至真要大论》说:"诸躁狂越,皆属于火"。因其性炎上,故其病又多表现在人体上部,如:心火上炎——心烦不眠,口舌生疮;胃火上炎——口臭喜冷饮,牙龈肿痛;肝火上炎——易怒,头痛,目赤肿痛等。

2)耗伤阴津:火热之邪,最易消灼阴液,故其临床表现,除有热象外,常伴见口渴喜饮、咽干舌燥、大便秘结、小便短赤等津液耗伤的症状。

3)生风动血:火热之邪,常易燔灼肝经,耗劫阴液,致使筋膜失养,而致肝风内动,热极生风,证见高热神昏,谵言妄语,四肢抽搐,目睛上视,颈项强直,角弓反张等,故《素问·至真要大论》说:"诸热瞀瘛,皆属于火"。

人体的血液遇寒则凝,遇热则妄行,因此,如果火邪逼血妄行,损伤络脉,则可见各种出血证,如吐血、衄血、便血、尿血、发斑、妇女月经过多、崩漏等。

火邪入于血分,还可使气血壅聚于局部,腐蚀血肉而发为痈肿疮疡。如《素问·生气通天论》:"营气不从,逆于肉理,乃生痈肿",《灵枢·痈疽》:"大热不止,热甚则肉腐,肉腐则为脓,故名曰痈",《素问·至真要大论》:"诸痛痒疮,皆属于心。"

（2）外火及其证候：外火即指外感热邪所致的热病，属于外感热证，因中医书上不用外火这一名词，故讲义上用"外感病"。为了便于说明问题，这里暂用这一新名词。

外火，即指直接感受外来温热邪气，故其病属于外感病的范畴，其起病急、病程短、变化快。此外，外感六淫之邪，在一定条件下，皆能入里化火，故有"五气化火"的理论。

主证：初起见发热，微恶风寒，头痛，咽喉肿痛，口干而渴，继则但热不寒，大渴引饮，热入营血，则见心烦不寐，甚则生风动血。（即始为卫分——→气分——→营分——→血分）

（3）内火及其常见证候：内生的火热证，主要是脏腑阴阳偏盛偏衰的表现，多属内伤病，大多由五志化火所形成，有实热和虚热之分。

火热实证：即"阳盛则热"，可见于心、肝、肺、胃等火热的病变，如肝火上炎的目赤口苦，急躁易怒；心火上炎的心烦失眠，口舌糜烂；胃火上冲的口渴喜冷饮，齿龈肿痛，大便干结；肺火的咽喉疼痛，咯吐黄痰，或脓血等。

虚火证：即"阴虚则热"，也叫"阴虚火旺"，多属肺、肾、心、肝的病变。其共有见证如：五心烦热，虚烦不眠，潮热盗汗，咽干目涩，头晕耳鸣等。

6.2.2 疫疠

（1）什么叫疫疠：疫疠，是指一类具有强烈传染性的致病邪气，这种邪气也是从体外侵入的。因此，它也属于外感病的致病因素，它引发的疾病，也属于外感病的范畴。

它与六淫的不同，就在于它有强烈的传染性，中国历代文献对它有不同的名称，如"异气"、"戾气"、"疠气"等等，这些不同的名称，主要是说这种致病因素的特殊性和它致病的严重性。

（2）疫疠致病的特点：疫疠致病具有发病急、变化快、病情重，传染性强，症状相似的特点。如《素问·刺法论》说："五疫之至，皆相染易,无问大小,病状相似",说明了疫疠致病的传染性强和症状相似。《诸病源候论》说:"人感乖戾之气而生病,则病气转相染易,乃至灭门",这不仅指出疫疠致病的传染性强,而且还说明了病的严重性。

关于疫疠致病与六淫病邪的不同,前人也有论述,如吴又可《瘟疫论》中说:"夫温疫之为病,非风非寒,非暑非湿,乃天地间别有一种异气所感"。并指出"戾气"的传染途径是空气与接触,邪气从口鼻而入。

(3)常见的疫疠病:如大头瘟(头面丹毒)、蛤蟆瘟(痄腮)、疫痢(细菌痢)、白喉、烂喉丹痧(猩红热)、天花、霍乱等等。这些病中,有些可以散在发生,但往往形成疫疠,广泛流行。其发生和流行,与自然界气候反常,如久旱、久雨,酷热、湿、雾、瘴气等;此外与环境和饮食不卫生等也有密切关系。

6.2.3　七情

6.2.3.1　什么叫七情

"七情"是指七种情志活动,中医学把人体的情志活动归纳为七种,即喜、怒、忧、思、悲、恐、惊七种情志变化,简称"七情"。所以,七情是属于精神致病因素。

七种情志活动,是人体对客观外界事物的不同反映,属于正常的精神活动范围,并不致病。但在一定条件下,可以引起阴阳气血失调,脏腑功能紊乱,而成为致病的因素,导致疾病的发生。

一般来说有两种情况:一是突然强烈的或长期的反复刺激,超过了人体生理活动所能调节的范围;二是人体本身生理调节的能力不强,因而在不太强烈或时间不太长的刺激情况下,也可能致病。

情志致病和六淫致病是不同的。它们的不同,一般可以表现于下列两个方面:一是六淫本是体外自然界的致病因素,其侵犯人体,自外向内,由口鼻、皮毛而入侵,然后侵入内脏,是由外向内。而七情致病,发自体内,是体内情志波动,直接影响人体的气机,致使脏腑气血功能紊乱而发病。病发于内脏。二是六淫致病,是六淫邪气从外入侵,故其所致疾病,属于外感病,所以六淫是外感病的致病因素。而七情致病,是病发于内脏,故其所致疾病,属于内伤病,七情也就是内伤病的致病因素。

这里附带说明:前人根据六淫和七情病发于外和病发于内的不同,从而把六淫之邪称为外因,把七情致病称为内因。

关于内因、外因的问题,现在存在着两种不同的看法。一种看法,认为疾病发生的内因,应当是人体的正气,或者说是人体抵抗病邪及调节能力,这是唯物辩证法的观点。因此,前人把七情归之于内因,是错误的。另一种看法,认为在病因学中医所说外因和内因,仅是指致病因素的分类,并不是指发病的内因外因而言。

我们从本章第一节发病中所说到的,强调人体正气是疾病发生的根据来看,上述的第二种看法,是比较正确的。也就是说病因学中的所谓内因、外因,是指的病因分类,而不是发病学中的内因、外因,两者不能混为一谈。

6.2.3.2 七情与五脏的关系

中医理论认为人体的情志活动,虽然是人体对客观外界事物的不同反映,但情志活动的产生却与五脏有密切关系,也就是说,必须以五脏的精气为其物质基础。只有外在刺激因素,作用于有关内脏,才能表现出不同的情志变化。所以《素问·阴阳应象大论》说:"人有五脏化五气,以生喜、怒、悲、忧、恐"。正因为七情是五脏在外在因素刺激下,五脏之气所化生的,因而就把七情分属于五脏,称为"五脏之志",简称"五志"。

七情,怎么会变成五志?它们又是怎样分属五脏的呢?

《素问·阴阳应象大论》说:"肝在志为怒,心在志为喜,脾在志为思,肺在志为忧,肾在志为恐。"至于悲和惊,在另一篇里,悲属肺,惊属肾。所以肺志为忧和悲,肾志为恐和惊。这就是七情分属五脏,所形成的五脏之志。

说明:《内经》还有不同的说法,其不同就是把忧归属于脾,把惊归属于心,但一般是以前者为准。

这种七情分属五脏的理论,实际上是在以五脏为主体的五个理论系统影响下所形成的。

6.2.3.3 七情致病的特点

情志活动虽然以五脏的精气为物质基础,化生于五脏之气,但情志太过,也分别影响不同的内脏。故《素问·阴阳应象大论》又说:"怒伤肝","喜伤心","思伤脾","悲伤肺","恐伤肾"。

情志的异常变化,伤及内脏,伤内脏的什么呢? 主要是伤内脏的气机,使气机升降失常,气血功能紊乱。《素问·疏五过论》说:"离绝菀结,忧恐喜怒,五脏空虚,血气离守"。

不同的情志,伤害不同的内脏,它的病变特点也不相同。如《素问·举痛论》说:"……怒则气上,喜则气缓,悲则气消,恐则气下……惊则气乱……思则气结"。"怒则气上":气上,是指肝气横逆的上冲。大怒则肝气疏泄功能失常,肝气上冲,甚至血随气逆,气血并走于上,引起昏厥。正如《素问·生气通天论》所说:"大怒则形气绝而血菀于上,使人薄厥"。"喜则气缓":过度心喜,致心气涣散,精神不能集中,甚至心气涣散不收,而表现精神失常。"悲则气消":过度悲哀,以致意志消沉,肺气耗伤。"恐则气下":过于恐怖,以致肾气不固,气陷于下,不能提摄,二便失禁。"惊则气乱":突然受惊,以致心无所依,神无所附,慌乱失措。"思则气结":思虑过度,以致气机阻滞不畅,脾胃运化无力。

情志为病,虽然对人体内脏有不同的影响,但人体是一个有机整体,心是五脏六腑之大主,总管人体的精神思维活动(精神之所舍)。故情志的异常变化,首先影响心,然后分别影响其他脏腑,故《灵枢·口问》说:"心者,五脏六腑之主也……故悲哀愁忧则心动,心动则五脏六腑皆摇"。

精神因素的刺激,可以影响脏腑的功能,这仅是事物的一个方面。另一方面,脏腑功能的失调,也能表现不同情志的改变。如肝病可以出现性情抑郁不乐、烦躁易怒等症状。心病心血不足,常见哭笑无常,正如《灵枢·本神》说:"肝气虚则恐,实则怒","心气虚则悲,实则笑不休"。

七情不仅可以致病,而且在许多病的发病过程中,可以引起病情的改变和恶化,例如肝病愈后,遇大怒而复发等等。

正因为七情过极可致脏腑功能紊乱,因而七情所致的病证,往往随精神状态好坏而变化,因此,我们掌握七情致病的特点,及其与脏腑关系的规律,对于有效地防治这类疾病,有一定的现实意义。

6.2.3.4 常见的情志病证

精神因素所致的病证,虽然分别与五脏有关,但临床上以心、肝、脾的病证为多见。例如:精神因素影响心的功能失调,可见惊悸、失眠、健忘、心神不宁等症状;或见精神恍惚、沉默不乐,苦笑无常等的所谓"脏躁"(癔病)证;或见狂躁不安、打人骂人、登高而歌等精神错乱的"癫狂证(精神分裂)。"

影响肝的功能失调,可见精神抑郁不舒、烦躁易怒、胸胁胀痛、嗳气太息等肝气郁结证;或见咽喉如物梗塞,咽之不下,吐之不出,但饮食通畅无阻的梅核气证;妇女还可见到乳房肿块,少腹胀痛,月经不调等证。

影响脾胃功能,可以见到食欲不振、脘腹胀满、大便不调等症。

6.2.4 饮食劳逸

6.2.4.1 饮食

饮食物是后天之精的生源,是维持人体生命必不可少的物质,本不是病因,但是饮食不当,也能成为致病因素。因为脾主运化水谷精微,胃为水谷之海,所以饮食不当所致的疾病,首先是影响脾胃,病变在于脾胃。

在什么情况下,饮食会成为致病因素呢?

(1)饥饱失常:饮食以适量为宜,经常饥饿,则气血的化源不足,久之则气血衰少而为病。同时,由于气血衰少,抵抗力降低,易于继发其他病证。例如营养不良,及由于营养不良所变生的其他病证,这种病在旧社会是较多见的。

过饱,暴饮暴食,超过了机体的消化能力,可以损伤脾胃,使脾胃不运,升降失常,出现饮食停滞的证候。证见:脘腹胀满拒按,恶闻食气,嗳腐吞酸,泻下臭秽等。故《素问·痹论》说:"饮食自倍,肠胃乃伤"。如果食滞过久,郁而化热生痰,脾胃功能减弱,日久形成疳积。证见:手足心热,脘腹痞满,面黄肌瘦,舌苔厚腻。此证多见于小儿。

(2)饮食不洁:饮食不清洁,可引起肠胃疾病,如痢疾等,甚至食物中毒,也可引起寄生虫病。

(3)饮食偏嗜:饮食物的品种,要进行适当的调节,才能起到全面营养人体的作用。若偏嗜某一种或某一类食品,易引起部分营养物质的缺乏,或机体的阴阳偏胜偏衰,从而发生疾病。如佝偻病、夜盲症就是缺少某些营养物质所引起的疾病。如《素问·至真要大论》说:"夫五味入胃,各归所喜,故酸先入肝,苦先入心,甘先入脾,辛先入肺,咸先入肾。久而增气,物化之常也;气增而久,夭之由也"。

偏嗜还应包括嗜冷食、嗜肥甘厚味、嗜酒等。如饮冷过度,易伤脾胃之阳,水湿不化,寒湿内生,发生腹痛泄泻等证。过食肥甘厚味,或嗜酒无度,易生湿热,痰浊,发生痔疮下血,以及痈疡等病。《素问·生气通天论》:"膏粱(梁)之变,足生大疔"。

6.2.4.2 劳逸

劳逸包括三个内容:

(1)劳累过度:劳累过度,主要是损伤脾气,所出现的多属"脾气虚"的症状。一般是气少力衰,四肢困倦,懒于言语,精神倦怠,动则气喘等症,这就是《举痛论》所说的"劳则气耗"。脾气虚,也可出现运化水湿、运化水谷及统摄等功能的失常。

(2)劳心太过:思虑过度,可能暗耗心血,出现心血不足,心神失养的心悸健忘、失眠多梦等症。

(3)房劳过度:主要指性生活不节,早婚等。主要是伤肾,故以肾虚的症状为主,如腰膝酸软,眩晕耳鸣,神疲乏力,男子可见遗精滑泄阳痿,女子可见月经不调、带下等证。

"逸",指安逸,不劳动,不参与体育锻炼,可发生气血运行不畅,脾胃功能呆滞,进而引起各种病变。

6.2.5 外伤及虫兽所伤

外伤包括跌打损伤、创伤、烧伤等。以外伤皮肤、肌肉、筋骨而致瘀血肿痛、出血脱液、筋伤骨折或脱臼等病证为多见。如果复有外邪从创口侵入,还会使病情更加复杂或恶化,如伤口感染、破伤风等。若外伤损及内脏、大血脉或头部可导致大出血,神志昏迷,甚至引起死亡。

虫兽所伤,一般多见肌肤损害,但如属毒蛇、疯狗咬伤的,则不仅体表受到伤害,而更重要的是能引起程度不同的全身中毒症状。

6.2.6 寄生虫

中医学对多种寄生虫病均有一定认识,特别是对蛔虫、蛲虫、绦虫等肠道寄生虫的认识更为明确。它认为肠道寄生虫病多由饮食不洁所致,各种寄生虫均吸吮人体营养,日久则致气血虚损证候。《景岳全书》说:"其久而为害则为腹痛、食减,渐至羸瘠。"临床上常见的虫证,除见腹痛、食欲异常、面黄肌瘦等症状之外,蛔虫还常可引起蛔厥(即胆道蛔虫)等病证。虫积过多,也是造成蛊胀的原因之一。

6.2.7 痰饮、瘀血

痰饮和瘀血,都是脏腑功能失调的病理产物,但当它们形成以后,又能继发各种病证,因而也把其归入病因的范围。

6.2.7.1 痰饮

痰和饮,是脏腑病理变化过程中,由于津液不能及时布散,凝聚变化而成。前人有"积水成饮,饮凝成痰"的说法,指出了痰和饮的区别是:清稀的为饮,稠浊的为痰。因为痰和饮只是清稀和稠浊之分,因而一般常痰饮并称。

痰饮又有两种不同的概念:一是指视之可见,触之可及或听之有声的,如咳吐的痰饮。二是指视之不见,触之无物,但表现有头目眩晕、恶心呕吐、气短、心悸或癫狂、昏不识人等症状的。由此可见前者是指病因,后者是指病证。

又因为这两个概念,一为有形可见,一为无形可见,因而又有"有形之痰"和"无形之痰"的区分。

(1)痰饮的形成:痰和饮的生成,主要关系到肺、脾、肾、三焦,因为这几个脏腑,都关系到人体的气化,关系到人体的津液敷布、水液代谢。因而在病理的情况下,气化功能失调,影响津液的输布与排泄,以致水湿停聚而成痰饮。

如肺有通调水道,布散津液的功能,如肺气不能宣降,水津不能通调输布,便可停聚而成痰饮。临床常见的如风寒袭肺,肺失宣降,津液不布,聚而为痰为饮。又如肺气虚弱,宣降无力,津液聚而为痰为饮。

脾主运化水湿,如运化水湿功能失调,水湿不运,而为痰为饮,所谓"脾为生痰之源"。临床常见的如脾气不足,运化无力,水湿不行,聚而为痰为饮。

肾阳主蒸化水液,若肾阳不足,则蒸化无力,水不能化气,停而为痰为饮。如心肾阳虚,所形成的水肿,下焦寒水之气上凌于心之心动悸等。

三焦是气和水通行的道路,若三焦不能通调,则水气互结,停而为痰为饮。如人体内而五脏,外而筋骨皮肉,所形成的各种痰饮病变,大多与三焦有关。这是因为三焦遍历上中下焦、五脏六腑、筋骨皮肉的缘故。

(2)痰饮的证候特点:由于痰饮形成的病证相当广泛,故有"百病多由痰作祟"和"怪病多从痰治疗"的说法。根据痰所在的部位不同,其临床表现也不一样。如痰浊阻肺,宣降失职,可见咳喘痰多,喉中痰鸣等症;痰浊在心,蒙蔽心窍,可见心悸、神昏、癫狂,精神错乱等症;痰浊在脾,运化失常,可见肠鸣泄泻等症;痰浊在胃,胃气不降而上逆,可见胸闷、恶心、呕吐等症;痰浊上逆头部,阻塞清阳,可见眩晕昏冒;痰阻胸胁,气机闭塞,可见胸满而喘,咳引胁背作痛等症。痰浊流窜四肢,气血不通,可见四肢麻木,或疼痛。痰浊流窜经络骨节,痰气裹结,可生瘰疬痰核,阴疽流注。痰浊阻滞三焦,少阳经气不通,则为诱发疟疾的原因之一。

饮,根据部位不同,亦有不同的见证:饮停肌肤,可见水肿;饮停胸胁,气机不畅,可见咳嗽,胸胁胀痛。饮在膈上,肺气不宣,可见咳喘不能平卧。饮在肠间,则肠中沥沥有水声,口干腹泻,饮食减少。

总的讲,痰饮的特点是:咳吐多量痰涎,喉中痰鸣,胀满水肿,呕吐头眩,心悸,筋骨疼痛,无名肿核,苔腻脉弦。

此外痰又有风痰、热痰、寒痰、湿痰之分。

风痰:既有动风的症状,又有痰的症状。如:"中风":眩晕,肢麻,突然跌倒,喉中痰鸣,口眼歪斜,舌强不语,偏瘫。"痫证":突然跌倒,昏迷抽搐,口吐痰涎。

热痰:指痰热互结,或痰闭生热,如:热痰在肺,痰稠而黄;或喉中痰鸣,喘息不能平卧;或烦热便秘,咽喉红肿闭塞痰鸣。痰火扰心,癫狂不寐。

寒痰:寒痰在肺,咳吐稀白痰,四肢厥冷。寒痰流窜经络,骨痹刺痛,四肢不举。

湿痰:多见身重而软,倦怠困迫。

6.2.7.2 瘀血

瘀血,一般指下列三种情况而言。

(1)全身血液运行阻滞,出现面唇、指甲青紫。

(2)局部血液停滞,出现疼痛结块,如胸胁刺痛,胁下肿块(肝脾肿大)等。

(3)体内离经之血,如跌仆损伤,妇女月经紫黑血块等。

上述三种情况,统称瘀血。

(1)瘀血的形成:瘀血的形成原因,常见的有:

1)气滞:气为血帅,气行则血行,气滞则血瘀,所以气滞可以导致血瘀。如肝气郁结的胸胁刺痛。

2)气虚:血的运行,有赖于气的推动,如阳气虚损不足,推动无力,致使血行无力而不畅,发生瘀血。如心阳不足,口唇指甲青紫。

3)血寒:寒则血凝滞,故寒入于经,经脉蜷缩而拘急,血液滞而不通畅,故血寒也可形成血瘀。如因寒而致的四肢疼痛,脘腹刺痛等。

4)外伤及其他原因,经脉破裂出血,积而成瘀血:如跌仆所形成的血肿,因热入营血,血热互结所形成的痈疡、发斑等。

(2)瘀血的病证特点

1)疼痛:瘀血阻塞经脉,气血不通,不通则痛。其痛处固定不移,痛如针刺且拒按。

2)肿块:①见于离经之血,不能及时排除,凝聚成块,为外伤性血肿。②见于脏腑瘀血而肿大。如肝脾肿大、宫外孕等。其特点是聚而不散,按之有形,不同于气壅滞的可聚可散。前者叫"癥",后者叫"瘕"。

3)出血:离经之血,排出体外,多呈紫黯,常伴血块。如妇女月经不调或产后。其特点是:血色紫黑,常伴有血块。

4)紫绀:瘀阻经脉,血行障碍,故见紫绀。如心脉瘀阻的口唇指甲青紫。证候:常随其瘀血部位不同,而产生不同的症状:如瘀阻于心——胸闷心痛,口唇青紫;瘀阻于肺——胸痛咳血;瘀阻于肠胃——呕血、吐血、便血;瘀阻于肝——胁痛痞块;瘀血攻心——发狂,谵妄;瘀阻于胞宫——少腹疼痛,月经不调,痛经,经闭,经色紫黑有块,或见崩漏。瘀阻于肢体局部——局部肿痛,或青紫。

瘀血的临床症状,除上述外,还有一些全身性的表现,如面色黧黑,肌肤甲错,皮下瘀斑,舌色紫黯或有瘀点,脉细涩等。

6.3 病 机

病机,就是疾病发生、发展与变化的机理,现代叫做"病理"。

疾病的发生、发展与变化,从总的方面来说不外乎是病邪作用于人体,引起了正邪斗争,破坏了人体的阴阳平衡,使脏腑的气机升降失常。这些具体内容,分别包括在前面脏腑一章以及后面辨证一章,这是因为藏象学说本身就包含着生理、病理的内容。所以这一节的三个内容,已分散在前面阐述,有一部分是后面辨证中的主要内容。因此,本节作为自学内容。

7 诊 法

　　诊法,是临床上调查了解病情的方法。通过这些方法,可以了解到病人的病史、症状、体征等材料,根据这些材料,进行分析、归纳,进一步提出辨证、立法、处方。所以,诊法既是搜集临床材料的一种手段,又是辨证论治的重要依据。

　　中医学的诊法,是在长期的医疗实践中逐渐累积而形成发展起来的,有着极为丰富的内容和不少独到之处,在中医学理论体系中,占有重要的地位。

　　人是一个整体,以脏腑为中心,以经络沟通内外。身体一旦发生疾病,局部的可以影响全身,全身的也可以反映在某一局部;内部可以牵连及外,外部的也可以传变入里。因此,人体某一病变的发生,无不体现整体的失调,中医的诊法,就是在这整体观念的理论基础上产生的。在临床上我们通过这种诊断方法所搜集的材料,运用脏腑理论,从整体观念来进行分析、归纳,找出其中的内在联系,从而做出正确的诊断。所以,中医的诊法,充分显示了整体观念,这是中医诊法的特点所在,或者说是独到之处。

　　在具体方法上,根据"有诸内必形诸外"的原则,主要是运用视觉、听觉、触觉以及询问的方法,通俗叫做"四诊"。

　　(1)什么叫"四诊":四诊是指望、闻、问、切四种诊察疾病的方法。

　　望诊:是运用医生的视觉观察病人全身和局部的情况。

　　闻诊:是运用医生的听觉和嗅觉,来听病人的声音和嗅气味的变化。

　　问诊:即医生询问病人的病史、现在症状,治疗经过等情况。

　　切诊:即医生用手触按病人的脉象,体表等异常的表现。

　　诊法就是运用这四种方法,来对病人进行周密的调查和细微的观察,广泛地搜集临床资料,从而为辨证提供依据。

（2）四诊之间的关系：由于疾病反映于外的症状和体征，是表现在各个方面的，有的是表现在神态方面，有的是表现在呼吸、声音等方面，有的是表现在脉象、舌苔等方面，还有很多是病人的自觉症状等。望、闻、问、切，就是从四个不同的方面来进行临床资料的收集，但是尽管疾病的表现反映不同，但其病变的实质是同一的，因此，望、闻、问、切，虽然内容不同，各有其作用，但它们之间是相互联系，不可分割的。只有从四个方面进行全面的观察，才能全面、正确地收集资料，这种四诊相互联系的诊断方法，就叫做"四诊合参"。任何过分地强调某一种诊法的重要性、特殊性，而忽视其他诊法，或者以一诊来代替四诊的做法，都是片面的、不可信的。特别是仅凭切脉来诊断，那是故弄玄虚，提高自己身价的坏习气，应予摒弃。

上述的四诊方法，限于当时的历史条件和科学技术的水平，还不可能像现代医学那样充分利用科学知识和精密的仪器，因此，还存在着指标不具体、不明确，容易相互混淆等等不足之处，这就提示我们，在继承发扬中医学这一宝贵遗产的时候，必须与现代医学结合起来，使疾病的诊断提高到一个新的水平。

117

7.1 望　诊

望诊，是运用医生自己的视觉，对病人进行有目的的观察，从而获得有关病情的一种诊断方法。

为什么望诊可以诊断疾病呢？

中医学认为"有诸内，必形诸外"，人体是一个有机整体，人体内部发生病变必然会反映到体表上来，发生神、色、形、态等方面的异常变化，因此，通过医生的视觉，对病人进行有目的的观察，可以测知机体内脏气血阴阳的盛衰情况。《灵枢·本脏》："视其外应，以知其内脏，则知所病矣"。

望诊的内容，主要包括望全身、望局部和望舌、望排泄物等方面。

7.1.1 望全身情况

望全身情况,主要包括望神、色、形、态四个方面:

(1)望神:什么叫神?概括起来有两个概念:一是指人的精神、意识、思维活动,又称为"神明"或"神志"。如"心主神"、"脑为元神之府"等就是指的这种神而言。二是指人体生命活动的外在表现,一般又叫"神气"。所谓"精神"、"神气",即指此神而言。这里望神,主要是指后一种概念而言。

因为神是以精气作为物质基础的。《灵枢·平人绝谷》:"神者,水谷之精气也。"通过人的精神活动,意识状态,面目表情,语言声调,反映能力等方面表现出来。因此,观察神的表现,就可以了解内脏精气盛衰的变化,从而推测病情的轻重变化和预后。在《内经》中是非常重视神的,如《灵枢·天年》:"得神者昌,失神者亡"。

望神,主要以望两目、精神、神识三方面为主。一般来说,

两目灵活,明亮有神 ⎫
精神充沛,振作 ⎬ 有神
神识清明不乱,动作协调,反应灵敏 ⎭

两目呆滞,目黯无光 ⎫
精神萎靡不振 ⎬ 无神
神志昏蒙,反应迟钝 ⎭

有神,又叫"得神",表示正气未伤,脏腑功能未衰,虽有邪气,病亦浅轻,预后良好。

无神,又叫"失神",是正气不足,或邪气过盛,正不胜邪的反映,或津血耗伤,正气衰竭的表现,病情较重,如果治疗不当,预后较差。《灵枢·天年》所说的:"得神者昌,失神者亡",就是这个道理。

其他如神识恍惚、目视不明的,多为气阴将退的重证,多见于病重垂危阶段;神昏谵语,手足躁扰不宁的,多为邪热内炽的火热证,多见于外感热病,火邪入心的阶段;神志昏迷,循衣摸床,撮空理线(神昏所出现的无意识的动作),两目呆视的,多为邪盛正衰,神气将

118

亡的先兆;目眶忽陷,肌肉瘦削,皮肤干瘪无弹性的,多为水津竭绝之象,可见于严重脱水。

临床望神,还必须注意一种伪象,须与真"有神"相鉴别。这种现象多见于重病之后,病人突然一反平时的病态而出现某些似乎"有神"的假象。如原来精神极度衰弱,意识不清,而猝然精神转"佳",意识清楚;或本来面色晦黯不泽,突然颧红如妆;或原本语言低微,时断时续,不思饮食,突然转为语言流利,思想饮食,或多饮多食等等。这些现象都是"阴阳离决,精气乃绝",形将死亡的预兆,一般叫做"回光返照"或"残灯复明"。

(2)望色:望色主要望病人面部的颜色,因面部血管丰富,最能反映脏腑气血盛衰的情况,故有"头为诸阳之会"的说法。

望色的内容,主要包括颜色和光泽两方面。颜色分青、黄、赤、白、黑五色,由于中医学理论是以五脏系统为主体,所以将五色分属于五脏,称为五脏之本色。如心色赤,肺色白,脾色黄,肝色青,肾色黑。《灵枢·五色》:"以五色命脏,青为肝,赤为心,白为肺,黄为脾,黑为肾"。这种五色的分类法,临床上对某些病证有一定的意义,如目眶发青,是肝风的先兆;心火亢盛,面色发红;慢性消化不良的病人,面色萎黄;蝴蝶斑,是肾虚血瘀,但并不是绝对的。

光泽主要反映了人体精气的盛衰,即前述有神、无神。一般来说,病人面色鲜明有光泽、荣润的,说明病情轻浅,精气未衰,预后较好;若面色晦黯无光彩,枯槁的,说明病情很重,精气已伤,预后较差。

望色与望光泽两者必须结合起来,叫做"色泽",即指颜色的润泽、鲜活或晦黯枯槁。

我国人民正常的色泽应是微黄红润而有光泽,它是脏腑气血的外荣,称为"常色"。病人表现出的不正常的色泽,称为"病色"。

病色的不同变化,常为不同病变的反映。

1)白色:主虚证、寒证,或失血。

白色是气血不能充盈脉络的表现,因此,寒凝血滞,气血虚弱,都可出现面色苍白。所以,白色主虚证,多属寒盛或气血不足的反映。例如阳虚证,推动血液运行无力,阳虚水气不化,多见面色苍白而又浮肿;血虚证,血少不能上荣,面色淡白,面容消瘦;表寒、里寒证,面色多白,这是由于寒主收引,经脉收缩的缘故。此外,在外感热病发展过程中,突然出现面色苍白,出冷汗,多属阳气将脱的虚脱证,可见于感染性休克。

2)黄色:主虚、湿证。

脾虚不能运化,水谷精气不能充养肌肤,肌肤精气不足,肌肤本色毕露,或水湿不化,湿邪滞留肌肤,则反映出萎黄枯槁无光泽的颜色。如脾胃气虚长期消化不良,营血不能上荣,多见面色淡黄,枯槁夭泽,称为"萎黄"。寄生虫病患者,外感湿邪的表湿证,湿热病等,面色多黄滞枯槁;脾气虚衰,湿邪内阻,水湿不化,面色黄而虚浮,称为"黄胖"。最明显的是湿热熏蒸,身面均黄的黄疸,黄色鲜明的属湿热,黄色晦黯的属寒湿。

3)赤色:主热。这是因为血热妄行,皮肤脉络血液充盈的缘故。

赤色主热,有实热、虚热的不同。实热面色常满面通红,常见于外感热病高烧时;虚热而红,多在久病后出现,且多见于午后,位于两颧部,如肺结核后期。此外,还有一种面红娇嫩鲜艳,浮于肌表游移不定的,这是真寒假热,阳浮于上的"戴阳"证。

4)青色:主寒、痛、瘀血、惊风。

青色是经脉阻滞,气血不通的现象。寒则气血凝滞,故色青;经脉气血不通,不通则痛,故又主痛;瘀血为气血凝滞所致,故又主瘀血。青为肝色,故又主惊风。

如风寒骨节疼痛,里寒腹痛,疼痛剧烈时,都可见面色苍白而青。此外,面色青灰,眉间青紫,多为内有瘀血,见于心气不足,心血痹阻;小儿高热,鼻柱、眉间以及唇四周出现青色,多为将发惊风之征兆。

5)黑色:主寒、主痛、水肿、肾虚。

黑色是阳气虚衰,气血郁滞的重证。阳衰阴盛,阴盛则寒,寒则气血凝滞,凝滞不通则痛;阳虚气化不利,水气内停,肾为阳气之根,故肾虚,阳虚,寒,痛,水肿等,皆能见到黑色。如水肿病的面色黧黑,久病肾虚,肾虚水泛的水饮病(慢性肾上腺皮质功能减退等)常见目眶周围黯黑。又如蝴蝶斑,常因肾虚血凝所致。

(3)望形体:形体指人体的外形,形体内应五脏,故五脏病变,也常反映到形体,使形体发生变化。

望形体,最明显的是形之肥瘦。病人形体肥胖,多属阳虚而有痰湿,这是阳虚气血周流迟缓的缘故,或阳虚水湿不化而有湿痰;形体消瘦,多属阴虚有火,这是阴虚精血不能营养肌肉所致。后人有"形盛气虚","肥人多痰,瘦人多火"等说法。《素问·脉要精微论》说:"头者,精明之府,头倾视深,精神将夺矣;背者,胸中之府,背曲肩随,府将坏矣;腰者,肾之府,转摇不能,肾将惫矣;膝者,筋之府,屈伸不能,行则偻附,筋将惫矣;骨者,髓之府,不能久立,行则振掉,骨将惫矣。"

此外,如形瘦大肉已脱(骨瘦如柴),为精气衰竭的征象,肌肉发胖,按之没指,是水湿渗入肌肤的水肿证。

(4)望姿态:由于疾病的性质不同,其表现的动静姿态也不一样。如病人卧时蜷缩成团,多为阳虚或有剧痛;卧时仰面伸足,手足躁动不安的,多为阳盛实热;眼睑、口唇或手足指趾不时颤动,见于外感热病的,是动风发痉的预兆,见于虚损久病,多属气血不足的虚风,四肢抽搐,突然昏倒,多见于风病,如癫痫。手足拘挛,屈伸不利,可见于风寒湿痹。若一侧手足举动不遂,麻木不仁,叫半身不遂,是中风偏瘫,可见于脑血管意外。足膝软弱无力,活动不灵,是痿证。

疾病是复杂的,其表现的姿态也是各式各样的,但总有一个原则,这个原则就是"阳主动,阴主静"。所以凡属阳证,包括热证、实证,其姿态多表现为动而不安;凡属寒证、虚证,其姿态多表现为静而安卧。

7.1.2 望局部情况

病变反映于体表局部的变化,是非常复杂的,这里仅举其常见的,详细的见于今后临床具体病证。

(1)头与发:头:头为诸阳之会,精明之府,所以五脏的病变,常多反映于头部。望头,主要观察头的形状及动态。例如久病头项不能抬起,多属精气竭绝之危证。精气根源于肾,肾主先天,先天竭绝所致。小儿头形过大或过小,伴有智力发育不全,多见于先天不足,肾精亏损。小儿囟门下陷,多属先天不足,或阴液亏损(脱水)。囟门高突,多属邪热内炽。属热属实。囟门不闭,多属虚证,见于脾胃两亏,发育不良。无论大人、小儿,凡头摇不能自主的,皆为风证。

发:看质和色的变化。发稀疏易落,或干枯不荣——精血不足之证。突然出现片状脱发——血虚受风。年少发落——不是肾虚,即是血热。

(2)目:目为肝窍,五脏六腑之精气皆上注于目,因此,望目的异常,可测知五脏的病变,特别是肝的病变。总的情况是,目开而欲见人的属阳证;目闭而不欲见人的属阴证。具体的如:目赤红肿,多属肝经风热(外感病),或肝火上炎(内伤病);白睛发黄,多为肝胆湿热引起的"黄疸";目眦(眼角)溃烂,多属湿热;眼睑浮肿,状如卧蚕,为水肿,多见于风水证;眼窝下陷,见于大汗、大吐、大泻之后,多为津亏与脱水。目睛上视、斜视或直视,多属肝风;小儿睡眠露睛的,多属脾虚,气血不足;疾病后期,见瞳孔散大,多属精气衰竭,神气亡散的危急重证。

(3)耳:耳为肾窍,又属于少阳经,为宗脉之所聚。望耳应注意耳的色泽及耳内情况。耳轮的色泽以红润为佳。如耳轮干枯焦黑,多属肾精亏损,精不上荣所致,属危证;耳背有红络,耳根发凉,多是麻疹先兆;耳内流脓水,病为脓耳或聤耳,多为肝胆湿热所致。

(4)鼻:鼻为肺窍,胃经之所过。望鼻主要是望鼻内和鼻的外形。鼻流清涕,属外感风寒;鼻流浊涕,则属风热;久流浊涕,而有脓腥味的,是鼻渊;由于感受外邪,或胆经郁热所致,鼻头或周围充血,或生红色血疹,名酒糟鼻,多属肺胃有热;鼻柱溃烂塌陷,常见麻风或梅毒。鼻翼煽动,多见于肺热,或肺胃精气衰竭而出现的喘息。

(5)唇、齿、咽喉:唇:唇为脾之外荣,望唇应观察其颜色、润燥和形态的变化。一般来说,唇色淡白,多属气血两虚;唇色青紫,多为寒凝、血瘀;唇色深红,则为热在营血。总之色白为虚,色青为寒,色红为热。口唇干枯皲裂,可见于外感燥邪,亦见于热炽伤津;口角流涎,多见于脾虚不摄,胃中有热,虫积,胃有停饮;口唇糜烂,多由脾胃湿热上蒸;口歪斜,则为中风;撮口或抽掣不停,为肝风内动,或脾虚生风;口开不闭,常见于脱证。

齿:齿为骨之余,肾生髓主骨,阳明经络于齿龈,故齿与肾、胃肠的关系密切,望齿可测知肾、胃的病变。如牙齿干枯不润,多见于高热伤津,胃津不能上润;牙齿干燥如枯骨,多为肾精枯竭,肾水不能上承;牙龈色白,是血虚的征象;牙龈红肿或兼出血,是胃火上炎;牙齿松动稀疏,齿龈外露,多属肾虚,或虚火上炎;睡中咬牙,或啮齿,常见于胃热或虫积。

咽喉:咽喉为肺、胃之通道,心、肾、肝、脾等经均络于咽,故其病变与许多脏腑都有关。咽喉红肿疼痛,为肺胃有热;红肿化脓,溃烂如腐渣,为热毒已盛;若红色娇嫩,不甚肿痛的,多属肾亏虚火上炎。咽喉白腐,形似白膜,刮之可去而不立即复生的,是肺胃有热;若刮之不去,重刮出血,且随之复生的,多是白喉,属肺热阴虚所致。

(6)皮肤:周身皮肤及面目发黄的,是黄疸病;皮下出现红色斑点,点大成片,平摊于肌肤上的,为"斑";形如粟米,高出皮肤的,为"疹"。斑疹多见于急性外感热病,如流脑、乙脑、麻疹、烂喉丹痧、猩红热等,是邪热侵入营血,迫之外溢,热毒外发的表现。

望斑疹,主要是望斑疹的色泽和形态。一般以红润鲜明,分布均匀,疏密适中为顺;以晦黯不鲜明,分布疏密不均,或见而即陷为逆。红色浅淡鲜活为毒轻,深红紫赤为毒重,黑而晦黯为毒极,预后

123

不良。形如豆瓣或红肿成片、成团,瘙痒难忍的,是风疹。形如粟米,搔痒溃破流脓水的,是湿疹。

7.1.3 望舌

望舌,又称舌诊,是望诊的重要内容,也是中医诊断疾病的重要依据之一。舌诊的历史,已很悠久,早在《内经》中就有记载,以后历代均有发展,特别是到了明清,温热学说的发展,不仅大大丰富了舌诊的内容,而且成为温热病辨证论治的重点内容。这里主要讲两个问题,其余的内容,同学们自学。

(1)望舌为什么能诊病:"有诸内,必形诸外",这是中医诊断学的理论原则之一,内在脏腑气血的活动变化,必然能反映到体表上来,因而观察体表组织器官的变化,就能推断内脏的病变。

舌是人体一个外在的组织器官,它与内脏有着密切联系。这种联系表现在下列三个方面:

1)舌为心之苗,又为脾之外候:舌与心气相通,是心脏显露于外的一个苗窍,故有"心开窍于舌"的理论。所以舌能反映心气、心血的盛衰,而且因为心藏血而主神明,是五脏六腑之大主,《素问·灵兰秘典论》说:"心者,君主之官也,神明出焉……故主明则下安……主不明则十二官危"。所以人体气血的盛衰,运行的情况,五脏六腑功能活动的情况,也能反映到舌上来。

口为脾窍,舌位于口内而司味觉,因此,舌与脾、胃的关系也很密切,脾胃为后天之本,后天之精的盛衰,关系到五脏六腑的功能活动,所以,不仅是脾胃的运化情况能反映到舌上来,就是五脏六腑功能的盛衰,也能反映到舌上来。

2)经络相联系:手太阴肺经,系喉咙,连于舌本;手少阴之别系舌本;足少阴之脉夹舌本;足厥阴之脉络于舌本;足太阴之脉连舌本,散舌下。经脉内系脏腑,又是气血运行的通路,所以人体脏腑、气血、津液的虚实,疾病的浅深轻重变化,都能反映于舌。

3)舌本身具有丰富的血液供应,舌黏膜薄而透明,乳头反应灵敏。因此,气血、津液、脏腑等生理、病理变化,就可以通过经络反映到舌上来。

上述舌与内脏三方面的联系,说明舌的变化与内脏是密切联系的,因而望舌的变化,就有助于疾病的诊断。

脏腑病变反映到舌上来,常有它一定的部位,这就形成了舌分部候脏腑的方法。古代分部候脏腑的方法,各家稍有出入。其相同的是:舌根候肾,舌中候脾胃,舌尖候心。所不一致的是肝与肺,有以舌尖部候心肺,舌边候肝胆,中心候胃,中心的周围候脾。

但一般认为是,舌根部、中部、尖部分作下、中、上焦。根部候肾,中部候脾胃,舌尖候心肺,舌边候肝、胆。

总之,舌分部候脏腑,在诊断上有一定的价值,但应结合具体情况,具体分析,不能过于机械地看待,还应将舌质和舌苔合参。

(2)舌诊的内容:舌诊的内容,主要包括舌质和舌苔两部分。一般来说,舌质主要反映脏腑的虚实,气血的盈亏,阴阳的盛衰;舌苔主要反映病位的表里浅深,病性的寒热、正邪斗争的消长。但疾病发生、发展、变化,常是人体脏腑、气血等与病邪交织在一起的,因而望舌,不能把舌质和舌苔截然分开,应当相互合参。

1)望舌质:舌质,是指舌的肌肉、脉络组织,又称"舌体"。望舌质,主要观察色、形、态三个方面。

望舌色:正常舌色:多呈淡红色,浅深适中,鲜活润泽。见于健康人,也可见于外感表证初期,或其他疾病,病情轻浅,机体一般情况尚好。病色:可分4种:

①淡白舌:舌色较正常舌浅淡,主寒证、虚证。主要是由于阳虚气弱,气血不足,不能荣于舌所致。临床常见的有两种情况:一是舌体稍肥大,舌面润泽,舌边有齿印,呈荷叶边样,多属阳虚有寒,常见于内伤病的阳虚证;如舌面润泽津多的,常为阳虚不能化水的现象,均可见于阳虚停饮或阳虚水肿证。二是舌体接近于正常,或略瘦小,舌面润而津不多,多属气血两虚。可见于血虚证。

②红舌:舌色深于正常,呈鲜红色,主热证。主要由于热则血

妄行,气血充盛脉络所致。红舌主热,但有虚热、实热之分。见于湿热证的:鲜红而不干——是里热虽盛,但津液未伤。鲜红而干的——是里热伤津。上两种外感病可见于阳明证及气分证,内伤病可见于心火上炎等证。鲜红而有芒刺的——是血分热盛,常见于湿热病的邪热入营分证。见于虚热证的,如鲜红无苔——是阴虚火旺,可见于结核病后期的肺胃阴虚、肝胃阴虚、心肾不交等证。现代医学所讲的急性感染、高热、中暑,以及细菌性心内膜炎等病,多见红舌。

③绛舌:舌色深于红舌,介于红舌与紫舌之间,常是红舌的进一步发展。主内热深重,邪热入于营血,亦有虚热、实热之分。实热证多见于外感热病,舌色纯绛的——温热病邪热入营的营分证,较上述红舌,热邪更甚。舌色深绛的——温热病邪热入血的血分证;绛而光亮——邪热入营血,胃阴已伤的证。虚热证的,多见于内伤病,阴虚火旺,久病的重证,绛而不鲜,干枯无津——肾阴已涸,阴液大伤。红舌与绛舌,据目前临床观察,多见于感染发热,烧伤和外科手术后的病人,但如癌肿晚期、甲状腺功能亢进、肝硬化腹水、结核病等亦可出现红绛舌。初步研究结果,红绛舌由于舌有炎症,使舌黏膜固有层毛细血管扩张充血所造成。

④紫舌:舌色青紫,或舌上有青紫斑块、瘀点,多属瘀血的征象。主病有寒热之分:绛紫色深,干枯少津,属热,多系邪热炽盛,阴液已伤,血气壅滞不畅之征,多见于外感热病,邪热炽盛的脱证。淡紫或青紫湿润,属寒,多因阴寒内盛,血脉瘀滞所致。可见于各种阳虚,阴寒内盛的危重病证。舌见瘀斑、瘀点,多为血瘀之证。临床常多见于缺氧、高烧、瘀血,如感染性休克、肺源性心脏病、胆囊炎、肝硬化等病。紫舌的形成,目前初步研究,认为主要与缺氧、门静脉及上腔静脉瘀血等因素有关。

总地来说,淡白舌多见于虚证;红绛舌多见于热证;青紫湿润为寒,干燥为热;色鲜明的正气未伤,晦黯的正气已伤;舌润的津液未伤,干燥的津液已伤。

2) 望舌形：舌形，指舌的形状，包括舌质的荣枯老嫩和形体的异常变化。荣枯老嫩：舌体明润为荣，说明津液充足；舌体干瘪为枯，说明津液已伤；舌质纹理粗糙，形色坚敛焦老为老，属于实证、热证；舌质纹理细腻，形色浮胖娇嫩为嫩，多属虚证、寒证。

舌形的异常变化有：

①胖大舌：舌体较正常胖大，为胖大舌，有胖嫩与肿胀之分。胖嫩：舌体胖大，舌质纹理细嫩，舌边常有齿痕，多属虚寒证，因为虚寒证多伤阳，阳虚津液不化，饮痰水湿阻滞，故舌胖嫩而色淡。如阳虚水肿，或阳虚停饮，多见此舌。肿胀：舌体肿胀满口，多属实热证。色深红的，多属心脾热甚，如重舌。色青紫而黯的，多见于中毒。

②瘦薄舌：舌体瘦小而薄，称为瘦薄舌。是阴血亏虚，津液大伤，不能充盈舌体所致。如色淡白的，多是气血不足，心脾两虚。色红绛的，多是阴虚火旺，津液耗伤；或由热盛伤阴，津液大伤，往往表明情况严重。这种情况，多见于外感热病，邪热深入的阶段。

③裂纹舌：舌面上有各种形状的裂沟，称为裂纹舌。多由于阴液亏损，不能荣润舌面所致。见于外感病的，多为舌色红绛而有裂纹，为热甚伤阴所致。见于内伤杂病的，多为舌色淡白而有裂纹，常是阴血不足，不能上荣舌所致。正常人，亦常有裂纹舌，这是生理现象，无诊断意义。

④齿痕：舌体边缘，见牙齿痕迹，甚者如荷叶样，即为齿痕舌。多因舌体胖大而受齿缘压迫所致，故齿痕舌常与胖大舌并见。

⑤芒刺：舌乳头增生肥大，高起如芒，摸之棘手，称为芒刺舌。主邪热过盛，且邪热越重，芒刺越多越大。舌尖有芒刺，多属心火亢盛；舌边有芒刺，多属肝胆火盛；舌中有芒刺，多属肠胃热盛。此外芒刺舌还须与舌色、舌苔合参。例如芒刺兼见舌质红绛而干的，多为阳盛伤阴；芒刺兼见黄燥苔或黑苔的，多为邪热盛极之候。

3) 望舌态：态，指动态，望舌态，即观察舌体运动的变化。正常舌态，是舌体柔软，活动自如。病态常见的有如下几种：

①强硬:舌体不柔软而强硬,活动不自如,屈伸不利,致使语言謇涩不清,多由于痰浊或瘀血阻络,或热邪炽盛,高热伤津所致。见于外感热病的,多属热入心包,痰浊内阻,或邪热炽盛,高热伤津,常见于温热病的高热之际。见于内伤杂病的,多为中风征兆。常与四肢麻木、半身不遂、口眼歪斜等症状并见。

②痿软:舌体软弱,伸卷无力,转动不便,称为舌痿。多属虚证,气血虚损,阴液亏损,筋脉失养所致。见于久病的,如舌质淡,为气血两虚;舌质绛的,是阴亏已极。见于新病的,舌质多红而干,是热灼阴伤。

③颤动:舌体不自主地震颤,多为风象,有虚风、实风之别。蠕为微动,舌色淡,见于高年或久病之后的,是血虚动风;翼翼而动,舌色红紫,见于外感热病的,是热极生风,或肝风内动。

④吐弄:舌伸长,吐露口外的为吐舌;舌时时微出口外,立即收回口内,抵口唇上下或口角左右,称为弄舌。吐弄皆属于心脾热甚,以小儿为多见,病情较严重。一般来说,疫毒攻心,正气将绝时,多见吐舌;心脾热甚,津血耗伤,血不荣筋,肝风将动,多见弄舌。实际上,弄舌亦属风象之一。

⑤歪斜:舌体伸出时,舌尖歪向一侧,称为歪斜,多是中风或中风的征兆,临床常见于中风或面神经麻痹。

⑥短缩:舌体短缩不能伸长,是谓短缩,多为危重病证的表现。舌淡湿润,或兼青紫的,多属寒凝经脉;舌伴苔腻的,多属湿痰内阻;舌红绛而干的,多是外感热病热甚伤津的危证。

(3)舌苔:舌苔是舌体表面产生的一层苔状物,形如地面阴湿所生的苔,故名。正常情况下,舌苔是胃气熏蒸所致,所以苔薄白是正常现象。病理性舌苔,是由于胃气夹内热、秽浊之气、痰饮、食积等上蒸的反映,所以观察舌苔的变化,有助于疾病的诊断。正如《形色外诊简摩·舌质舌苔辨》所说:"苔乃胃气之所熏蒸,五脏皆禀气于胃,故可借以诊五脏之寒热虚实也"。一般来说,舌苔的变化,常能反映出病变的部位,疾病的性质以及正邪斗争的情况。古人有"舌质候脏腑气血盛衰,舌苔候病邪盛衰"的说法,就是这个原因。

望舌苔,包括苔质和苔色两方面。

1) 望苔色:舌苔的颜色,一般可分为白苔、黄苔、灰苔、黑苔四种。

①白苔:主表证、寒证。白薄而润,多见于外感病初期的表寒证,亦见于正常舌苔。这是因为病犹在表,尚未传里,舌苔不起明显的变化。

舌淡苔白,常见于里寒证。

薄白而干,多为外感风热表热证的初起。

白厚而腻,多见于寒湿。痰饮、停食,如属寒者,亦可见白厚而腻苔。

白厚而干,多见于里有湿邪,胃津不足。

白如积粉,满布舌上,扪之不燥,是由于外感秽浊之邪,热毒内盛所致,常见于瘟疫,亦可见于内痈。

白苔是临床最为常见的一种舌苔,其他颜色的舌苔,常都由白苔转化而成。

②黄苔:主里证,热证。黄苔为邪热熏灼所致,故主热证。一般来说,邪热越重,黄色越深,淡黄为微热,深黄为热重,焦黄为热结。

薄黄而润,是表邪开始化热入里,津液未伤,或温热病的初起。

深黄而干,是里热炽盛,津液已伤。凡里热证,黄苔常与舌红绛并见。

厚黄而腻,是里有湿热或食积。

苔黄滑润,见于舌淡胖嫩者,为阳虚水湿不化。

③灰苔:主里热证,亦见于寒湿证。灰色即浅黑色,常可发展为黑苔,亦即浅者为灰,深者为黑。可由白苔转化而来,也可与黄苔同时并见。

苔灰而润,则多为寒湿内阻,或痰饮内停。

苔灰而干,多属热炽津伤,亦可见于阴虚火旺。

④黑苔:黑苔多由灰苔或焦黄苔发展而来,常见于疾病的严重阶段。主里证,主内热盛极,又主里阳虚寒盛。

主寒主热之分,在于黑苔的润滑与燥裂。苔黑而燥裂,甚则生芒刺的,多为热极津枯;苔黑而滑润,多属阳虚寒盛。

临床上灰苔与黑苔,须注意与染苔的鉴别。如食乌梅可将苔染黑。

2)望苔质

①厚薄:透过薄薄的苔,能隐约见到舌质的,为薄苔;不能见到舌质的,为厚苔。

薄苔主表证,多见于表证初起,病邪轻浅,如外感表寒证的薄白苔,表热证的薄黄苔。

厚苔主里证,见于外感热病的,为邪已入里,如伤寒的阳明证,温病的气分证,苔黄而厚,甚则黄厚焦干。见于内伤杂病的,是里有积滞,湿痰,如伤食、痰饮病等。

由于薄苔皆主表,厚苔主里,所以观察舌苔薄厚的变化,能了解病邪的轻重和病情的进退。舌苔由薄变厚,表示病邪由表入里,由轻变重;由厚变薄,表示邪气得以内消或外退,病情由重变轻。

②润燥:舌苔润泽,是津液上承之征,所以观苔的润燥,能测知津液的荣枯。

舌苔干燥,望之枯涸,扪之无津,称为燥苔,如粗糙刺手的,又称为糙苔。燥苔和糙苔都是津液亏竭,不能上承所致,两者是欠津的程度不同所致,多见于热盛伤津,或阴液亏耗的病证。如大承气汤的苔焦黄糙裂,但也有因阳气虚不能化津上润而苔反燥的,如消渴证,五苓散证,但苔干而不黄,多为白干苔。

苔面有过多水分,扪之滑利而湿,称为滑苔,水分更多的叫水滑苔。多是水湿内停之征,如饮停胃脘,可见水滑苔。

在病变过程中,舌苔的燥润,可以互相转化,如由燥苔转润,是热盛伤津,病势渐退,津液渐复之征;如由润转燥,则为热势加重,津液已伤,或邪从热化。

③腻腐:苔质致密,颗粒细腻,擦之难去的叫腻苔,是湿浊上蒸,阳气被阴邪所抑所致,故多见于湿浊、痰饮、食积等证。黄腻者属热,白腻者属寒,如湿热则见黄腻,寒湿则见白腻苔。

苔如腐渣,颗粒较大,枯软而厚,如豆腐渣堆铺舌面,刮之易脱的,叫腐苔,是胃中腐浊之气,随胃气上蒸所致。常见于食积、痰浊等病。

④剥落:舌苔块状脱落,脱落处光滑无苔,边缘清楚,称为"花剥苔"。多见于虚证,多属胃的气、阴不足所致。如为腻苔花剥的,则为痰湿未化,正气已伤的现象。

舌苔全部剥落,不再复生,以致舌面光滑如镜,叫"镜面舌",是胃阴枯竭,胃气大伤的表现。

⑤有根无根:有根苔,舌苔坚敛而着实,紧贴舌面,刮之不去,舌与苔如同一体,苔象从舌里长出来的,又叫"真苔"。多为实证热证,表示有胃气。

无根苔,舌苔不着实,似浮涂在舌上,刮之即去,不象从舌上生出来的,又叫"假苔",多见于虚证、寒证,表示胃气已虚。察舌苔之有根无根,对辨邪正虚实、胃气的有无,有重要的意义。

总之,观察舌苔的厚薄,可知邪气的浅深;舌苔的润燥,反映津液的存亡;舌苔的腐腻,可知脾胃的湿浊;舌苔的剥脱,可知胃气阴的虚实;舌苔有根、无根,可辨邪正虚实。

7.1.4 望排泄物

排泄物主要包括痰饮、呕吐物,大小便。望排泄物主要是观察它们的颜色、形状及质的变化。

一般来说,凡排泄物清而稀白的多为寒证、虚证;凡黄浊稠黏的多为热证、实证。

(1)望痰饮:咳吐浊稠的为痰,清稀的为饮,临床上多痰饮并称。

白而清稀的为寒痰,黄而稠黏的为热痰,质清多水泡的为风痰,白滑易咳出且量多的为湿痰,痰少而黏不易咳出的为燥痰。咳吐带血米粥状,其味腥臭的为脓血痰,见于肺痈;咳唾涎沫,口张气短的,多是肺痿。

（2）望呕吐物：呕吐物清澈无臭味，喜热饮的为寒呕（胃寒证）；呕吐物稠浊有食酸臭味，喜冷饮的，属热呕（胃热证）；呕吐痰涎，口干不欲饮的，多属痰饮；呕吐未消化食物，有酸腐味的为宿食（伤食证）；朝食暮吐，暮食朝吐，无臭味的，为反胃；吐物有脓血有腥臭味的，多是内痈。

（3）望大便：大便燥结而秽臭的多属实热证；大便稀溏，甚则完谷不化的，多属虚寒证；大便色黄如糜状而恶臭的，是肠中有热；大便有不消化食物残渣呈酸腐臭味的，为伤食证；大便有脓血又见里急后重的为痢疾或慢性非特异性结肠炎，无里急后重的为肠痈；大便色黑如柏油的，多是瘀血证，先便后血且血色黑褐的是远血（直肠息肉），先血后便的且血色鲜红的是近血（痔疮、肛裂）。

（4）望小便：清长无腥臭味属寒证，短赤而腥臭，属热证；尿血属热在下焦（尿频短涩淋沥刺痛），尿如膏状的为膏淋（肾虚、湿热、气化不利，不能制约膀胱）；尿有砂石的为石淋（湿热煎灼尿液，日积月累，尿中杂质结而成石）。

（5）望小儿指纹：指纹是指浮露于食指内侧而可见的络脉，因其也是手太阴肺经的分支，故望小儿指纹与成人诊寸口脉有相似原理和临床意义。

由于小儿寸口脉短小，三部九候不易分辨，而指纹却比较清晰。同时小儿切脉不易合作，望指纹较方便，故幼儿采用望指纹法。望指纹适用于三岁以下的婴幼儿，较大则指纹不显。

小儿指纹分风、气、命三关。即食指第一节部位为风关，第二节为气关，第三节为命关。

望指纹主要是观察颜色、形态（包括指纹粗细、所在部位及纹络方面）的变化。

正常指纹 ─── 颜色 ── 淡红、微黄
正常指纹 ─── 形态 ── 指纹粗细适中，隐现于风关之内

```
        ┌ 鲜红——外感表证
     颜色┤ 紫红——主热
        └ 青色——主惊风、主痛。青兼紫黑——血脉闭阻,病危
病态
指纹        ┌ 指纹粗细┌ 纹细色淡属正虚
     形态┤        └ 纹粗色深属邪实
                 ┌ 见于风关——病轻浅
        └ 纹络变化┤ 见于气关——病较重
                 │ 见于命关——病更重
                 └ 透关射甲——病危
```

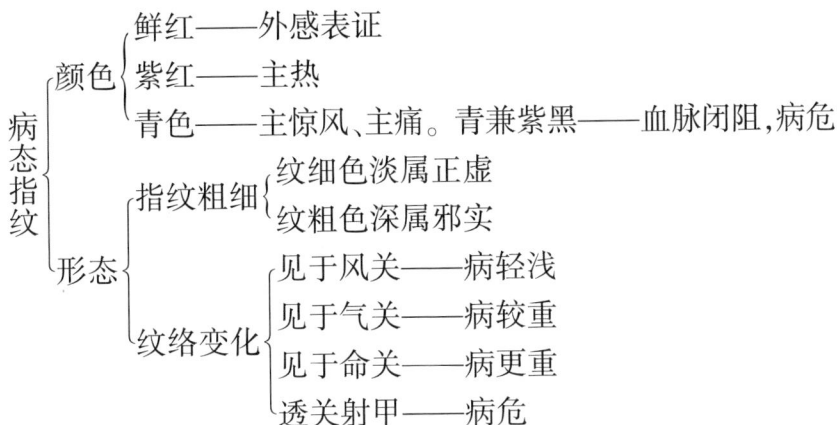

望指纹的方法:抱小儿向光,医生用手握小儿食指,以右手大指用力适中从命关向气关、风关直推数次,指纹愈推愈明显,便于观察。

7.2 闻 诊

闻诊,包括闻声音和嗅气味两个方面。闻声音,是听病人的语言、呼吸、咳嗽、呕吐、呃逆等声音的变化。嗅气味,是嗅病人口气、排泄物的气味变化,这都是运用医生的听觉和嗅觉来诊断疾病的方法。

7.2.1 闻声音

(1)语言:病人多言语,声高有力的,多属实热;少言语,声音低微或断续不继的,多属虚寒。这是因为实热病阳盛气实,虚寒病阳衰气虚的缘故。例如咳喘病的声高息涌,气虚证的低微懒语。此外,如神识不清,语无伦次,声高有力的叫“谵语”,因其常与神昏同见,故又称“神昏谵语”,属实证,多见于外感热病热入心包。精神衰疲,语言重复,不相接续(唠唠叨叨)的叫“郑声”,属虚证,为神气大伤,心气内损(《难经》:言为心声)。《伤寒论》:“实则谵语,虚则郑声”。

自言自语,喃喃不休,见人便停止的,叫"独语"。这是心气不足,病情危重。慢性病后期,常见此情况,并常伴有幻觉,如遇已故人等,故有"独语如见鬼状"的说法。声哑失音,见于新病的,多属外感、肺气不宣,见于久病的,多是肺肾阴虚,小儿阵发尖声惊叫,表情惊恐的,多是惊风;睡中啮齿为胃肠有积滞或寄生虫。

(2)呼吸:呼吸气粗的,属热属实,常见于外感热病;呼吸气微的,属虚证,常见于内伤久病。呼吸困难,张口抬肩,不能平卧的是喘证;呼吸急促,喉中痰鸣如水鸡声的是哮证。呼吸短促不能接续的,叫"短气",见于虚证的为宗气不足所致;见于实证的为胸中阻隔,气道不利。呼吸微弱无力,不足以息的叫"少气",为气虚证,同上短气属虚的概念。

(3)咳嗽:咳声重浊的是实证,如感冒咳嗽及痰浊阻肺;咳声无力,声低气怯的是虚证,常见于久病肺虚。咳嗽阵作,咳时气急,连声不促,终止时作鸡鸣样语言的,是顿咳;咳如犬吠声的,多是白喉。

(4)呕吐:有声有物叫"呕",有物无声叫"吐",有声无物叫"干呕"。凡吐势徐缓,声音低微无力,多属虚寒;如吐势较猛,声音响亮有力的,多为实热。

(5)呃逆:气逆上冲咽喉,发出一种不自主冲击声,其声呃呃,连续不断,故称"呃逆",又称"哕",俗称"打嗝"。一般呃逆,多为一时性的胃气上冲,或咽物匆促,或食时风寒入胃所致,不治自愈。若呃声不断,声高而短,响亮有力,多属胃实热证;若呃声低而长,微弱无力的,多属胃虚寒;若见于久病之后,呃声低微,不能上冲咽喉而出,半日始呃一声的,是胃气衰微的危证。

总的来说,凡病人语言、呼吸、咳嗽、呕吐、呃逆等声音重浊,响亮,调高,气粗,有力的都属实证;凡声音较清,细弱,调低,气微,无力的多属虚证。

7.2.2 嗅气味

(1)口气:口有臭气,多属消化不良,或有龋齿;口出酸臭气的,是胃有滞食;口出臭秽气的,是胃火炽盛,或肝胆实热,如慢性胆囊炎感染;口出腐臭气的,多是牙疳(坏死性牙龈炎)或内痈。

(2)痰涕:咳吐脓痰,或夹血,有腥臭味的,是肺痈。鼻出臭气,流浊涕经常不止的,是鼻渊(副鼻窦炎)。

(3)大小便:大便臭秽为热,清稀无臭气的是寒;小便腥臭,多为湿热下注。矢气奇臭的,多是消化不良,夜食停滞。

(4)带下:色黄而臭的,是湿热;色清而稀,无臭味的,是寒湿或肾虚。

7.3 问 诊

问诊,是医生对病人或其陪诊者进行有目的询问病情的一种诊断方法。有关起病过程、治疗经过、平素体质以及既往病史、家属病史,特别是现在病人的自觉症状等,只有通过问诊才能了解,所以,问诊是诊断疾病的重要环节。

问诊,首先要抓主诉,因为主诉一般都是病人自觉痛苦的主要症状。然后围绕主诉,按辨证要求,有目的地询问,做到问诊与辨证结合起来。例如主诉是头痛,如起病突然,持续性疼痛,伴见恶寒、发热、咳嗽、鼻塞的,是外感风寒表证的头痛;如果是头痛日久,绵绵不休,时轻时重,伴见心悸、不眠、面白、舌淡的,是内伤病的血虚头痛。

问诊既要抓住重点,也要了解一般。没有重点,就抓不住主要矛盾,则会主次不分;如果不做一般了解,又容易遗漏病情。

问诊的内容,除了年龄、性别、籍贯、婚姻、职业、住址等一般情况外,现在症状是辨证的主要依据,故将症状的主要询问内容,简介于下。

7.3.1 问寒热

寒热,即恶寒发热,是较为常见的症状。

病人感觉怕冷,加衣被或近火取暖仍觉寒冷的,称为恶寒。如怕冷,甚至手足发凉,加衣被或近火取暖而有所缓解的,称为畏寒。病人发病时间有规律的,一日一次的,称为潮热。如胸中烦热,并见于手足心热,称为五心烦热;如自觉骨蒸发热,而肌肤不热的,称为骨蒸劳热。

疾病的恶寒发热,有同时并见的,有单独出现的;其寒热,也有不同的特点,以及不同的兼证等。问清这些情况,有助于辨别各种不同的证候,现将常见的寒热证分述于下。

(1)恶寒发热同时并见 新病初起,恶寒与发热同时并见,多见于外感表证,故有"有一分恶寒,即有一分表证"的说法。由于外感表证有属于风寒与风热的不同,因而其恶寒发热的轻重及其兼证也不相同。

恶寒重发热轻,这是风寒表证的特征。因为寒邪束于表,卫阳被伤,故恶寒重;卫阳被寒邪郁闭,不得宣泄,故无汗而发热;寒性收引凝滞,经脉凝滞不通,故除伴见无汗外,还伴见头身疼痛而脉浮紧等症状。

发热重而恶寒轻,这是风热表证的特征。因为风热为阳邪,阳邪在表故发热重。病属表证,故微恶寒。阳主疏泄,腠理开泄,卫外不固,所以汗出,汗出则腠理疏,故微恶风。因其为风热阳邪,而又汗出,故常伴见口渴,脉浮数等症。

表证发热恶寒的轻重,不仅与病邪的性质有关,而且与正气的盛衰也有关系。如邪轻正衰——恶寒发热常较轻;邪正俱盛——恶寒发热多较重;邪盛正衰——恶寒重而发热轻。

(2)但寒不热:临床常见有两种情况,一是畏寒肢冷,蜷卧,喜着衣被,面色苍白,是阳虚里寒证。因阳虚不能温煦所致,亦即"阳虚则寒"。二是寒邪直中脏腑,阳气被伤,也可见畏寒,或病变部位冷痛,亦即"阴盛则寒"。如寒邪直中胃肠的畏冷,脘腹冷痛,肠鸣腹泻。

(3)但热不寒:发热不恶寒而但恶热,临床常见的有下列几种。

1) 壮热：特点为发热,不恶寒而反恶热,肌肤灼热。伴见口渴、多汗、苔黄脉数。本证多由风寒表证,或风热表证入里化热而成;亦有直接发生的,即风热之邪直中于里而形成的。如伤寒的阳明经证,温热病的气分证。

原因：邪热入里,正盛邪实,里热炽盛,阳热内蒸,即"阳盛则热"。

2) 潮热：发热如潮有定时,一般多在下午。临床常见有三种情况：

①阴虚潮热：午后或入夜低烧,一般不超过38℃,因下午阴气升,阴虚不能制阳,故热多见于午后。特点为五心烦热,甚至有热自深层向外蒸发的感觉,故又称为"骨蒸潮热"。常伴见盗汗、颧红,口咽干燥不欲饮,舌红脉细数等症状。如肺结核、慢性胆囊炎等病。

原因：阴虚生内热。

②湿温潮热：身热不扬,午后热甚,多伴见胸闷呕恶,头身困重,大便溏薄,苔腻等症状,常见于温热病的中焦湿热证。

原因：湿遏热伏于中焦脾胃,湿性腻滞,热难透达。

③阳明潮热：日晡时热甚,故又称"日晡潮热",伴见腹满拒按,大便燥结,手足汗出,舌苔黄燥,甚则生芒刺等症状,见于阳明腑实证。

原因：邪热结于阳明胃肠,日晡为阳明气旺时,故热甚。

3) 长期低烧：发热日期较长,而热度仅较正常体温较高,一般不超过38℃。亦有病人自觉发热,而体温并不高的。长期低烧的病机很复杂,这里仅介绍"气虚发热"。

气虚发热,热势缓慢伴有汗出,有时有轻微的恶寒感觉。劳倦则甚,并伴见面色㿠白,食少乏力,短气懒言,舌淡脉虚等症。

原因：①气虚及血,血虚而热;②气虚,阳气外浮。

(4) 寒热往来：恶寒与发热交替而作,即恶寒时不发烧,发热时不恶寒。多属邪在少阳。

①少阳证：邪在半表半里,冷一阵,热一阵,频繁发作,伴见胸胁苦满,口苦,咽干,目眩,不欲饮食等症。

原因：邪气既不在表,又不在里,正邪交争,两不相下的表现。

137

②痢疾:寒战与壮热交替,发有定时,一日一次或二三日一次。

原因:疟邪伏藏于半表半里之间,入与阴争则寒,出与阳争则热,故其病先寒后热,休作有时。并伴有头痛、汗出热退,持续反复,经久不愈。

7.3.2 问汗

出汗的机理:《素问·阴阳别论》:"阳加于阴谓之汗",《灵枢·决气》:"腠理发泄,汗出溱溱,是谓津。"出汗还关系到汗孔的启闭,汗孔是卫气所司,所以卫气郁而外泄,可出汗;卫气不能固表,腠理不密,可出汗。因此,导致出汗的原因很多,如阳盛、气虚,阴虚等都能出汗,因而出汗可见于各种病证。

(1)表证辨汗:表证无汗,多属外感风寒的表实证。如伤寒表实证,因寒主收敛,使腠理致密,汗孔闭塞所致。

表证有汗,多属外感风邪的表虚证。如太阳中风。外感风寒以及卫气虚而复感外邪的表证。因风性开泄,热性升散,风热在表,腠理疏松而汗出。

(2)自汗:经常汗出,活动后更甚。若与身疲、气短、乏力等并见的为"气虚自汗";若再见形寒怕冷的,为"阳虚自汗"。这是因为气虚卫外不固所致,因动则生阳,故活动后则更甚。

临床还须辨五脏,如肺气虚、心气虚、脾气虚等都可见气虚自汗;脾阳虚,心阳虚,肾阳虚,也都可见阳虚自汗。

(3)盗汗:入睡汗出,醒则汗止,叫"盗汗",多属阴虚,故又称阴虚盗汗。这是因为阴虚则阳亢,阳热亢盛,蒸发阴津而为汗。其所以入睡汗出,是因为入睡后,阳不入阴所致,故常与潮热、骨蒸、五心烦热、失眠、颧红、口咽干燥等症并见。临床上肺阴虚、肾阴虚、心阴虚等均可见到。

(4)大汗:汗出量多,如淋如雨,其病有实热、里虚的不同。

汗出蒸蒸,并见高热不退,烦渴饮冷,脉洪大等症,是阳热内盛,迫汗外泄的实热证,如阳明经证、气分证等。

大汗淋漓,伴有呼吸喘促、神疲气弱,四肢厥冷,脉微欲绝等症,则为阳气外亡,津随阳泄的亡阳证。这种汗称为"绝汗",又叫"脱汗"。此外,还有亡阴证的大汗。

(5)战汗:先见全身战栗而后汗出的,叫做"战汗",是温热病邪正斗争病情发展过程中的转折点。如汗出热退,脉静身凉,是邪去正安的转好现象;如汗出而烦躁不安,脉来疾急,为邪胜正危的危候。

(6)头汗:但头汗出,有虚实的不同。见于实证的:①上焦邪热熏蒸,伴见烦渴、苔黄、脉浮数等症。②中焦湿热郁蒸,伴见身重倦怠,小便不利,苔黄腻等症。见于虚证的:①见于大病之后,或老年人气喘的头额汗出,则多为气虚不摄所致。②重病末期,突然额汗大出,则是虚阳上越,阴虚不能附阳,阴津随气而脱的危象。

(7)半身汗:半侧身体出汗,或左、或右、或上、或下。其原因有二:一为风痰或风湿阻滞经脉,致使经脉中气血运行不周;二是营卫不周,气血不和所致。

半身汗出,常为中风、偏瘫的预兆。正如《素问·生气通天论》说:"汗出偏沮,使人偏枯"。

(8)手足心汗:手足心为手厥阴、足少阴两阴经所过之处。如手足心汗出过多,则为阴经郁热熏蒸所致。

7.3.3 问痛

疼痛发生的原因,总的来说,是经络闭阻,气血不通,"不通则痛"。引起经络闭阻的原因很多,如感受寒邪,或气滞血瘀,或痰浊凝滞,或虫积食积等。因虚也可以致痛,如气血不足,脏腑经脉失养,以致经脉拘急而痛。痛是临床常见的症状之一,可发生于各种部位。由于疼痛的原因不同,其疼痛的性质也不一样。

(1)疼痛的部位

1)头痛:头痛可分外感头痛和内伤头痛两大类,前者见于外感病,后者见于内伤病。

见于外感病的特点是:起病突然,不同于内伤头痛的起病缓慢;疼痛持续不休,不同于内伤头痛的时痛时止。外感头痛,又有风寒头痛,风热头痛和风湿头痛的不同。

头项强痛,上连头项,伴见无汗,恶风寒,或有发热,脉紧的——风寒头痛。这是因为太阳主一身之表,太阳经气所过,寒侵犯太阳经,太阳经气闭阻的缘故。

头痛而胀,伴见发热、有汗,脉浮数——风热头痛。这是因为风热之邪上壅,热则血妄行,气血上壅于头的缘故。

头痛沉重如裹,伴见周身骨节酸重,苔腻脉濡的——风湿头痛。因为湿邪闭阻清阳,而湿性重浊黏滞的缘故。

见于内伤病的,特点是:起病缓慢,时痛时止,有肝阳头痛,痰湿头痛,血虚头痛,气虚头痛等。

肝阳头痛,头晕而眩,伴有耳鸣、目眩等症状。这是肝阳上亢,气血上冲所致。

痰浊头痛,痛而昏晕,有沉重感,伴见胸闷、苔腻,脉滑等症。因痰湿中阻,清阳不升所致。

血虚头痛,隐隐而痛,绵绵不休,时轻时重,伴见面白苔淡,脉细无力等症。

气虚头痛,头痛而晕,绵绵不休,站立更甚,伴见乏力,自汗,脉弱等症状。因头为诸阳之会,气虚清阳不升的缘故。

2)胸痛:胸闷痛而痞满——多为痰饮;胸胀痛而走串,嗳气痛减——气滞;胸痛而咳吐脓血——肺痈;胸痛喘促而伴有发烧,咳吐铁锈色痰——肺热;胸痛、潮热、盗汗,痰中带血——肺痨;胸痛彻背,背痛彻胸——胸痹;胸前憋闷,痛如针刺刀绞,甚则面色灰滞,出冷汗——真心痛。

3)胁痛:胁肋胀痛,固定不移动,按之痛甚,呼吸咳嗽时加剧的,是饮停于里的悬饮证(渗出性胸膜炎)。胁肋胀痛,性急易怒,精神抑郁加剧的,是肝郁气滞。胁痛如刺,固定不移,舌质紫黯的,是瘀血内阻。

4)脘痛:疼痛隐隐,喜热恶寒,脉多沉迟的,是胃寒疼痛;反之,喜温恶热,口渴尿赤,苔黄脉数的,是胃热疼痛。

胃脘疼痛,按之痛减,或得食痛减并见倦怠少气的,是胃虚疼痛。胃脘痛如针刺,痛处不移,或有积块可扪,是血瘀疼痛。胃脘胀满而痛,嗳腐恶食的,是食积疼痛。

5)腹痛:痛在脐周围,喜温喜按,四肢发凉,大便溏泄的,是脾胃虚寒疼痛;痛胀拒按,大便秘结的,是腑实证疼痛;痛而胀,无定处,时减而复如故,揉按矢气则舒的,是气滞腹痛;痛处不移,痛如针刺,或有积块,按之痛甚,舌见瘀斑的,为血瘀腹痛;绕脐而痛,乍痛乍止,按之或有条索感,面部有虫斑,唇内有小碎点,大便有时带虫,或喜食泥、破布等异物的,是虫积腹痛。

6)腰痛:痛在腰脊,痛处发凉喜暖,遇气候变化加剧的,是寒湿疼痛;腰脊疼痛,绵绵不休,腿足酸软,不耐久立的,多属肾虚腰痛;腰痛在一侧,痛处不移,按之痛甚,转侧不利的,多是挫伤、瘀血疼痛。

7)四肢痛:四肢疼痛,包括关节、肌肉、经络,常见的有两种情况。一是风寒湿邪的侵袭,阻碍气血的运行,其痛多与气候变化有关;二是气血虚,不能达于四肢,或水谷精气不能达于四肢的疼痛,其痛多伴有气血虚的见证。

足跟疼痛,甚则连及腰脊的,多属肾虚。

(2)疼痛的性质:由于引起疼痛的病因,病机不同,故疼痛的特点也不一样。

1)胀痛:胀而且痛的多是气滞。如胃脘胀痛——中焦寒凝气滞;胸胁胀痛——肝郁气滞;头部胀痛——肝阳上亢,或肝火上炎,气血壅滞。

2)重痛:多属湿邪困遏气血。如四肢困重,或周身酸重疼痛的多属湿邪,如风湿在表,中焦湿热。头裹痛的,可见于表湿证,中焦痰湿证。

3)刺痛:是瘀血疼痛的特点之一。

4)绞痛:痛如绞割,多因有形实邪闭阻气机而成。如心血瘀阻的真心痛、蛔虫上窜的脘腹痛,石淋引起的小腹痛等等。

5)灼痛:痛有灼热感而喜凉的为灼痛,多由火邪所致。如痈疡未溃的红肿热痛。

6)冷痛:痛有冷感而喜热恶凉的为冷痛,多因寒邪阻络或阳气不足所致。如寒冷饮食伤脾胃之阳的脘腹冷痛,风寒痹证的关节冷痛等。

7)隐痛:疼痛并不剧烈,但绵绵不休,持续时间较长,一般多是气血不足,气血不荣所致。如血虚头痛、气虚头痛等。

8)掣痛:抽掣或牵引而痛为掣痛,多由筋脉失养或阻滞不通,经络拘急牵引所致。临床常见的有两种情况:一是肝主筋,故掣痛与肝病有关;二是寒客经络,经络牵引拘急。

7.3.4 问睡眠

睡眠多与"阳不入阴"及心主神明有关,《灵枢·口问》说:"阳气尽,阴气盛,则目瞑;阴气尽而阳气盛,则寤矣"。

张景岳云:"寐本于阴,神其主也。神安则寐,神不安则不寐","寐本于阴,阳入于阴,阴阳相交则神安,阳不入阴,阴阳不交则神不安而不寐。"睡眠的异常,主要有失眠和嗜睡两种。

(1)失眠:又称"不寐"或"不得眠",其表现有:①不易入睡;②睡而易醒不能再睡;③时时惊醒,睡不安稳,甚则彻夜不眠。其致病原因,常见的有两个方面:一是阴血不足,阳热亢盛,以致阳不入阴,心神不舍,难以入寐。如心肾阴虚,心火炽盛,心烦不寐,见于心肾不交证。心脾两虚,血不养心,心神不藏而不寐,多伴见心悸、易惊,多梦等症状,见于心血虚证。二是由于痰火,食积干扰所致。如胆热痰扰的失眠,多伴见口苦、苔黄腻、易怒等症状。胃有夜食,所谓"胃不和则卧不安"。

(2)嗜睡:见于阳虚的,神疲欲寐,闭眼即睡,呼之即醒,或朦胧迷糊,似睡未睡,似醒未醒。如少阴心肾阳虚的"但欲寐"。见于痰湿困遏清阳的,则头目昏沉嗜睡,食少,苔腻,脉滑。见于急性热病的,邪入心包,多与神昏谵语并见。

7.3.5 问饮食口味

(1)口渴与饮水:口渴与否,反映人体津液的盛衰与输布的情况。在病变过程中,口不渴者,是津液未伤;口渴者为津液已伤,或因别种原因津液不能上承,濡润口腔所致。如口渴多饮,为热邪伤津;若饮冷的,为热邪炽盛,多见于阳明证或气分证。

口渴喜热饮,饮并不多,多为热邪夹湿,湿遏热郁所致。口渴欲饮,饮后不适,或饮入则吐,小便不利的,多为痰饮内停,阳不化水,水津不能上承所致。

急性热病,口渴而不多饮,伴有午后热甚,烦躁谵语,舌红绛脉细数的,为邪热入于营血的营分证、血分证。口渴咽干,漱水而不欲咽,脉涩,舌有瘀斑的,多为瘀血内阻,津液不化所致。大渴引饮,饮一溲二的,为消渴。

(2)食欲与食量:胃主纳,脾主运,脾胃的病变,最易反映于饮食的异常,故问病人饮食的异常,对诊断脾胃的病变有重要的意义。

食欲减退或不欲食,叫"胃纳呆滞",是脾胃功能失常的表现。但有虚实证之分。见于虚证的,多见于久病,并伴有面色萎黄、形瘦、倦怠等症,这是因为脾胃气虚,运化功能衰减,水精不足所致。见于实证的:湿困脾土,脾气不运,故伴见胸闷、腹胀、肢体困重、舌苔厚腻等症。

厌恶食物,或恶闻食臭,叫"厌食",亦称"恶食",多因伤食所致。故伴见脘腹胀痛、嗳腐酸臭、苔腻脉滑等症,这是因为食滞于内,胃气不降,脾气不升,故脘腹作胀;食腐上逆则嗳腐酸臭。

临床上还有两种厌食值得注意,一是妊娠,亦见厌食,但有恶心呕吐,且多见于早晨,同时伴有喜酸、月经停止、脉滑等症状。这是因为冲脉之气上逆,胃失和降所致。

二是厌油腻厚味,伴见右胁胀痛的,多为肝胆湿热(肝炎)。这是因为木气郁而不舒,影响脾胃升降失常(木克土)所致。

食欲过于旺盛,食后不久即饥者,叫"消谷善饥"。多见于胃阳过亢,胃火炽盛,因腐熟太过所致。

饥而不欲食,或进食亦不多,叫"饥不欲食"。多因胃阴不足,虚火上扰所致,伴见口干舌红苔少,理同阴虚火旺的咽干不欲饮。

易饥多食,常见于两种病证:①伴见大便溏泄,消化不好,这是胃强脾弱。②伴见小便多,形体消瘦的,是消渴病的中消证。

嗜食生米、破布、泥土等异物的,是寄生虫的征象,多见于小儿。

在疾病发展过程中,特别是内伤杂病,食量的增减,对疾病预后的推断有一定的意义。如疾病发展过程中,原来食欲不振,食量不多,但逐渐增加的,这是好现象,是胃气渐复的表现。原来食欲受影响不大,但食量逐渐减少,这是坏现象,是脾胃功能逐渐衰败的表现。

若久病本不能食,但突然暴食的,是脾胃之气将绝的征象,称为"除中",也是"回光返照"的表现之一。

(3)口味:口苦多见于热证,特别是肝胆实热,这是胆热胆气上逆所致。口甜而腻,多属脾胃湿热;口中泛酸——多为肝火犯胃;口中酸馊——多为食积内停;口中味淡——常见于脾虚不运。

7.3.6 问二便

(1)大便

1)大便干燥坚硬,排出困难,甚则闭结不通:可见于:①实热证:邪热与燥屎互结,大便秘结不通。肠中有燥屎,故腹痛而拒按;邪热熏蒸,故身热不寒冷而反恶热;热盛伤阴,津液耗竭,故小便短少;肠胃结热,故苔黄腻而干,甚则燥裂。②津亏血燥:津亏血燥,致使粪便干燥难下。临床常见于产后及素体津亏,或热病后期。③阳虚寒凝:常见于素体阳虚及老年人。由于命门火衰,下焦阳虚,大肠传导失职,粪便不能下行,故必伴见形寒肢冷,面色㿠白等症。④气闭:肠中气不下降,壅滞闭结,致使大便不能下行,因见便时黏滞不爽,或数日一行。由于气滞,故见脘腹满闷,矢气则快;气逆而上行,则见噫气频频,胁肋胀,或气逆喘咳。

2)大便稀软不成形:①溏泄或泄泻,便次增多,便稀不成形,甚则是水样。常见于脾失健运,小肠不能分别清浊,水走肠间所致。②先干后溏,多属脾胃虚弱。③时干时稀:多是肝郁脾虚,肝脾不和,肝郁则气滞,大便壅于肠则干;脾虚则不运,水如肠间则稀。④水粪夹杂,下利清谷,五更泄泻,多为脾肾阳虚。⑤泻下黄糜,热臭:多属大肠湿热。⑥大便夹有不消化食物:如泻下清谷的——脾阳不足,饮食不化;泻下酸腐臭秽——伤食积滞。

3)其他现象:①排便时,肛门有灼热感——热迫直肠。②大便滑脱不禁,肛门有下坠感,甚则脱肛——脾虚下陷。③里急后重——痢疾。④便色黑如柏油,便利——瘀血。⑤腹痛则泻:泻后痛减的——伤食;泻后痛不减的——肝郁脾虚。

(2)小便:尿量过多,其病在肾,多是虚寒,肾阳不化,水液不能化气上升之故,亦见于消渴证。尿量短少,既可见于津液不足,小便无源,亦可见于气化不利。

见于津液不足的,常因热甚伤津,或大汗、大吐、大泻、损伤津液,化源不足所致。见于气化不利的,常因肺、脾、肾功能失常,气化不利,水液代谢障碍,水湿内停。

小便癃闭:点滴而出为癃,闭而不通为闭,一般统称"癃闭",有虚实之分。见于实证的,常因湿热下注,或瘀血,结而阻塞。见于虚证的,常因肾阳不足,不能气化,水液代谢障碍,不能下渗膀胱,故下见无尿而上见浮肿。

小便次数减少,除属津液亏耗,化源不足外,还常见于气化不利,水湿内停。

小便频数:次数增多的为频数。频数短赤而急迫的,多属下焦湿热;频数量多而色清的,多属下焦虚寒,肾气不固,膀胱失约。尿后余沥不尽,多属肾气不固,常见于老年人。尿失禁,见于成人的,多属脾胃气虚。脾气下陷,肾气不能固摄所致。睡中不自主的排尿,为"遗尿",多属肾气不足之证。

小便尿道疼痛:如有急迫、艰涩、灼热等感觉的,多属湿热下注的淋证。

7.3.7 问经带

(1)月经

1)经期:先期——经期提前八九天以上的。①热迫血妄行,多见于阴虚火旺。②气虚不能摄血,血行无制,多见于脾气虚证。③肝气郁结,气郁化火,或迫血行。后期——错后八九天。①寒凝气滞,血行不畅。②血少,任脉不能按时充盈;③肝郁气滞,气不导血行。④痰湿内阻,气滞血瘀。无定期:或前或后,经期错乱。多因肝气郁滞,或因脾肾虚损,或瘀血积滞。

2)经量:月经量多:多因血热,冲任受损,或气虚不能摄血。月经过少:多因血虚生化不足,或因寒凝、血瘀、痰湿阻滞等。停经:停经三月以上,而未妊娠者为停经,又称"闭经"。因生化不足,气虚血少者属虚证;血瘀不通,或血寒凝滞所致者,属实证。

3)色质:色淡红质稀,血少不荣,属虚证;色深红质稠,属血热内炽,为实证。色紫黯有块,乃寒凝血滞,或为瘀血。

4)问行经腹痛:①痛经:行经前或经期间,腰腹作痛,甚则不能忍受,经后即止,多属寒凝或气滞,或瘀血。②小腹胀痛:多属气滞血瘀。③小腹冷痛:遇暖则缓者,多属寒凝;④经后小腹隐痛、腰酸者,为血气亏虚,脉络失养。

(2)问带下:带下有白带、赤带、赤白带、黄带之别。带下色白者,为白带;带下淡红,似血非血者,为赤带;白带中混有血液,赤白分明者,为赤白带;带色淡黄者,为黄带。带下量多色白,清稀如涕,多属脾虚湿邪下注;带下色黄,黏稠臭秽,或伴有外阴瘙痒,多属湿热下注;带下色赤,淋漓不断,微有臭味,多属肝经郁热;带下晦黯,质稀薄而多,腰腹酸冷,多属肾虚。

7.3.8 问小儿

问小儿比较困难,有的小儿叙述不清,有的不能自述,所以大部分依靠询问家长。问诊时除注意常见病一般内容外,还要注意出生以前(包括孕育和产育期)的情况,曾否出麻疹、种牛痘,学语、学行迟早,已否断乳,有无受过惊恐,以及父母兄妹的健康情况等。

临床问现在的症状,决不能拘于上述项目和顺序,而应根据实际需要,进行选择、补充和灵活掌握。

附:十问歌

一问寒热二问汗,三问头身四问便,

五问饮食六胸腹,七聋八渴俱当辨,

九问旧病十问因,再兼服药参机变,

妇女尤必问经期,迟速闭崩皆可见,

再添片语告儿科,天花麻疹全占验。

7.4 切 诊

切诊,包括切脉和按诊两个内容,都是运用医者手指的触觉,以了解病情的一种方法。

7.4.1 切脉

切脉,又叫“诊脉”或“脉诊”,文献上也有称作“候脉”、“持脉”的。切脉,是医者运用指端触觉,切按病人的动脉,探查脉象,以了解病情的一种方法。

切脉诊病的方法,几千年来经过历代医者的不断研究,并从临床实践中积累了极其丰富的经验,形成了比较系统的理论,指导了临床实践。

早在两千多年前的《内经》一书中,就有了切脉的记载。《内经》中除了指出"寸口"部诊脉外,还详载了遍诊头、手、足三部九候的诊法,后人称这种方法,叫"遍诊法"。汉代张仲景著的《伤寒杂病论》在《内经》脉法的基础上,提出了人迎(颈外动脉)、寸口(桡动脉)、跌阳(足背动脉)的三部诊法,施用于辨证论治,作为辨证的重要依据之一。《难经》本《内经》的"寸口诊法",进行了发挥,提出了"独取寸口法"。到了晋代,王叔和在前人的基础上,结合了自己的临床经验,又进行了整理和充实,编著了中医第一部脉学专书《脉经》。《脉经》的问世,对中医的诊断学,做出了卓越的贡献,成为后世学者必读之书。

必须指出,切脉虽然对诊断疾病有着重要的意义,但由于病理变化的复杂性,各种因素的影响以及人手指感觉的片面性,因此,切脉只能作为辨证时的重要参考,还必须"四诊合参",免致延误病情。那种以一诊代四诊,或单凭切脉一项来诊断疾病的作风,是过分扩大了切脉的作用。

诊脉,目前还停留在用手指触觉来区别脉象,这对初学者来说,确实不易掌握,因此,学习诊脉,除了熟悉脉诊的理论,方法外,主要通过反复的临床实践,才能逐渐掌握,更重要的还在于今后运用新的科学成就,来进行整理研究,将中医学的脉学提高到一个新的现代化的水平。

7.4.1.1 切脉为什么能诊病

脉是血行的隧道,气附于血,所以诊脉是候五脏六腑之血气。正如李时珍所说:"两手六部皆肺经之脉,特取此以候五脏六腑之气耳,非五脏六腑所居之处也"。

为什么"寸口"能候五脏六腑之气血呢?

(1)肺朝百脉:《难经·一难》:"十二经皆有动脉,独取寸口以决五脏六腑死生吉凶之法,何谓也?然:寸口者,脉之大会,手太阴之动脉也"。指出寸口乃手太阴肺经的动脉,"肺朝百脉",而五脏六腑之气血,皆会于肺。

(2)脾胃为各脏腑气血之源:《素问·五脏别论》:"气口何以独

为五脏主?"此句曰:"胃者,水谷之海,六腑之大源也。五味入口,藏于胃,以养五脏气,气口亦太阴也。是以五脏六腑之气味,皆出于胃,变见于气口"。指出太阴脾经与肺经相通,而手太阴肺经起于中焦脾胃,脾胃为各脏腑气血之源。

(3)肺经为十二经之终始:十二经脉气血的循环流注,起于手太阴肺经。因此,全身脏腑经脉气血的情况,都可以通过手太阴肺经,从寸口脉上反映出来。

7.4.1.2 切脉的部位和方法

诊脉部位,虽有遍诊法、三部诊法和寸口诊法,但由于寸口的动脉部位比较明显,切诊方便,故后世皆采用独取寸口的方法。

寸口划分三部,即寸、关、尺。以掌后内侧高骨(桡骨茎突)的部位为"关",关前(远侧)为"寸",关后(近侧)为"尺"。从关至尺长一寸,从关至寸,长九分,共长一寸九分,故《难经·二难》说:"尺寸终始一寸九分,故曰尺寸也",简称叫"寸口"。又因为此处是脏腑经脉之气的聚会处,故又名"气口"。

切脉时,让病人取坐位或仰卧位,要求手臂与其心脏近于同一水平,手掌向上,前臂平放,以使血流通畅。诊脉时,先用中指按在高骨(桡骨茎突)定关部,叫做"中指定关"。然后食指和无名指轻轻放,食指即寸部,无名指即尺部,三指的疏密,随病人的身体高矮,手臂长短而适当地调整。然后用三指的指腹接触脉体,细心寻按。

寻按时,须运用三种指力。开始轻用力,在皮肤为浮取,又叫"举";然后中等度用力,在肌肉为中取,名为"寻";再重用力,在筋骨为沉取,又叫"按"。这样寸、关、尺三部,每部又分为浮、中、沉三候,称为三部九候,但这与遍诊法的三部九候,名同而义异。

三指平布同时切脉,称为"总按"。为了有重点的了解,某一部脉象,也可用一指轮流举按,这叫"单按"或"单诊"。临床上,总按与单诊常配合使用。

小儿寸口部位狭小,不能容纳三指,可用"一指(拇指)定关法",而不细分三部,三岁以下的小儿,可用望指纹来代替切脉。

149

此外,还有"反关脉"(动脉见于腕后外侧),"斜飞脉"(动脉从桡骨茎突的上部,斜向虎口),这是生理的畸形,不作病脉论。

切脉时要求环境安静,病人在较大活动及刚吃饭,运动等情况下,不宜立即诊脉,医生亦必须思想集中,把注意力集中于指下,才能仔细体会脉象。《素问·脉要精微论》所说:"持脉有道,虚静为宝",就是这个意思。

其次,每次诊脉时间,不应少于一分钟,古代要求须满五十动,一个五十动未辨清楚,可延至第二个五十动。《灵枢·根结》说:"持其寸口,数其至也,五十动而不一代者,五脏皆受气"。张仲景也十分重视五十动,曾在《伤寒论》自序中批评那些仓促持脉,随便做出诊断的医生说:"动数发息,不满五十,短期未知决诊,九候曾无仿佛……夫欲视死别生,实为难矣。"

这里附讲一下,在诊脉中,有关寸、关、尺三部分候五脏的问题,历代医家稍有出入,一般认为:

左为心肝肾,右为肺脾肾。

左		右	
心……寸		寸……肺	
肝……关		关……脾	
肾……尺		尺……肾	

这种三部分候脏腑的方法,在某些情况下,有一定的实践价值,现在一般采用的不多,有待进一步研究。

7.4.1.3 脉象及主病

(1)正常脉象

指健康人的脉象,又称"平脉"或"常脉"。平脉的基本形象是:一息脉来四至、五至,三部有脉,应指和缓有力,从容有节,不快不慢,并随生理活动,四时气候变化以及年龄的不同,而有相适应的变化。

这种脉象,前人认为是有"胃"、"神"、"根"的表现。"胃",是指胃气。人体营卫气血,脏腑经络等一切功能活动的正常与否,决定于胃气的有无。《素问·平人气象论》说:"有胃则生,无胃则死"。因此,脉象也以胃气为本。胃气在脉象上的表现,说法不一,有认为是,不浮不沉,从容和缓的,也有认为是不疾不徐,节律一致的,概括起来,不外是脉来去从容,节律一致。凡病脉,不论浮沉迟数,但有从容和缓之象的,便是有胃气。

"神",指脉中的神气,亦称"脉神"。心主血而藏神,脉为血之府,心神健旺,脉象自然有神,心神虚衰,脉神便受影响。实际上,神的表现,是精气盈虚的反映,所以神旺则精气充盈,神衰则精气亏虚,神去则精气绝。所以《素问·移精变气论》说:"得神者昌,失神者亡"。神在脉象中的表现,说法也不一致,有认为是"柔和"的,有认为是冲和的,概括起来是脉象和缓有力。不论何脉,凡是和缓有力的,均是有神之象。

"根",指尺脉而言。尺脉候肾,肾气是人体生命活动的根本,肾气犹存,犹树木之有根,枝叶虽枯,根本不坏,尚有生机。故病人肾气未绝,脉必有根。正如《脉诀》说:"寸关虽无,尺犹不绝,如此之流,何忧殒灭。"脉象有根的表现是尺部沉取,从容不迫,应指有力。

但正常脉象,随着自然气候,环境的不同,亦有相应的变化。如《素问·脉要精微论》说:"春日浮,如鱼之游在波;夏日在肤,泛泛乎万物有余;秋日下肤,蛰虫将去;冬日在骨,蛰虫周密,君子居室"。

性别方面,成年女性较成年男性脉跳软弱而略快。

年龄方面,年龄越小,脉跳越快,婴儿脉急数,可达 120 ~ 140 次/分钟;五六岁,常为一息六至,约 90 ~ 110 次/分钟。

肥瘦方面:瘦人多稍浮,肥人多较沉。

活动方面:剧烈运动,长途远行,或喝酒、饱餐、情绪激动时,脉多快而有力;饥饿时脉来较弱等等。

以上均属正常脉象。

(2)病脉与主病

病脉总结了有 28 种,这些种脉象主要是从脉位、次数、形态、节律、气势和通畅程度等方面来体会辨别。

1）浮脉

脉象：浮在肌表，轻按即得，如水漂木，重按反觉搏动力量相对减弱。"举之泛泛而有余，按之稍减而不空"。

特点：脉搏显现部位表浅。

主病：表证，浮而有力为表实，浮而无力为表虚。

分析：外邪侵袭体表，病邪在肌表经络，卫气抗邪于外，正邪斗争于肌表，气血趋于肌表，故脉象应指而浮，且浮而有力，多见于感冒和某些外感发热病的初期。如果在表的卫气不足，虽浮而无力，主表虚。

说明：①久病阳虚和阴虚，亦可出现浮脉。这是因为阳虚虚阳外越，或阴虚阳气不能依附而外亡，亦可突然出现浮脉，因其为虚证，所以虽浮而无力，这是病情严重的表现，故有"久病逢之却可惊"的说法，切不可当外感表证治。②体质虚弱，或肌肤丰厚，或肥胖体型，或重度水肿的病人，虽有表证，其脉浮常不明显（抗邪无力，气血不能盛于表的缘故）。③亦有风寒侵袭之初，不见浮脉，反见紧象，以后才出现浮脉。这是因为寒邪突然侵袭，卫气尚未能及时进行抵抗的缘故。

相似脉：

①散脉：

脉象：浮大无根，则六脉浮取脉形虽大，但无力，稍一用力则按不着，故有"散似扬花无定踪（言其轻飘散）"的描述。

主病：脏腑精气将绝，多见于危证。

分析：精气将绝，正气耗散所致。

②芤脉：

脉象：应指而浮大，但上下两旁皆有脉形，按之中空，"如按葱管"。

主病：失血、伤阴。常见于突然大量失血，或属于过汗、大吐、泻后伤津的反映。

分析：由于失血过多，或因过汗伤津，则阴血虚于内，故脉来中空;阳气浮于外,故脉来浮大。

说明:芤脉多见于突然大失血之后,若久病血虚,则脉管收缩,脉象细小。

2)沉脉

脉象:与浮脉相反,沉取始得,轻按反不明显。

特点:脉象显现部位深在。

主病:里证。有力为里实,无力为里虚。

分析:病邪在里,气血闭阻,则脉见沉象。若病邪在内,而正气不衰,抗邪有力,邪正相搏,则脉沉而有力,是谓里实证。如阳明腑实证。如病邪在里,而正气已虚,脉象难以鼓动,则脉沉而无力,是谓里虚证,如脾虚、肾虚证,可见此脉。

说明:沉脉主里证,但个别外感表证初起,由于体内阳气被遏抑,也可出现暂时的沉紧脉象。

相似脉:

①伏脉

脉象:较沉脉部位更深,须重按推筋着骨始得,甚至暂时伏而不显。

主病:邪闭、厥证、痛极。

分析:阴寒邪气内伏,气血不得宣通之故。

②牢脉

脉象:脉来实大弦长,浮取、中取均不应指,惟沉取始得,坚牢不移。

主病:阴寒积聚,常见于癥瘕、痞块、疝气等病。

分析:阴寒积聚在里,故脉见坚牢;气血不得宣通,故脉见深在,着骨始得。

3)迟脉

脉象:脉来迟慢,一息不足四至(每分钟60次以下)。

主病:寒证。有力为冷积(实证),无力为阳虚(虚证)。

分析:寒则气收,寒凝气滞,脉道气血凝滞,运行缓慢,故脉见迟。若沉寒冷积,积则邪实,故脉有力,寒则血滞,故脉迟,因而脉迟而有力,是为寒实证。如冷饮寒食积滞肠胃,可见此脉。若阳虚内寒,运血无力,故脉迟而无力,是谓虚寒证,如五脏阳虚证,可见此脉。

说明:①邪聚热结,阻滞血脉流行,亦可见迟脉,但必迟而有力,同时必伴见发热、便秘等症。如伤寒阳明脉迟可下之之类,均脉迟不可概认为寒证,当脉证合参。②重体力劳动者,或运动员,脉多迟,不作病脉论。

相似脉:缓脉。缓脉有正常脉和病脉两个不同的概念。

正常缓脉:一息四至,脉来从容不迫,均匀和缓,是正常人的脉象,亦称缓脉。

病脉缓脉:一息四至,但脉来迟缓松懈,有缓慢之感。

主病:湿邪,脾胃虚弱。

分析:湿性黏滞,气血被湿所困,或脾胃虚弱,气血不足以充盈鼓动,所以脉来迟缓。

4)数脉

脉象:与迟脉相反,一息脉来五至以上(相当每分钟90次以上),"去来促急"。

主病:热证。有力为实热,无力为虚热。

分析:数为阳盛之脉,邪热鼓动,气血运行加速,故见数象。实热内盛,正气不衰,正邪相争,故数而有力。如外感热病,风热之邪在表,脉多浮数;邪热在里的阳明证、气分证,可见洪数脉。

久病阴虚,虚热内生,血行亦快,但数而无力。如阴虚证的脉细数无力,虚阳外浮的脉见数大无力,按之豁然而空等等。

说明:在体力劳动、运动、进餐、情绪激动时,皆可出现一时性的数脉,不作病脉论。

相似脉:疾脉。

脉象:脉来一息七至以上,往来急疾。

特点:数而硬手。

主病:热极,阴竭阳越,病情危重。

分析:元阳无制,或真阴竭绝,随阳气外越,元气将脱,故脉急疾而无根。

5)虚脉

脉象:三部脉举按皆无力,隐隐蠕动于手下,指下有软而空虚的感觉,是无力脉的总称。

主病:虚证。多为气血两虚,但以气虚为多见。

分析:气不足以运血,则脉来无力;血不足以充脉,故按之空豁。临床可见于内伤久病体衰及各种慢性消耗性疾病,亦可见于外感病的伤暑。

6)实脉

脉象:与虚脉相反,来去俱盛,三部举按皆较大而坚实有力,是有力脉的总称。其被形容为"浮沉皆得大而长,应指无虚幅幅强"。

主病:实证。

分析:邪盛而正气不虚,正邪相搏,气血壅盛,故搏动有力。临床多见于高热伴有大便秘结、停食、气血郁结的病人。

7)滑脉

脉象:往来流利,向前滚动,应指圆滑,指下有如圆珠滚动感,"往来流利,如盘走珠"。

主病:痰饮、食滞、实热等。

分析:痰、食内滞,邪气壅盛,气实血涌,往来流利,故脉来应指圆滑。常见于痰饮咳喘,饮食停积,以及发烧的病人。

说明:①妊娠期,由于血流量增大,多见滑脉,初产妇更明显。②健康人,由于气血充盈,营卫充实,亦可见滑脉,但滑而冲和,不作病脉论。③滑数同其流利,似有快急,但不同于数脉的次数多。

相似脉:动脉。

脉象:脉来滑数有力,但搏动部位短小,应指跳动如豆。"如豆大,厥厥动摇"。

主病:惊、痛。

分析:痛则阴阳不和,气为血所阻滞;惊则气血紊乱,脉行躁动难安,故均见动脉(惊、痛,则气血逆乱,经脉紧张,故见动脉)。

8)涩脉

脉象:与滑脉相反,往来艰涩不畅,"如轻刀刮竹"。

主病:气滞、血瘀、精伤、血少。

分析:气滞、血瘀,脉道受阻,故血流艰涩而不畅,如正气不虚,则多涩而有力,可见中风偏瘫、癥病结块等证。精伤、血少,不能濡润经脉,故脉气往来艰涩而无力。可见于失血、腹泻以及遗精、滑精等病人。

9)细脉(又称小脉)

脉象:脉细如线,应指明显,起落分明。

特点:脉道窄,且波动小。

主病:气血两虚,以血虚为主,诸虚劳损,又主湿邪内侵。

分析:营血亏虚,不能充盈经脉,气不足又无力鼓动血行,故脉体细小;湿邪阻压脉道,亦见细脉。常见于虚劳病,血虚证,阴虚证以及贫血等。

相似脉:

①濡脉

脉象:浮小而细软,轻按可得,重按反不明显,故亦属浮脉类,但浮而细软,故不同于浮脉。

主病:诸虚,主湿。

分析:精血虚而不荣于脉,脉道细小,故主诸虚。湿邪在表,表证脉浮,有湿邪压抑脉道,故浮而细小,当与证合参。本脉常见于气血虚而有表证,及表邪夹湿等证。

②微脉

脉象:极细而软,似有似无,欲绝非绝,至数不明。

主病:阳气衰危。

分析:阳气虚衰,鼓动无力,故脉微。常见于心肾阳虚及暴脱病人。

说明:微脉与细脉的区别:细脉虽细,但至数分明。微脉则细而软弱无力,至数不清,起落模糊。

③弱脉

脉象:沉细而应指无力,即沉细而软弱,但应指分明。

主病:气血两虚诸证。

分析:血虚脉道不充,气虚脉搏乏力,故脉来沉细软弱。

10)洪脉

脉象:与细脉相反,脉体宽大,浮中沉三取均有力,而以浮取时力量更大,有浮大满指的感觉,且来的力量大,去的力量轻。"洪脉极大,状如洪水,来盛去衰,滔滔满指"。

特点:脉体阔大,且波动大。

主病:邪热亢盛,故多与数脉并见。

分析:内热充斥,脉道扩大,气盛血涌,故脉见洪象。临床多见于高热病人,且常与数脉并见。

说明:①高热伤阴,阴虚于内,阳盛于外,也可见洪脉,但洪而无力。如外感热病,高热伤阴的阶段,多属病重。②洪脉亦属浮脉类,与浮脉的区别:洪脉以波动大,轻按即得,很似浮脉,但以脉体宽大,重按稍减的特点与浮脉有别。

相似脉:大脉。

脉象:脉形亦大于常脉,但不似洪脉之有汹涌之势。

主病:主邪热盛实,又主气虚。

分析:邪气盛实,则脉来大而有力;气虚不能内守而外越,则大而无力。

11)弦脉

脉象:端直而长,直起直落,搏指有力,如按琴弦。

特点:脉管硬,或张力大。

主病:肝胆病、痛证、痰饮。

分析:肝主疏泄,以柔和为贵,肝病肝气不柔,则经脉劲急而有力,即出现弦脉。诸痛,则经脉亦劲急,痰饮则正邪交争,经脉亦劲急,故皆见弦脉。

经脉见于阳热病的,多弦大兼滑。(滑为热象)

见于阴寒病的,见弦紧兼细。(紧主寒,细为阴脉)

此外,肝、肾、肺受肝病影响时,亦多见于经脉,如肝胃不和、肝脾不和、肝火犯肺等。

相似脉:

①紧脉

脉象:脉来绷急,应指紧张有力,状如绞转绳索。"紧脉有力,左右弹手"。

主病:寒、痛。

分析:寒主收引,受寒则脉道收缩而拘急,故见紧脉。如寒邪在表,脉多浮紧;寒邪在里,脉多沉紧。

痛证经脉亦收缩拘急,故见紧脉,如寒邪上犯头痛、肠胃寒痛、胆道蛔虫等。

②革脉:脉象:脉来弦急而中空,如按鼓皮。

主病:亡血、失精。

分析:精血内虚,故中空;气无所附而附于外,故见弦急。常见于半产、崩漏等病证。

12)代脉、促脉、结脉

脉象:三脉都是有歇止的脉象,它们的不同点在于:

代脉——脉来缓弱,动而中止,止有定数(有规则地歇止),间歇时间较长。

促脉——脉来急数,时而一止,停跳无规律;

结脉——脉来缓慢,时而一止,停跳无规律。

主病:代脉:主脏气衰弱。元气不足,以致脉气不相接续所致。临床可见于:①元气衰微,一脏之气将竭绝的重症;②风证、痛证、七情惊恐、跌仆损伤,主要因为气血逆乱,脉气不相接续所致。

促脉:阳热亢盛,气滞血瘀或痰食停积等证。这是因为阳盛热实,阴不和阳所致。凡血气、痰食、肿痛等诸实热证,均可见此脉,但促而有力。若见于疾病的后期,促而细小无力,多是虚脱之象。

结脉:寒痰瘀血,阴盛气结。这是由于阴盛而阳不和,脉气阻滞所致。可见于寒痰瘀血等症。

以上这些脉的基本形态和主病,掌握这些基本特征,在临床上就可以结合运用。关于相兼脉与主病,以及脉证逆顺从舍等内容,可以自学。

7.4.2　按诊

按诊,是医生用手直接按压触摸病人肌肤、手足、脘腹等部位,以测知局部冷、热、软、硬、压痛、痞块等异常变化,来推断疾病的部位和性质的一种诊断方法。

7.4.2.1　按肌表

(1)寒热:肌肤灼热的为"阳盛则热"。有表热、里热、虚热的不同。初按热甚,久按热反转轻的——热在表;久按其热更甚,热自内外蒸的——热在里;肌肤热泛而无熏腾的——虚劳发热;身寒多衣,四肢发凉,则为"阳虚则寒"。

(2)润燥肿胀:皮肤润泽——津液未伤;干燥或甲错——津液已伤或内有干血;重手按之不能即起,凹陷成坑的——水肿;按之凹陷,举而即起的——气肿。

关于外科及尺肤,自学。

7.4.2.2　按手足

手足俱凉——阳虚寒甚,手足俱热——阳盛热炽。手心热——内伤病;手背热——外感病。

7.4.2.3　按脘腹

(1)按脘部:心下按之硬而痛的是结胸,心下满,按之濡软而不痛的,多为痞证;心下坚硬,大如盘,边如旋杯,为水饮。

(2)按腹部:腹痛喜按为虚,拒按为实。腹胀满,叩之如鼓,小便自利的属气胀;按之如囊裹水,小便不利的是水鼓。腹内有肿块,按之坚硬,推之不移,痛有定处为癥为积,多属血瘀;肿块时聚时散,或按之无形,痛无定处的,为瘕为聚,多属气滞。腹痛绕脐,左下腹部按之有块累累,但考虑燥屎内结,腹有积聚,按之硬,且可移动聚散的,多虫积。右侧少腹部按之疼痛,有反跳痛的多是肠痈。

7.4.2.4　按腧穴

按腧穴,是按压身体上某些特定穴位,以了解这些穴位的变化与反应,从而推断内脏的某些疾病。

腧穴的变化主要是出现结节或条索状物,其异常反应主要有压痛或敏感反应。如肺病可在肺俞穴摸到结节,或中府穴有压痛。肝病在肝俞和期门穴有压痛。胃病在胃俞和足三里穴有压痛,肠痈在上巨虚(阑尾穴)有压痛。

腧穴按诊的原理,是因为经络的气血在身体表面聚集,注入某些重点的腧穴,所以机体内部的病理变化,也常常在该处产生一定的反应。于是,我们就可以观察这些腧穴的变化反应,来推断体内的疾病。《灵枢·背腧》指出:"则欲得而验之,按其处,应在中而痛解,乃其腧也。"这种按诊法简便而易行,又有治疗作用,值得推广。

8
辨　证

什么叫辨证?

辨,是辨认、辨别;证,是证候。辨证,就是临床根据四诊所收集的材料,通过归纳、分析,辨别出是什么证候,并以此作为治疗方法的依据。所以"辨证"可以说是中医认识疾病、诊断疾病的手段和方法。

什么叫"证候"?

疾病是不断发展变化着的,因此,在疾病发展的不同阶段中,病因(中医的病因)、病位、疾病的性质,正邪斗争的趋势,也是在不断地变化。证候,就是疾病在发展过程中,不同阶段的病因、病位、性质,正邪斗争强弱等方面的病理概括。因此,证候和我们一般所说的"症状"概念是不同的。

证候与症状有什么不同呢?

如恶寒、发热、头疼、身痛,鼻塞,咳嗽,这都是一个个症状,把这些症状综合起来,就是外感表寒证。表寒证就是一个证候,它反映出病因是寒邪,病位在表,疾病的性质属寒,正邪均盛,斗争剧烈,并提示出了治疗方法——辛温解表法。

由此可见,症状和证候的概念是不同的。症状,仅是疾病反映出来的个别的、表面的现象,而证候是病因、病位、病性以及正邪斗争等方面的病理概括。前者是现象,后者已接近于病变的本质了。

证候与症状虽然概念不同,但两者之间是密切联系着的。症状是证候组成的依据,而证候也就是一组内在联系着的症状和体征。

辨证的基本观点:疾病本身是一个正邪斗争的过程,正邪斗争是疾病的根本矛盾。在这一根本矛盾中,也包含着许许多多的其他矛盾,这些矛盾在疾病发展的过程中,不断变化,证候就是疾病在其发展过程中各个不同阶段的病理概括,它在一定程度上反映了疾病不同阶段的主要矛盾和矛盾的主要方面。因此可以看出,中医学的辨证论治,是贯穿着发展变化的观点,在一定程度上,反映出唯物辩证法的思想。

辨证方法的理论基础:辨证是中医临床认识疾病和诊断疾病的一种方法,那么辨认证候的依据和理论基础是什么呢?前面提过,证候,是一组内在联系着的症状(包括体征)。因此,辨证首先要搜集症状,然后根据这些症状的内在联系,进行分析归纳。中医搜集疾病的症状等材料,是通过四诊来进行的,分析这些症状的内在联系,又是根据脏腑、经络病因等理论来分析的。所以辨证是以四诊所获得的资料为依据,以脏腑、经络、病因等理论为基础的。辨证的过程,也就是四诊方法和脏腑、经络、病因等理论贯彻临床、指导实践的过程,从我们学习辨证来说,也就是对我们已学过的四诊、脏腑、经络、病因等进一步深入的理解和复习。

由于疾病的分类不同(内伤病、外感病),以及古代对辨证方法的发展,所以辨证方法也有好多种,除有八纲辨证、气血辨证、三焦辨证等,此外前面所讲的病因,因为它也是以临床症状为依据的,所以也可以把它归属于辨证的范畴。

上述这些不同的辨证方法,既各有各的个性,适用于不同类别的疾病,也有其共性。掌握这些辨证方法,是学习中医的重要部分,也是中医理论与实践相结合的重要一环。

下面先讲辨证的第一部分。

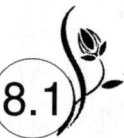

8.1 八纲辨证

8.1.1 什么叫八纲

"八纲",即表、里、寒、热、虚、实、阴、阳,四对纲领,八个概念,它是中医辨证的基本方法和纲领。

表证和里证,是指疾病发生所在的部位而言。病位在肌表的,是表证;病位在脏腑的,就是里证。

寒证和热证,是指疾病的性质而言。病性属寒的,是寒证;病性属热的,是热证。

虚证和实证,是指正气和邪气斗争的趋势而言。正气虚的,是虚证;邪气盛的,是实证。

阴证和阳证,是表、里、寒、热、虚、实六个证候属性的概括。即表、热、实属阳证,里、虚、寒属阴证。一切证候,因阴阳来概括,就是不外阴证和阳证两大类,因此,阴阳又是八纲的总纲。任何疾病,不管其变化是怎样的复杂,它所表现的证候也尽管是各式各样,但都有病位、性质、正邪斗争盛衰等共性问题,所以,基本上都可用八纲来概括,进行辨证。

但是,用八纲来辨证,只能揭示出病位、性质、正邪斗争的盛衰等共性,还不能说明各种病证的特殊性,所以在临床辨证时,除了首先辨别八纲,抓住证候的纲领外,还必须进一步与脏腑辨证、六经辨证等各种辨证方法结合起来。这样才能分析出具体证候,从而明确诊断,做出正确的治疗措施。例如寒证,有寒在肺,寒在胃等脏腑的不同,只有结合脏腑辨证,才能进一步辨别出是肺寒证还是胃寒证等具体证候。又如热证,有内伤病的脏腑热证,有外感病的六经热证,或卫、气、营、血热证,才能辨别出是脏腑热,热在哪一脏、哪一腑;或是六经热、热在阳明,还是热在少阳;或是卫分热、气分热、营血分热。

所以辨别八纲是抓证候的纲,然后再进一步结合脏腑、六经等辨证,把证候落实到具体脏腑中去,才能拟定正确的治疗措施。

8.1.2 八纲辨证及其运用

8.1.2.1 表里

(1)什么叫表里:表里是辨别疾病的病性和病势轻重的两个纲

领,同时,它还标志着病邪侵袭的途径和疾病的类别。

一般地说,病在皮毛肌表的属表证,病在脏腑的属里证,从外感病(外邪由皮毛侵犯人体所致的疾病)来说,病在表的病邪浅,病势轻;病在里的病邪已深入,病势较重,这是因为外感病的病邪,是从体表入侵,逐步向里发展的缘故。正如《素问·皮部》说:"是故百病之始生也,必先于皮毛。邪中之则腠理开,开则入客于络脉,留而不去,传入于经。留而不去,传入于腑,廪于肠胃。"

外邪入侵,如六淫之邪,必先犯表而见表证;七情,饮食所伤,病自内生,先见里证。所以表证又为外感病初期的证候,里证多属内伤杂病。因此,表里证又标志着外感病和内伤杂病的初期证候。

(2)表证:表证的形成主要有以下两方面情况。①六淫外邪,从皮毛口鼻入侵,病位在肌表和肺,因肺主皮毛,即伤寒的太阳证,温病的肺卫证。例如上感,急性热病的初期。②病邪由里出表。例如小儿麻疹,痧毒内陷时,疹子一出即没,经治疗后,痧毒复透出于表,疹子再现,这是病情好转,内陷的痧毒,重新出表的表现。但由里证而转为表证的,临床并不多见,一般经治疗后,多在里而解。

一般的表证,多见于外感病,它是外感病初期的证候。特点是:发病急骤,病位浅,病程不长。发展的趋势是,邪外出则病愈,入里则转为里证,病邪深入,病势转重。

主证:发热、恶寒(或恶风),舌苔薄白,脉浮。常并见头身疼痛、鼻塞、咳嗽等症状。特点是:恶寒与发热同时并见,所以前人有"有一分寒热,即有一分表证"的说法。

(3)里证:里证的形成主要有以下三方面情况。

1)表证不解,内传入里,侵犯脏腑或经脉(伤寒六经)而成。如大叶性肺炎,常先见恶寒、发热的表证,后则但热不寒,喘咳、胸痛,咳铁锈色痰等里证。此外,六经辨证中太阳转阳明实热证;卫气营血辨证中,卫分证转气分、营分、血分证。阳明证、气、营、血分证,都属里证。

2)外邪直接侵犯脏腑而发病。一般叫做"直中",即外邪直接侵犯内脏的意思。如过吃生冷食物,或腹部受凉,以致寒邪内伤肠胃,出现腹痛,泄泻等症状的里寒证。此外,有些急性传染病,病中即不见恶寒发热的表证,而突然出现发高烧,吐泻或抽风等,这也是外邪直中于里的缘故。

3)精神、疲劳、饮食等因素,直接影响脏腑气血,使其功能紊乱,阴阳失调所发生的内伤病,开始即见里证。如思虑过度引起的神经衰弱,郁怒伤肝所引起的两胁胀满的肝郁气滞证等。

表邪入里的里证,是病情的进一步发展,所以较表证为重。内伤病的里证,一般初起都较轻。里证的特点是:发病缓,病程长,这都是与表证相对而言的。里证的发展趋势,无论是外感病或内伤病,凡属里证,或清或下,或消或补,经治疗后,病邪多从里解,临床上除个别疾病外,由里再出表的较为少见。

因里证病在脏腑,是以脏腑病变为主,其临床表现,各脏腑有各脏腑的特点。脏腑辨证中的证候,除肺脏外,基本上全属里证,具体内容在脏腑辨证中介绍。

4)表里证候的鉴别:表里证候的鉴别,主要在于寒热、脉象、舌苔等方面,见表8-1。

表8-1 表里证候鉴别表

	寒　　热	脉象	舌　　苔
表证	恶寒、发热,同时并见	浮	一般薄白
里证	但寒不热或但热不寒,或无寒热	不浮	因具体证候而不同

5)表证与里证的关系:由于正邪的不断斗争,病情也就不断在变化,从表证和里证的关系来说,就不是固定、一成不变的,而常是相互转化,或表里同病的。

①表里转化:表里转化就是表证入里,里证出表。表里证候的转化,在于正邪两方斗争的趋势。如果邪气过盛,人体抵抗能力降低;或由于护理不当,或失治、误治等原因,减低了正气的抵抗力,都可能使原来的表证转化为里证。如本是里证,由于治疗得当,或由别种原因正气恢复,祛邪出表,这就可使里证出表,使原来的里证转

165

化为表证。

所以表里证候的转化,是疾病病位的发展变化,一般来说,表证入里,是正邪斗争邪盛正退的表现,标志着疾病的加重;里证出表,是正邪斗争,正胜邪退的表现,标志着病情的向愈,因此,掌握证候表里出入的变化,预测疾病的发展和转归,有着重要的意义。但凡属里证,经过治疗,或清或下,或补或消,多从里解,所以由里证转为表证的,临床比较少见。

表证入里,转为里证的:如为恶寒发热、无汗、头身疼痛、脉浮的表证,如由于失治、误治等原因,继恶寒自罢而变为不恶寒而反恶热,并见烦渴多饮、舌红、苔黄、尿赤等证,即由表证入里,转为里热证了。

里证出表:麻疹患者,由于体质素弱,或又受风着凉,或过早用苦寒清里,或苦寒攻下,以致正气大虚,痧毒内陷,疹子一出即没,并见高热、咳喘、烦躁、或大便泄泻无度,这是痧毒内陷由表入里。如果治疗及时,用清热透疹,托邪外出等方法,提高患儿的抵抗力,或患儿正气振作,托邪外出,使痧毒外透,疹子再现,热退喘平,这就是病邪由里出表,由里证转化为表证。

②表里同病:表证和里证同时出现,为表里同病。有三种情况:一是初见表证,表证未罢又见里证;二是病始即表里证并见;三是原为里证,又感风寒表证。例如先有外感,外感仍在又伤于饮食;又如本有内伤杂病的里证,又加外感。

8.1.2.2 寒热

(1)什么叫寒热:寒热是辨别疾病性质的两个纲领,是人体阴阳偏盛偏衰的病理反映。即所谓"阴盛则寒,阳盛则热,阴虚则热,阳虚则寒"。

一般来说,寒证是感受寒邪,或其他原因,引起人体功能活动衰减所表现的证候,亦即"阳虚则寒"。热证是感受热邪,或其他原因,引起人体功能亢奋的病理反映,亦即"阳盛则热"。

(2)寒证:寒证的形成主要有以下两方面情况。

①感受寒邪,或中于表,或中于里,寒为阴邪,伤人阳气而阴偏盛,"阴盛则寒"。其中于表者,则为表寒证,如出现恶寒重、无汗、头身疼痛,鼻塞流清涕的感冒。其中于里的,则为里寒证,如多食生冷,引起的腹痛泄泻,就是里寒证。

②阳气不足,阳不足则阴偏盛,"阳虚则寒"。如慢性胃炎,常可见到四肢怕冷、腹痛、喜暖、泄泻,这就是脾阳不足的阳虚里寒证。

寒证的特点:表寒证起病多急。病程较短,很易从阳热化,而转变为里热证。里寒证,有寒邪直中脏腑(包括冷饮夜食等)与阳虚生寒的不同,前者多"阴盛则寒",多表现为消化系统功能失职的症状;后者多为"阳虚则寒",多表现为喜温恶寒等脏腑阳气不足,功能衰退的症状。

此外,外邪传里,伤脏腑的阳气,也能出现虚寒证。如伤寒太阴病的脾阳虚寒证,少阴病的心肾阳虚证等,都属外邪传脏所致。

寒证的主证:恶寒喜暖,口淡不渴,面色苍白,手足厥冷,小便清长,大便稀溏,舌淡苔白,脉迟等。这些症状,既是寒的现象,也是功能衰退的反映,它们分别见于各种寒性证候中。例如阳虚而寒的寒证,又有心、脾、肾等脏阳虚的不同,其临床表现除了一些恶寒喜暖,口淡不渴,小便清长,舌淡苔白,脉迟等共性症状外,也各有特点,分别见脏腑辨证。

167

(3)热证:热证的形成主要有三方面情况。①感受六淫外邪,郁久不解,皆能生热化火而为热证,即所谓"六气化火"。如流感所见到的高热大汗,口渴喜凉饮,大便干结,小便短赤等。②精神刺激,情志内伤,气郁血滞,郁而化热化火,即所谓"五志化火"。如情志不遂,肝气郁结,出现急躁易怒、胸胁胀痛、面红目赤等所谓"肝火上炎"。③阴精不足,阴不制阳,阴虚阳盛,即所谓"阴虚则热"。如肺结核出现的低热盗汗,五心烦热,颧红咽干,舌红,脉细数,就是肺阴不足的阴虚而热。

热证的特点:上述这些热证,除热邪伤表的表热证外,其余都属里热证。热为阳邪,最易伤人阴液,所以热证轻则伤津耗液,重则津枯血少而易引起动风、亡阴等病变。至于阴虚生热,仅是功能亢奋的现象,又称"虚热"或"虚火",病程拖延较长,多见于慢性消耗性疾患。

热证的主证:发热喜凉,口干喜冷饮,面红目赤,小便短赤,大便燥结,舌红苔黄而干,脉滑数有力。上述这些症状,都属"阳盛则热"证,分别见于各种以发热为主的疾病中。至于"阴虚则热"的虚热,属于阴虚证,在后阴虚证中讲述。

寒热证候的鉴别,主要从寒热、口渴、面色、四肢、二便、舌苔、脉象等方面来鉴别,见表8-2。

表8-2　寒热证候鉴别表

	寒热	口渴	面色	四肢	二便	舌象	脉象
寒证	恶寒喜热	不渴	白	冷	小便清长,大便溏	舌淡苔白	迟
热证	恶热喜冷	口渴	红	热	小便短赤,大便干结	舌红苔黄	数

168

寒证与热证的关系:寒证与热证虽有阴阳盛衰的本质不同,但在疾病过程中,既可以错杂同时出现,也可以相互转化。

(4)寒热错杂:寒热错杂,有上热下寒,上寒下热,表寒里热,表热里寒的不同。

1)上热下寒证:如口臭,渴而喜饮,牙龈肿痛的胃热于上,同时又见腹痛恶凉,大便溏泄的腹寒于下。《伤寒论》178条:"伤寒胸中有热,胃中有邪气,腹中痛欲呕吐者,黄连汤主之"。胸中烦热,胃中有邪,呕吐吞酸为上热;腹中痛喜暖,大便稀薄而为下寒,用黄连汤寒热平调。再如《金匮要略》呕吐哕下利篇曰:"呕而肠鸣,心下痞者,半夏泻心汤主之"。心下痞满,呕为胃热,肠鸣为肠寒,主用半夏泻心汤,平调寒热(半夏、人参、黄芩、黄连、干姜、大枣、甘草)。

2)上寒下热证:胃寒于上,上见胃脘冷痛,呕吐清涎,同时又见下焦湿热的尿频、尿痛,小便短赤等症。如《金匮要略》呕吐哕下利篇曰:"干呕而利者,黄芩加半夏生姜汤主之"。胃寒而干呕,肠热而下利,故主黄芩加半夏生姜汤。

3)表寒里热证:如素有内热,又感风寒,外见发热恶寒,身痛,内见烦躁、口渴。《伤寒论》之大青龙汤证,"太阳中风,脉浮紧,发热,恶寒,身疼痛,不汗出而烦躁"。又如肺有发热、咳嗽、口干、痰黄稠,又感外寒,恶寒发热无汗,亦称"寒包火"。

4)表热里寒证:如平素脾胃虚寒、纳呆、脘腹便溏,又感风热,发热、恶寒、口渴、有汗等表热证。又如慢性肾炎病人,浮肿、怕冷、肢凉等阳虚里寒证,又感风热,外见发热、口微渴、咽喉胀痛等表热证。

(5)寒热转化:寒热转化和表里转化一样,在疾病发展过程中,由于治疗不当,或人体本身正气的盛衰等内在因素,寒热证候在一定条件下,也可以相互转化。

寒证转热证,如上述表寒证转里热证,既是表里转化,也是寒热转化。热证转寒证的,如高烧病人,由于大汗不止,阳从汗泄,或吐泻过度,阳随津耗,出现体温骤然下降,四肢厥冷,面色苍白,脉象沉伏,这就是由原来的热证,转为阳虚将脱的寒证的例子。

寒、热证候的转化,往往反映出正邪的盛衰。一般由寒转热,为人体正气尚盛;若由热转寒,多属正不胜邪,病情恶化。

169

(6)寒热真假:疾病表现的现象与病变的本质不相一致,这种出现假象的证候,就叫证候真假。寒热真假,多见于病情危重阶段,即寒证深重而出现了假热象,或热证深重而出现了假寒象。

1)真热假寒:即内为真热,而外见假寒象。可见于肺炎、中毒性痢疾,小儿较容易发生。

临床表现:手足厥冷,脉沉,这是外寒象。但肢虽冷而身热不恶寒反恶热,严重的甚至欲坐卧水中;脉虽沉,但数而有力,说明这些寒象是假寒而非真寒。(如果是真寒,应是肢冷身亦冷,并且恶寒而喜热,脉沉而迟)。同时,更见到烦渴喜冷饮、谵语妄语、小便短赤、大便燥结或热利下重、舌色深红、苔黄而干等一派内真热的症状。

这是由于内热过盛,阳气闭郁不能外达所致,称为"阳盛格阴"或"阳极似阴",又叫"热厥"或"阳厥"。

2)真寒假热:即内为真寒证,而外见假热象。多见于各种慢性疾患后期,如某些脏腑功能衰竭的病人,本属虚寒证,但又出现烦躁、面颊泛红等象。有些急性热病也可见到,如急性胃肠炎重症,由于吐泻剧烈,内见下利不止,脉微欲绝,已转为一派阴寒象。但外见面色泛红,口渴不欲饮水,水入则吐,烦躁等假象。

临床表现:身热口渴、面色深红、手足躁扰、脉象洪大,这些症状,都表现为热象。但仔细观察,虽身热面红,而反欲盖衣被;虽口渴而欲饮水不多,或漱而不欲咽,或喜热饮;手足虽躁扰而神志安静;脉虽大但按之无力。说明这些热象是假热而非真热,同时,伴见尿清便溏,舌淡苔白等一派里寒象。

这是因为阴寒内盛,将阳气格拒于外(或格拒于上)的缘故,又称为虚阳外越,术语叫做"阴盛格阳"或"阴极似阳"。

假象是现象,真象是本质,临床上必须透过现象抓住本质,不要被假象所迷惑。辨别寒热的真假,主要抓住以下两个方面:①假象的出现,多在四肢、皮毛、或面色等方面,而脏腑、气血、津液方面的表现,方是本质,所以以脏腑、脉象、舌苔等为诊断、鉴别的关键。②假象终究和真象不同,例如:面红,假的是面红仅在颧颊上,颜色浅红娇嫩,如浮在皮表,时隐时现;真的是满面通红。肢冷:假的是胸腹部大热,或周身寒冷而反不欲近衣被;真的是身蜷卧,欲得衣被。上述这些症状,如果认真细致观察和询问,当不难区别。

(7)寒热与表里的关系:表证和里证,各有寒热的不同,表现有四种情况。

1)表寒证:表寒证是风寒之邪侵犯体表后所出现的证候,见于外感病的初期,如上感,多种传染病的初期。主证:恶寒重,发热轻,无汗,头身疼痛,苔薄白,脉浮紧。

2)表热证:表热证的形成,有两种情况:一是风热之邪侵犯体表所出现的证候,二是表寒证寒邪化热尚未入里的阶段。故本证常见于风热感冒、流感、流行性腮腺炎等,其他如急性咽炎、肺炎初期等也多能出现本证。主证:发热重,恶寒轻,或微恶风寒,口微渴,多有汗,舌边尖红,脉浮数。

表8-3　表寒证与表热证鉴别表

	寒热	口渴	汗	舌象	脉象
表寒证	恶寒重,发热轻	不渴	无汗	薄白	浮紧
表热证	发热重,恶寒轻	或微渴	多有汗	边尖红	浮数

3)里寒证:里寒证有实寒、虚寒的不同。实寒证,多由寒邪直中内脏,或过食生冷所引起。如寒食停结的腹寒胀满而痛、便秘。虚寒证:即人体功能活动衰减的"阳虚则寒"证。主证:形寒肢冷,面色苍白,口不渴,喜热饮,尿清长,腹寒痛。寒实证则见便秘、舌淡苔白腻,脉沉迟有力;虚寒证可见便溏、舌淡苔白,脉弱无力。

4)里热证:里热证也有实热、虚热的不同。里实热证:多由外邪化热入里,或热邪入侵内脏,或功能活动亢奋所致。前二者多见于外感热病;后者多见于内伤杂病的脏腑热证。主证:面红身热,口燥渴,喜饮凉水,烦躁多言,尿黄赤,大便干结或秘结不通,舌红苔黄,脉洪数。

里虚热证:即"阴虚则热"证。

这里讲的里寒、里热的主证,仅是代表性症状,因为里证是病在脏腑、气血,所以,具体证候,外感病则在阳明、少阳证,或气分、营分、血分证中讲述;内伤杂病则在脏腑辨证中讲述。

8.1.2.3　虚实

(1)什么叫虚实:虚实是辨别人体正气强弱和病邪盛衰的两个纲领。虚证,主要是指人体的正气不足,包括精、气、血、津液等;实证,主要是指邪气有余。如《素问·通评虚实论》说:"邪气盛则实,精气夺则虚"。

在正邪斗争过程中,邪气盛而人体正气未衰,正邪斗争剧烈,出现功能亢奋所表现的证候,就是实证。如正气虚,抗病无力,或正气因别种原因而不足,功能活动衰退,或虚性亢奋所表现的证候,均属虚证。

此外,有形之邪如痰、水、瘀血等停留体内,也属实证的范畴。

由于正邪在疾病斗争过程中,正和邪的盛衰是较复杂的,所以还会出现虚实夹杂的证候,为了便于理解,归纳如下:

$$
正邪斗争
\begin{cases}
邪气盛,正气不衰,正邪斗争剧烈,功能亢奋 \\
脏腑功能失调,代谢障碍,痰、水、瘀血有形之邪停留
\end{cases}\!实证 \\
\begin{cases}
正气虚,邪气亦不盛 \\
正气因别种原因亏损
\end{cases}\!功能活动衰退——虚证 \\
\begin{cases}
邪气盛而正气虚 \\
正气虚而又有有形之邪停留
\end{cases}\!虚实夹杂证
$$

(2)虚证:虚证的形成,除先天不足外,后天形成的,常见有下列四种情况:①外感病邪过盛,耗伤正气。多见于急性热病发展过程的后期,或病后正气未恢复,如伤寒的三阴证,温病的下焦肝肾精血被伤等。②失治、误治、或久病,耗伤正气,多见于各种慢性消耗性疾病。③年老体衰,或生育过多,或营养不良。④劳伤、房劳过度,产后失调,各种原因的失血过多。

一般来说,见于外感病的虚证,病程较短,如治疗不当,每多引起亡阴亡阳,预后较差。见于内伤病的虚证,多属慢性疾患,病程拖延较长,时好时坏,常是带病延年。

虚证的临床表现,有阴虚、阳虚、气虚、血虚的不同,后面再介绍。

(3)实证:实证的形成主要有三方面情况:①外邪侵袭,邪盛,正气未衰,正邪斗争剧烈。一般外感病,只要正气不衰的,都属实证。例如急性热病,不恶寒、发高烧、大汗、口大渴、脉洪大的阳明里热证;高烧、口渴、腹痛拒按、大便秘结不通的胃肠实热证等。②精神因素,饮食不节。如情志抑郁所引起的胸胁胀痛,急躁易怒的肝郁气滞证;饮食停滞所致的脘腹胀痛,呕吐酸臭等的伤食。③内脏功能失调,代谢障碍,以致痰饮、水湿、瘀血等停留体内。

特点:外邪侵袭,精神因素,饮食不节所形成的实证,发病多急,如果邪气过盛,或治疗不当,病延过久,每多耗伤正气,转变为虚证,

172

或虚中夹实的证候。

代谢物停留体内所形成的实证,瘀血、痰饮、水湿潴留,如果是由于脏腑功能衰弱所引起的,多为虚中夹实的证候。治疗关键在于恢复正气,调整脏腑的功能,这是治本之法。如果治标而没有治本,正气没有恢复,病程拖延日期较久,常易反复发作。

实证的临床表现,由于病邪不同和病邪所在的脏腑不同,所以证候也多种多样,分别在以后各节中介绍。

虚证与实证的关系:虚证与实证,虽有正气不足和邪气过盛的本质区别,当邪正虚实之间,又是相互联系,相互影响的。其临床表现,有以下几种情况。

(4)虚实夹杂:凡虚实证并见的,都属虚实夹杂,亦称虚实错杂证,这在临床较为多见,特别是慢性疾病,常表现为虚实夹杂的证候。

如肾不纳气的喘息病人,上见痰浊阻肺,咳吐大量痰涎的实证;同时又见下焦阳虚引起的畏寒肢冷,吸气困难,动则喘甚,则为下虚上实证。又如鼓胀病人,腹部膨隆,青筋暴露,二便不利,呈一派实象;但形体消瘦,饮食减少,气短乏力,脉象沉细,又伴有一派虚象。这也是虚实夹杂的证候。此外如心肾阳虚所形成的水肿,脾肺气虚所形成的痰浊阻肺等,都属虚实夹杂的证候。

(5)实证转虚:病本属实,因失治、误治等原因,致病程迁延,虽邪气渐去,而正气亦伤,逐渐成虚证。例如高热、汗出、口渴、脉大之实热证,因治疗不当,日久不愈,导致津气耗伤,而见肌肉消瘦,面色枯白,不欲饮食,虚羸少气,舌上少苔,或光净无苔,脉细无力等证,证已转为虚证,治当以补为主了。

(6)因虚致实:病本为虚证,由于正气不足,不能布化,以致产生实邪,而出现因虚致实的证候。如脾肺气虚,运化失职,宣化失常,以致出现痰饮,或水湿等实邪,治当治脾肺之气为主。又如老人气亏,或产妇失血过多,气亏则肠胃传导无力,血虚则津枯肠燥,因之出现大便秘结之实证。治当补虚为主,津气复则大便自调。

（7）虚实真假：虚实也有真假疑似之证，所谓"大实有嬴状，至虚有盛候"。

1）真实假虚：病本属实证，但由于内实壅滞，经络痹阻，气血不能外达，因而外见假虚象。如热结肠胃、或痰食壅滞的里实证，外见神情默默，身寒肢冷、脉象沉伏或迟涩等类似虚证的假象。但虽神情默默而声高气粗，脉虽沉伏但按之有力，身虽寒冷但不蜷卧，且精神振奋，舌质苍老，这全是一派里真实象。

2）真虚假实：病本属虚证，由于内脏气血不足，运化无力，因而出现腹满、腹胀、腹痛、脉弦等类似实证的假象。然而腹满胀是时满时消，不似实证的常满不减；腹痛但喜暖喜按，不似实证的喜凉拒按；脉虽弦但按之无力。更见舌淡胖嫩而淡润，这完全是一派里虚寒象。

真假虚实的辨别，主要在于以下几方面：①症状的特点。如腹胀腹满，虚证则时胀时消，实证则常满不减；腹痛喜按为虚，拒按为实等等。②脉象的有力无力。一般是有力为实，无力为虚。③舌质的特点。胖嫩为虚，苍老为实。

上述这些辨别要点，临床如仔细观察和推敲，自不难区别。

（8）虚实与表里寒热的关系

1）表虚证与表实证：表证的虚实，主要是体表阳气盛衰不同所出现的两个证候。体表的阳气，具有抵抗病邪、保卫人体的作用，所以又叫卫气。卫气充沛，则汗孔固密不妄出汗，如果卫气虚，汗孔就不能固密，容易出汗。所以，表虚证与表实证的区别，就在于表证的同时，有汗和无汗。有汗为表虚证，如风热感冒的表热证，因其有汗，所以又是表虚证；无汗为表实证，如风寒感冒的表寒证，因其无汗，所以又是表实证。

表虚证，仅是体表卫气不足，治疗仍用攻邪的方法，因此表虚证的实质，仍然是属于实证的范畴，这和用益气解表法治的气虚感冒不同，气虚感冒，是全身性的气虚，所以它是虚中夹实的证候。

2）里虚证和里实证：八纲中的虚证和实证，除了上述的表虚证和表实证外，其余都是里证，但有虚寒、实寒、虚热、实热之分。①虚寒和实寒：虚寒证即阳虚证，见下"阴阳辨证"。实寒证即前里寒证。②虚热和实热：虚热证即阴虚证，见下"阴阳辨证"。实热证即前里热证。

8.1.2.4　阴阳

（1）什么叫阴证、阳证：阴证和阳证，是表、里、寒、热、虚、实六纲的总纲，凡是表、热、实证都属阳证；里、寒、虚证都属阴证。

临床上，表、里、寒、热、虚、实证往往是错杂出现的，如果用阴证和阳证来概括，就会出现阴阳中又有阴阳的情况，凡是表证都属阳证，里证中的热、实证属阳证，而虚、寒证属阴证。为了便于理解，如图 8－1 所示。

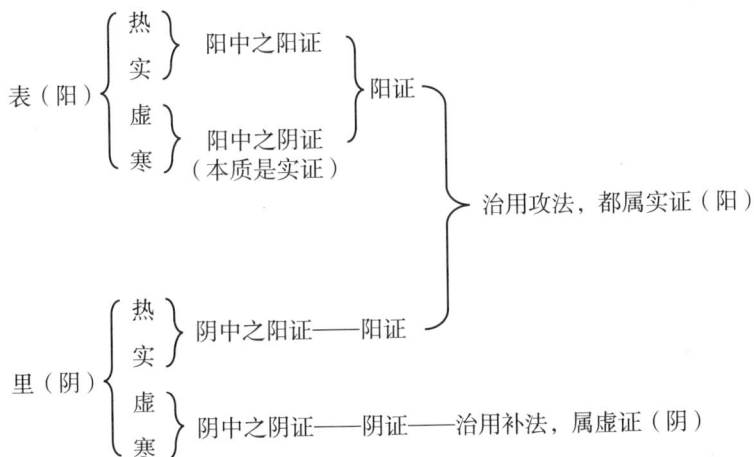

图 8－1

此外，阴阳除了在八纲中作为总纲外，在生理上又概括了营养物质和功能活动两方面，因此，如果营养物质或功能活动不足，就可以出现物质亏损的阴虚证和功能衰退的阳虚证。阴虚证或阳虚证如果进一步发展，还会出现亡阴证和亡阳证。

阴虚阳虚和亡阴亡阳，都是具体证候，它和作为二纲的阴证阳证，概念是不同的，如果用阴阳二纲来归纳，由于它们都属虚证，所以多属于阴证的范畴。

(2)阴虚证和阳虚证

1)阴虚证:阴虚证是津液、精、血等物质不足所表现的证候。

主证:形体消瘦,目眩耳鸣,口燥咽干,腰腿酸软,脉细苔净等。

由于阴阳是相互消长的,所以阴不足还可出现阳亢的症状。如五心烦热,潮热(定时低热)、盗汗、咽干颧红,舌红脉细数等,这就是"阴虚则热",这些症状又叫做"虚热"。临床所见的肺结核病,常表现这些症状。此外,在临床所见到的低烧,很多是属于"阴虚则热"的"虚热",用中医的养阴清热法,常能获得一定的疗效。

2)阳虚证:阳虚证是功能活动衰减所表现的证候。

主证:阳虚证是以气虚证候为基础的。因此它的临床主证也有两个方面:①气虚:如少气懒言,语声低微,倦怠自汗,舌质淡,脉弱无力等。②阳虚则寒的寒性症状,如畏寒肢冷,蜷卧嗜睡,口淡不渴,面白舌淡,尿清便溏等。

临床上对阴虚证、阳虚证还要进一步辨别虚在哪一脏哪一腑。因为各脏腑的阴虚或阳虚,除了上述症状外,还各有特点,分别在脏腑辨证中介绍。

(3)亡阴和亡阳:亡阴和亡阳是疾病的危重证,大都在高热大汗、剧烈吐泻、或失血过多等阴液或阳气迅速亡失的情况下出现,类似现代医学的"休克",中医称之为"虚脱"。

1)亡阴证:亡阴是阴虚证的进一步发展,其突出的表现是突然大汗,脉细数无力。因为是阴虚而热的阴液外亡,所以汗出热而黏,同时亦见肌肤热,手足温,口渴喜饮等虚热症状。

2)亡阳证:亡阳证常继发于阳虚证之后,其突出的症状也是大汗,但脉细欲绝。因为是阳虚则寒的阳气外亡,所以汗多清稀而凉,同时并见畏寒蜷卧、四肢厥冷、精神萎靡等阴寒症状。

因为阴阳是互根的(相互依存),阴衰竭则阳气无所依附而散越;阳消亡则阴无以生化而枯竭。所以亡阴与亡阳,总是相继出现,只是有先后主次不同而已。

8.2 气、血、津液辨证

气、血、津液的生成和代谢,是和脏腑的功能活动密切相关的。它们的相互关系,主要表现在以下两个方面:气、血、津液的生成和代谢,是通过脏腑的功能活动来完成的;气、血、津液又是脏腑功能活动的物质基础。

例如脏腑必须依赖气、血、津液来营养,没有气血津液的营养,脏腑就不能发挥功能活动。反过来,气、血、津液的产生,从后天来说,都是饮食物通过脏腑的功能活动化生出来的,它们的代谢,也必须通过脏腑的功能活动才能完成。所以,如果脏腑发生病变,就会影响气、血、津液;反之,气、血、津液发生病变,也会影响脏腑。所以,气、血、津液的病证,常是脏腑功能失调的反映,治疗也多从调整脏腑功能着手。

8.2.1 气的辨证

气,既是生命活动的动力,又是构成人体生命力的一种精微物质,它在人体内是无处不有,而且是在不断地运动着。所以气的盛衰、气的运行是否正常,关系到人体的健康与疾病。气的病证,一般可以概括为气虚、气陷、气滞和气逆四种。

8.2.1.1 气虚证

气虚证是全身或某一脏腑功能衰退的病理现象,常见于某些慢性病人、年老体弱和急性病的恢复期。

常见原因:①劳伤过度,包括脑力和体力过度持久的耗伤,所谓"劳则气耗"。②久病耗损或病后失于调养。③失血、大汗、大吐泻,伤津耗血,津、血耗伤影响及气。④营养不良或脾胃运化不足。⑤先天禀赋不足,后天又失于调养。

主证:头目眩晕,少气懒言,语声低微,倦怠自汗,舌淡少苔,脉虚无力。其他如脏腑下垂(胃下垂、子宫脱垂、脱肛等),小便失禁、大便滑泄等,也常因气虚下陷所致。

病理:气的生源虽有先后天的区别,但如先天之气不足,常可由后天之气来调补,故除肾病或有先天之气所引起的外,气虚证主要是后天之气不足所致。后天之气主要是"宗气",所以气虚证的症状,主要也是宗气不足的反映。

宗气出喉咙司呼吸,宗气不足,故见呼吸气弱,懒言声低;宗气贯心脉达周身,故不足则见周身倦怠无力。营气不荣于上,故见头目眩晕。卫气根源于肾,滋养于脾胃,开发于肺,同汗孔启闭而保卫于表,宗气不足,则卫气虚,卫外不固而自汗。气为血帅,气虚血行无力,故舌质淡,脉虚无力。

由于气的先天根源于肾,后天来源于脾,输送于心,宣发于肺,所以气虚证还须进一步辨别气虚在哪一脏。由于五脏的功能不同,所以五脏气虚证除见上述的气虚共有症状外,还必须结合各脏的特有症状来辨认。一般的情况是:

少气懒言,语声低微,倦怠
自汗,舌淡苔少,脉虚无力
(即上述气虚共有症状)
$\left\{\begin{array}{l}\text{咳嗽无力——肺气虚}\\ \text{心悸、面色㿠白——心气虚}\\ \text{食呆,腹胀便溏——脾气虚}\\ \text{腰酸,两足无力,或小便失}\\ \text{禁——肾气虚或气虚喘促}\end{array}\right.$

五脏气虚各自的证候特点,详见后述五脏证候。

治法:以补气为主。

常用方:益气健脾如四君子汤(参、术、茯苓、甘草)。益气健脾和胃渗湿如参苓白术散(参、术、苓、山药、炙甘草、炒扁豆、莲子肉、薏苡仁、桔梗、砂仁。一方有陈皮,或加大枣)。

益气升阳,调补脾胃的有补中益气汤(黄芪、人参、白术、当归、甘草、升麻、柴胡、陈皮)等。

从上述这些补气方剂来看,补气的关键主要在于脾胃(除肾气牵涉先天之气外),这就是因为脾胃为气血生化之源,为后天滋生本源的缘故。

常用药:人参、党参、黄芪、白术、山药、龙眼肉、炙甘草等。

至于气虚下陷的内脏下垂,小便失禁,大便滑泄,则当在益气药中,佐以柴胡、升麻、葛根等升提,或益智仁、金樱子、诃子、米壳、赤石脂等固涩药。

8.2.1.2　气陷证

气陷证,是气虚证的另一种表现,应属气虚证的范畴。故其引起气陷的原因,同于气虚证。

主证:即上述气虚证而并见腹部有坠胀感,脱肛或子宫脱垂及内脏下垂等。

病理:气陷证所出现的病证,主要是脾气虚损所致。因为脾气主升,如虚而不能升,而反下陷,致使脏器失其升举之力所致。因而气陷证所出现的病证,也是属于气不固摄的表现之一。

治法:益气升提,方如补中益气汤。临床常加枳壳等。

8.2.1.3　气滞证

气滞,亦称气郁或气结,是人体某一部分或某一脏腑气机运行发生障碍,以致壅滞郁结的病证。

有关人体气机运行的脏腑有:肝主疏泄,为少阳升发之脏,肺主宣降,脾气主升,胃气主降,所以气滞证常与肝、肺、脾、胃等功能失常有关。

原因:①精神刺激,气滞不畅,多见于肝。②饮食失调,多见于脾、胃、肠。③感受外邪,多见于肺。④用力努伤,跌仆闪挫,多见于胸、胁、腰、各个关节等局部。

主证:胀满、疼痛。

病理:气郁壅滞,结聚不行则胀满;气机运行不畅,不通则痛。因其为气滞,故其特点为胀重于痛;又因气滞非有形之邪,聚散无常,故其胀痛为时轻时重,时胀时消;亦有表现为痛无定处,走窜疼痛的,一般叫"肝气窜痛"。

由于气滞所在的脏腑不同,所以临床表现也不一致。如肺气壅滞,可见胸满,咳嗽,喘促等症;肝气郁结,可见胁肋胀痛,或胸胁窜痛,善太息,并常随情绪变动而波动,妇女常表现为乳房作胀,月经不调等症状;气滞于胃脘,可见胃脘胀痛,嗳气频频,甚则胃气上逆而呕吐等;气滞于肠,可见腹胀,走窜疼痛,矢气则舒,便秘或里急后重等症状;气滞于关节,可见关节肿胀牵引性疼痛,动则痛甚。

治法:理气,行气。

常用方:如顺气解郁的五磨饮子(乌药、槟榔、木香、枳壳、沉香);疏肝解郁,健脾和营的逍遥散(柴胡、薄荷、当归、白芍、白术、茯苓、生姜);行气开郁,降逆化痰的半夏厚朴汤(半夏、厚朴、茯苓、苏叶、生姜),又名四七汤;行气解郁的越鞠丸(苍术、香附、川芎、神曲、栀子);行气疏肝,散寒止痛的天台乌药散(乌药、木香、小茴香、青皮、高良姜、槟榔、川楝子、巴豆)。

常用药:宣肺降气——麻黄、杏仁、桔梗、枳壳、旋覆花、苏子等;疏理肝气——柴胡、香附、青皮、川楝子、延胡索等;开胃行气——陈皮、木香、砂仁、蔻仁、佛手、莱菔子等;通肠行气——枳实、厚朴、木香、槟榔、沉香、大腹皮、乌药等。

8.2.1.4 气逆证

肺胃之气以下行为顺,如不下降而反上行,就会出现气逆的病证。所以,气逆证多为肺、胃之气上逆的病理现象,另一方面,气逆证也常与气滞证并见,也常常是气滞证的另一种病理表现。

原因:肺气上逆,常由外邪侵犯,或痰气互结,肺失肃降所致;胃寒停饮,或痰、食阻滞,常可导致胃气上逆。

此外精神因素,也常引起肝气疏泄失常,导致肝气上逆。即肝阳上亢,见脏腑辨证。

主证:肺气上逆,多表现为咳嗽、喘息、呼多吸少等症状;胃气上逆,则或见呃逆、嗳气;或见呕吐,或见反胃(饮食入胃,久而反出,又叫翻胃)。

治法:降逆下气。

例方:降气平喘的如苏子降气汤(苏子、半夏、甘草、肉桂、前胡、厚朴、陈皮、当归、生姜),镇逆止呕的旋覆代赭石汤(旋覆花、代赭石、人参、半夏、生姜、甘草、大枣),下气止呃的如丁香柿蒂竹茹汤。(丁香、柿蒂、人参、生姜、竹茹、橘红)

常用药:降肺气——前胡、枇杷叶、马兜铃、白前、苏子、款冬花、旋覆花、葶苈子等;降胃气——丁香、沉香、柿蒂、枇杷叶、半夏、竹茹等。

气逆证,一般都属实证,但亦有气虚而上逆的,这是因为气虚而上浮所致。如肾不纳气的虚喘,胃气将败的虚呃等。

治法:前者宜益肾纳气;后者宜益胃镇逆,均详见后脏腑辨证。

8.2.2 血的辨证

血的病变,概括起来主要有血虚、血瘀和血热等证候。常由五志化火,或邪热入血所致,分别在脏腑辨证和卫气营血辨证中介绍。

8.2.2.1 血虚证

血虚证是血液不足所出现的证候,包括贫血,或具有贫血症状而血色素正常的病证,故常见于贫血病人,以及神经衰弱、慢性衰弱性疾患。

原因:①吐、衄、便、产后、月经、外伤等出血过多。②脾胃虚弱,生血不足。③劳心、久病精血暗耗。④瘀血阻滞,新血不生。

主证:心悸失眠,头晕眼花,面色苍白或萎黄,唇淡,舌淡脉细。

病理:血虚证的这些症状,多由血不养心和血虚不能上荣所致。血不养心,心神不藏,则心悸失眠;血虚不能上荣清窍,故头晕眼花,面白唇舌多淡;脉内血少,故脉细。

由于心主血,肝藏血,脾为气血生化之源,所以血虚证与心、肝、脾三脏的关系较为密切。一般的情况是:

上述血虚主证兼见 { 易惊,健忘的,多属心血虚
两目干涩,视物模糊,甚或夜盲,手足麻木或颤动的,多属肝血虚
形体消瘦,饮食呆滞,面色萎黄的,多为脾气虚

治法：补血养血。

例方：补血活血——四物汤(地、芍、归、芎)；益气养血，健脾养心——归脾汤(当归、人参、黄芪、白术、炙甘草、茯神、龙眼肉、远志、酸枣仁、木香)；补气益血，宁心安神——人参养营汤(八珍汤去川芎，加黄芪、肉桂、五味子、远志、陈皮、姜、枣)。

常用药：当归、白芍、熟地、首乌、阿胶、党参等。

血和气是相互依存的，所以血不足常伤及气，因而血虚证亦常可见到气短、疲乏无力等气虚症状。在治疗上，气为血帅，补气能生血，故常用益气补血之法，如当归补血汤(当归、黄芪)、圣愈汤(四物汤加黄芪)等，多加黄芪以补气生血。

此外，脾为气血生化之源，肾精又为化生血液的主要物质，所以在补血药中配合健脾和补肾的药物，常能增强补血的效果。

8.2.2.2 血瘀证

血瘀证是全身血液运行不畅，或局部血液瘀滞的病证，多由外伤、阳虚、气滞、寒凝等因素引起。

主证：局部疼痛拒按，痛如针刺，痛处不移，舌有青紫瘀点或瘀斑，脉象沉涩；或见面色晦黯，唇、舌、指甲青紫(多属全身血液运行不畅)等症状。

病理：血瘀滞，气血不通，经络拘急牵引，故痛如针刺；瘀血内停，不同于气郁之揉按则易消，故痛处常有定处而拒按。

由于血瘀所在的病位不同，临床也有不同的表现，如：瘀血在心，可见心悸、左胸闷痛，且牵引左臂痛；瘀血在肺，可见咳引胸痛，咳吐紫黑血块；瘀血在胁腹，可见局部刺痛或钝痛，有时能触到肿块(如肝脾肿大，腹中肿瘤等)；瘀在胞宫，可见痛经、闭经或经量多，或小腹触到肿块(如宫外孕，肿瘤等)；瘀在肢体，常见肢体麻木，疼痛，甚则活动不利、瘫痪、或见肢端变黑、坏死(血栓性脉管炎，动脉栓塞等)；瘀在体表，可见局部青紫瘀斑，或肿胀疼痛。脏腑瘀血，常可触到肿块；如久瘀不消，阻碍营气运行，肌肤失养，可能见到皮肤粗糙如鳞甲，称为"肌肤甲错"。

治法:活血化瘀。

例方:养血行瘀的桃红四物汤(四物汤加桃仁、红花);活血祛瘀,开胸散结的血府逐瘀汤(当归、生地、赤芍、桃仁、红花、川芎、柴胡、枳壳、桔梗、牛膝、甘草);益气活血通络的补阳还五汤(黄芪、归尾、赤芍、桃仁、红花、川芎、地龙);活血祛瘀,定痛止血的七厘散(血竭、麝香、冰片、乳香、没药、红花、朱砂、儿茶)。

常用药:归尾,赤芍、川芎、桃仁、红花、丹参、三棱、莪术、五灵脂、生蒲黄、乳香、没药、穿山甲、苏木、䗪虫、地龙、水蛭、虻虫等。

气与血的关系非常密切,故气滞和血瘀常同时并见,在治疗时活血药与理气药常并用,但须分清主次,气滞为主者,当以行气为主,佐以活血药;如血瘀为主者,则当以活血化瘀药为主,佐以行气药,这是因为气为血帅,血为气母,气行则血行,气滞则血滞的缘故。

正因为气行则血行,所以活血化瘀药,必配行气药,才能增强活血化瘀的功效,如四物汤中用川芎。事实上,很多活血化瘀药本身即具有行气活血双重作用,如郁金、乳没、川芎、延胡索等。

血瘀证虽然由于瘀血所在的病位不同,各有不同的表现,但血瘀证还有寒热虚实之不同。

(1)血瘀兼气虚证

原因:多因气虚运血无力,致使血行瘀滞。

主证:①气虚的症状:倦怠乏力,少气自汗。②瘀血的症状,疼痛拒按,舌紫黯或有瘀斑。

治法:补气行血。方用补阳还五汤。

(2)血瘀兼血虚证

原因:①瘀血阻滞,新血不生而致血虚。②本有血虚,又因其他原因引起血瘀;③各种出血证之后,离经之血积滞体内。

主证:①血虚的症状:头晕眼花,心悸失眠。②瘀血的症状:舌淡有瘀斑,脉细涩,或见肿块疼痛拒按,痛处不移。

治法:养血活血。方如桃红四物汤。

（3）寒客血脉证

原因:寒邪客于血脉之中,寒为阴邪,血遇寒则凝,以致血凝涩而不行。

主证:疼痛喜暖,得暖则减,形寒肢冷,舌淡而黯,脉沉迟涩。本证可见于冻伤,脱骨疽,妇女经产期受凉的宫寒血瘀,少腹冷痛,月经愆期,经色紫黯有血块,以及产后四肢冷痛等病证。

治法:温经活血。方用当归四逆汤、温经汤。

（4）血热搏结证

原因:热邪与瘀血搏结。

主证:根据血热搏结的部位不同,见证也不一致。

血热搏结于肠胃或下焦:①腹胀满痛拒按,大便干,色黑易解。②少腹急结,小便自利,其人如狂或发狂。

治法:泻热破瘀,消积散肿。方用桃仁承气汤、抵当汤、大黄牡丹皮汤。

妇女热入血室:血与热结,下腹部或胸胁硬满,寒热如疟,入夜谵语,月经中断。

治法:清热活血,和解透达。方用小柴胡加桃仁、红花、当归、荆芥等。

血热搏结,热灼血枯:骨蒸劳热,肌肤甲错,皮起而屑,妇女闭经等。

治法:清热缓中,祛瘀生新。药用大黄、䗪虫丸。

8.2.2.3 血热证

血热证为邪热侵犯血分所出现的证候。

原因:①外感邪热,或寒邪入里化热,侵犯血分,多见于外感热病,如营分证、血分证。②五志化火,火热入血。如肝郁化火等。

主证:心烦,或躁扰发狂,口干不喜饮,身热夜甚,脉细数,舌红绛,或见各种出血证,妇女月经前期,量多等。

病理:血热炽盛,扰乱心神,故见心烦,甚则躁扰发狂;邪热入血,血属阴,故身热夜甚;阴血被耗,故口干;热不在气分,故不喜饮水;热甚则脉数,血耗则脉细;如热迫血络受伤,则可见衄血、吐血、尿血、皮下出血以及月经过多等证。

治法:清热凉血。方用清营汤、犀角地黄汤(清热地黄汤)。

8.2.2.4 出血证

出血证是血液离开脉道,溢出于脉外的病证。

原因:①血热妄行,循行失其常度而溢出脉外。辨证有实热、虚热的不同,属实热的如邪热入血发斑的血分证(如流脑),肝火上亢的衄血,胃火上炎的牙痛;属虚热的,如肺结核的咳血,妇女虚热所引起的崩漏等。②脾气虚,脾不统血,血不归经的出血,多见于便血、崩漏、皮下出血等。③瘀血内结,阻碍血液的正常运行而致血溢脉外,常见于月经过多、崩漏等病。④跌仆外伤,脉络破损,血溢脉外。

主证:常随其原因不同而见证不一。血热妄行的,血色多鲜红,舌质红,脉数,如伴见发热、心烦、口渴等症的,多属实热;如伴见潮热盗汗,五心烦热,咽干颧红的,多属虚热。

气虚出血,血色多淡,且持续不止,舌质淡,脉细无力,同时伴见气短懒言,倦怠自汗等气虚症状。

瘀血内结的出血,血色紫黑成块,常并见小腹胀痛,出血后稍缓解,舌色紫黯或有瘀斑,脉细涩等症状。

跌仆损伤的出血,则必有跌仆损伤史。

治法和例方:实热的宜凉血止血,方如清热解毒、凉血散瘀的犀角地黄汤(犀角现已禁用、生地、赤芍、丹皮),虚热的宜养阴清热、止血,方如养阴清热、调经止血的清热固经汤(炙龟板、煅牡蛎、阿胶、生地、地骨皮、栀子、黄芩、地榆、棕榈炭、藕节、甘草),气虚出血的宜益气摄血,方如补中益气汤,瘀血内结及跌仆损伤出血的宜活血止血,常用七厘散、跌打丸等。

常用药:地榆炭、棕榈炭、藕节炭、旱莲草、侧柏炭、艾叶炭、莲房炭、仙鹤草、赤石脂、花蕊石、灶心土、阿胶、鹿角胶、龟板胶、鳖甲胶、三七、槐花、白茅根、血余炭、白及、茜草、炒蒲黄等等。

出血证的治法,一般是急则先止血以治其标,缓则以治本为主,佐以止血药,以防血止留瘀之弊。如出血严重,气随血脱,则又宜益气以固脱,如用大补元气的独参汤、参附汤等。

8.2.3　气血同病的辨证

气为阳,血为阴,气血关系,即阴阳相互依存的关系。表现在气对血的关系上,气对血有温煦、化生、推动、统摄的作用。故在病理上:气虚不能生化,血必因之而虚少;气寒无以温煦,血必因之而凝滞;气衰无以推动,血必因之而瘀滞;气陷而不统摄,血常因之而外泄。

表现在血对气的关系上,则血对气有润养、运载等作用。故在病理上:血虚无以载气,则气亦随之而少;气失去血的濡养,则燥热诸病由之而生;血脱失而气无以附,气涣散而不收,以至脱气亡阳。

以下介绍常见的四个同病证候。

8.2.3.1　气滞血瘀证

气行则血行,气滞则血滞。气滞血瘀,即气郁滞不行,而导致血瘀的证候。

原因:①情志不遂,肝气不能疏泄,以致气郁血瘀;②跌仆闪挫,气滞血瘀。

主证:胸胁胀痛,疼处不移,性情急躁,或见痞块刺痛拒按,舌紫黯或有瘀斑等。妇女可见痛经、经色紫黯有块,乳房胀痛,甚则闭经。

病理:肝主疏泄而藏血。疏泄失职,肝气郁结,气滞血瘀,故见胸胁胀痛,急躁易怒。如血瘀太甚,则可见痞块疼痛拒按。舌紫黯或有瘀斑,为血瘀之征象。妇女乳房作胀、痛经、经闭等皆气滞血不行所致。

治法:行气活血。方用逍遥散加桃仁、红花、三棱、莪术等。

8.2.3.2　气血两虚证

即气虚、血虚两证并见。

原因:气虚生血不足,气虚及血;血虚无以载气,血虚及气。

治法:气血两补。方用八珍汤。

8.2.3.3 气虚失血证

即脾气虚,不能统摄血液,所出现的出血证。

主证:除出血症状外,伴见少气懒言,倦怠乏力,面色无华,舌淡脉虚等气虚症状。

治法:补气升提,引血归经。方用归脾汤、补中益气汤。

8.2.3.4 气随血脱证

由于大量出血而引起的气随之暴脱的证候。

主证:大量出血的同时,突然出现面色㿠白,四肢厥冷,大汗淋漓,甚至晕厥,脉微细或芤。

病理:由于外伤、崩中、产后等大量出血所致。血脱则气无以附,故气随血而脱。气脱阳亡,不能温煦,则冷汗淋漓;阳气不达四末,所以四肢厥冷;气血不能上荣头目,故见晕厥。

治法:益气固脱,独参汤或参附汤。

8.2.4 津液的辨证

8.2.4.1 津液不足

津液不足常由生成障碍或过度耗损所致。

原因:人体津液的生成和代谢,主要与肺、脾、肾三脏有关,所以引起津液不足的原因,多与肺、脾、肾三脏功能失调有关。津液过度耗损如过汗、失血、呕吐、泄泻、多尿及高热等。

主证:口干咽燥,唇焦齿枯,皮肤干燥,甚则干瘪无弹性,小便短少,大便干结,舌干少津,脉多细数。

这些症状,都是津液耗伤不足的反映。由于耗伤津液的原因,有火热伤津的实热证,有肺、脾、肾功能失常,津液生成不足的阴亏证。其临床表现除上述一般见证外,火热伤阴,必有高热,故多见于外感热病;肺、脾、肾等的阴虚证,必见阴虚阳亢症状,将分别在脏腑辨证及热病辨证中介绍。

治法:根据不同证候,可分别采用:生津养液的增液汤(生地、玄参、麦冬),清热养阴的冬地三黄汤(麦冬、生地、玄参、黄连、黄芩、黄柏、白茅根、甘草、金银花),益胃生津的益胃汤(沙参、玉竹、生地、麦冬、冰糖)。

常用药:生地、沙参、麦冬、玄参、天花粉、玉竹、石斛、芦根、白茅根等。

8.2.4.2 水液停滞

水液停滞之病多与肺、脾、肾三脏功能失常有关。其所表现的病变,不外痰、饮、水肿等。关于水肿,见脏腑辨证,这里仅介绍常见的痰证和饮证。

8.2.4.3 常见的痰证

(1)风痰:痰盛而动风的病证,是为风痰,亦即痰证伴见风证。

原因:①阴虚阳亢,风阳内动。②嗜食肥甘厚味,痰涎内壅。

主证:头目眩晕,突然仆倒,喉中痰鸣,口眼歪斜,舌强不语,四肢麻木,偏瘫。

病理:风痰上扰,所以头目眩晕,喉中痰鸣;肢麻偏瘫,口眼歪斜,俱属风痰窜络的风象;痰浊闭塞清窍,则神昏仆倒;痰阻舌络,则舌强不语。

治法:祛风豁痰。方用大秦艽汤。

(2)热痰:痰热互结,谓之热痰。

原因:感受热邪或机体阳气亢盛,煎熬津液,则成热痰。

主证:烦热,咳痰黄稠,喉痹,便结,或发癫狂,脉滑数。

病理:痰热内扰,则心中烦热;津液被阳热煎熬,故咳痰黄稠;痰热互结,阻塞气机,壅塞喉咙,故见喉痹;痰热结于胃肠,则便干,扰乱心神,故发癫狂;有痰有热,故脉滑数。

治法:泻热豁痰。方用清气化痰丸、礞石滚痰丸。

(3)寒痰:寒痰互结,或痰盛而有寒象的证候。

原因:①感受寒邪,肺寒水津不运,凝而为痰。②贪凉饮冷,损伤脾阳,阳虚而寒,水湿不能运化,聚而为痰。

主证:畏寒厥冷,咳吐稀白痰,或见骨痹刺痛,喜热恶冷,甚则四肢举动不便,脉沉迟。

病理:寒痰凝结,阳气被遏,则畏寒肢冷;痰阻经络,则骨痹刺痛;证属寒,故喜热恶冷;证属里寒,故脉来沉迟。

治法:温化痰涎。方用三子养亲汤或二陈汤加干姜、细辛、五味子。

(4)湿痰:湿聚成痰,痰湿而又兼湿象。

原因:①脾阳不运,痰湿内生。②外感寒湿,束肺困脾,水湿内停,聚而成痰。

主证:胸闷,纳少,呕恶,痰多,身重困倦,舌苔厚腻。

病理:脾虚湿困,则纳少。痰湿阻于上焦,则胸闷;阻于中焦,胃气上逆故呕恶,痰湿阻遏清阳,则身重困倦。

治法:燥湿化痰。方用二陈汤。

(5)燥痰:痰证而兼有燥象。

原因:①感受燥邪,燥热伤肺,煎熬津液而成痰。②内热灼津,煎熬成痰。

主证:咯痰稠黏,如块如珠如线,难以咯出,甚或痰中带血,口鼻干燥,咽喉干痛,大便干,舌干少津,脉细滑数。

病理:津伤化燥,燥甚则干,故见上证;大便干,为肺与大肠相表里,肺津不能下润大肠所致。

治法:润燥化痰。方用清燥救肺汤,百合固金汤。

8.2.4.4 常见的饮证

(1)痰饮

原因:中阳不振,水不化气,饮停于胃。

主证:胸胁支满,胃脘有振水声,呕吐清涎,口不渴或渴亦不欲饮,头目眩晕,心悸短气,苔白滑,脉弦滑。

病理:饮停胃脘,故胸胁支满,胃有水声。水饮上逆,则呕吐清涎。水停中焦,故口不渴,渴而不欲饮。水阻清阳不升,所以头目眩晕。水饮凌心肺,故心悸短气。

治法:温化痰饮。方用苓桂术甘汤。

(2)悬饮:水饮停于胁肋,因其上不在胸中,下不及腹中,故名悬饮。

原因:两胁为阴阳气机升降之道,水流胁间,络道被阻,升降不利,形成本证。

主证:胁痛,咳唾更甚,转侧呼吸均牵引而痛,肋间胀满,气短息促,脉沉而弦。

病理:水停胁肋,气机被阻,故胁肋疼痛,咳吐呼吸则络脉牵引,故痛甚;水饮迫肺,则肋间胀满,气短息促;水饮内停,故脉象沉弦。

治法:攻逐水饮。方用十枣汤、控涎丹。

(3)溢饮:水饮溢于四肢肌肉,故名溢饮。

原因:肺失宣降,脾失运化,津液运化失常,饮溢肌肉而成。

主证:肢体浮肿,小便不利,或见发热恶寒而无汗,咳喘痰多白沫,苔白,脉弦而紧。

病理:饮溢肌肤,故肿。气化失司,则小便不利。若感受风寒,则见恶寒发热、无汗的表证。寒饮迫肺,肺失宣降,所以咳喘、痰多白沫。

治法:温化利水,方用五苓散合五皮饮。兼外寒的,宜解表化饮,方用小青龙汤。

(4)支饮:饮停胸膈胃脘,支撑胸膈,故名支饮。

原因:气化不利,水停胸膈胃脘。

主证:咳喘上逆,胸满短气,倚息不能平卧,浮肿多见于面部,痰沫多而色白,苔多白腻,脉常弦紧。

病理:水饮上逆,肺气不降,故咳逆喘息不能平卧。水液不能下输而泛溢,故多肿在面部。内有伏饮,易感外寒,所以常反复发作。

治法:泻肺逐饮,方用葶苈大枣泻肺汤。兼表证者,宜解表化饮,方用小青龙汤。

8.3 五脏六腑辨证

(1)什么叫脏腑辨证:脏腑辨证,就是辨别五脏六腑及其功能活动的物质基础,气、血、津液病变后所出现的证候,它是中医辨证论治的主要部分,也是中医各种辨证方法的基础。为什么这么说呢?

先讲一下它与其他辨证方法的关系。

(2)脏腑辨证与其他辨证方法的关系:中医的辨证方法虽然有好几种,但不管是哪一种辨证方法,从它的病理表现来说,都无非是气、血、津液的生化、代谢、运行和脏腑功能活动的失常,只不过由于不同类别疾病的不同发展规律,或者不同的归纳方法,因而创立了不同的辨证方法。所以尽管这些辨证方法不同,但都离不开气血津液以及脏腑的病变。因此,脏腑辨证就成为各种辨证方法的基础。

例如八纲辨证,是从各种辨证方法中概括出来的纲领,它与脏腑辨证是共性与个性的关系,如果没有个性,也就无所谓共性。

六经辨证虽然是根据外邪侵犯六经后,所归纳出来的辨证方法,但经络是内属脏腑的,所以经络的病理变化和它所属的脏腑是分不开的,是以脏腑辨证为基础的。因此,在六经辨证中,很多证候实际上也就是脏腑证候。例如麻杏石甘汤证,就是邪热入肺的肺热证;阳明腑实证,就是胃肠实热证等等。至于三阴证,实际上就是脾虚寒证,心肾阳虚证。只不过因为它是外感病,发展的规律不同,根据经络病理变化的反映而归纳出来的一种辨证方法。

卫、气、营、血辨证亦然,卫气营血本身就是脏腑功能活动的物质基础,所以温热之邪侵犯卫气营血后所反映出来的证候,也必然是和脏腑分不开的。例如卫分证,就是肺的证候;气分证,也就是肺、胃的证候,至于营分证和血分证,与心、肝、肾等脏是密切关联的。

至于三焦辨证就更明显了,上焦证即心肺证候,中焦证即脾胃证候,下焦证也就是肝肾的证候。

上述这三种辨证方法,都是外感热病的辨证方法,仅是因为病邪不同,侵犯人体途径的不同,发展的规律不同,从而总结出来的不同辨证方法。六经,是从经脉病理来进行归纳的;卫气营血,是从卫、气、营、血的病理变化来进行归纳的;三焦是将病脏从上、中、下三个部位来进行归纳的。所以,掌握了脏腑辨证,也就是为了掌握其余各种辨证方法打下基础。

(3)脏腑辨证的适用范围:脏腑辨证,虽然是各种辨证的基础,

191

但它主要适用于内生杂病。这是因为内生杂病的发展规律,不同于外感热病。外感热病,多是由皮毛、经络、腑、脏,由外向里步步发展;而内伤杂病,是病发于内脏,依循脏腑之间联系而传变。所以外感热病的辨证方法,就不适用于内伤杂病,只有脏腑辨证,才是内伤杂病的辨证方法。

外感热病的辨证方法,虽然不适用于内伤杂病,但当外邪向里传变,传入脏腑后实际上也就是脏腑证候了。例如心阴阳两虚的炙甘草汤,心肾阳虚水肿的真武汤,肝胆湿热、黄疸的茵陈蒿汤,大肠实热便秘的三承气汤,胆道蛔虫的乌梅丸等等,虽然都是六经辨证中的方子,但也是脏腑辨证中的方子。

因此,脏腑辨证主要适用于内伤杂病,但如外感病发展到邪伤脏腑,那就和脏腑辨证中的证候是相一致的。

(4)掌握脏腑辨证的基本方法:辨证论治是中医的特点之一,学好辨证是学习中医的重要一环。由于脏腑辨证既是内伤杂病的辨证方法,又是各种辨证方法的基础,这就说明,脏腑辨证又是中医辨证中的重点内容,怎样才能更好地理解和掌握脏腑辨证呢?

脏腑证候,是脏腑本身功能失常后的反映,由于每一脏腑的生理功能不同,它们所反映出来的病证也就不同,也可以说,病证是生理反常后的反映,因此,我们根据脏腑不同的生理来推断病证,这是脏腑证候的理论根据。所以,只有掌握了各脏腑、经络的生理功能,才能进一步掌握脏腑的病证,掌握脏腑的病变规律,也就是我们学习脏腑证候。必须运用已学过的脏腑生理功能,来分析、推理,这是掌握脏腑病证的基本方法。例如:肺主气,有宣通、肃降和输精皮毛的生理功能,所以咳嗽、气喘、有汗或无汗等症状,是肺的病理反映。这样把脏腑的生理功能联系起来,并以八纲来进一步分析脏腑的寒、热、虚、实,这就是掌握脏腑辨证的基本方法。

死记硬背不是好方法,不能"化",临床上不能应付千变万化的疾病。何况疾病不是根据书上生的,照书上那种典型的病证也是不多的,学得死和学得活,到临床上就大不一样,特别是中医的辨证,非活不行。

8.3.1 心与小肠病辨证

8.3.1.1 心病辨证

心的病证有虚证、实证的不同,虚证多为阴、阳、气、血不足,实证常是火、瘀血、痰浊等侵犯心或心包所致。此外,外感热病过程中出现的"热入心包",也属心的病证。因其为外感热病,故在"卫气营血病证"中介绍。

(1)虚证

1)心气虚(附心阳虚和心阳虚脱)

成因:有先、后天的不同。属于先天的:父母体弱,发育不全(多见于先天性心脏病)。属于后天的:①思虑劳心过度,耗伤心气(可见于神经官能症)。②汗、下太过,病后失调,气、血耗伤(多见于某些急性疾病引起的循环衰竭)。③年老体弱,脏气日衰;或其他疾病的影响(多见于老年及其他病引起的心肌劳损及心力衰弱)。所以本证可见于神经官能症、某些器质性心脏病以及其他疾病引起的心力衰竭等。

本证常根据其发展过程,分为三个阶段,即三个证候。这三个证候,又是以气虚证为基础。

气短懒言
倦怠自汗
气虚共有证　＋心悸,活动劳累时加重
　　　　　　面色㿠白,舌淡苔白
　　　　　　脉细弱或结代
　　　　　　　　　　心气虚　＋形寒肢冷
　　　　　　　　　　　　　　心胸憋闷
　　　　　　　　　　　　　　舌质紫黯胖嫩
　　　　　　　　　　　　　　　　　心阳虚　＋大汗淋漓,四肢厥冷
　　　　　　　　　　　　　　　　　　　　　口唇指甲青紫,呼吸微弱
　　　　　　　　　　　　　　　　　　　　　脉微欲绝
　　　　　　　　　　　　　　　　　　　　　心阳虚脱

气短懒言,倦怠自汗,是气虚的共有证。

心气不足,运血无力,气血不能正常运行,故见心悸。因为"劳则其耗",加之需血量增加,所以当活动和劳累时心悸加重。心"其华在面,开窍于舌",气不荣于面则面色㿠白,血不荣于窍则舌质淡白。心气运血无力则脉象细弱,脉气不相顺接则脉来结代。

心阳虚常是心气虚的进一步发展。阳虚则寒,阳气不能外达四肢,故外见形寒肢冷。心胸憋闷,舌质紫黯,是胸阳不振,心血瘀阻的征象。

在心阳虚的过程中,如果突然出现大汗淋漓等症,这是心阳外亡,心气将竭的"心阳虚脱"的重症,所以心阳虚脱又是心阳虚的进一步发展。心阳外亡,津随汗泄,故见大汗淋漓。四肢厥冷,较形寒更为严重,是四肢阳气将竭的征象。口唇指甲青紫,亦较舌质紫黯较重。呼吸微弱,脉微欲绝,均是心气及脉气将绝的现象。

上述心气虚、心阳虚、心阳虚脱,既是心虚证的三个不同证候,又往往是心病由轻变重的三个发展阶段,所以这三个证候既可分别见于不同的疾病,也可见于同一疾病的发展过程中。

治法:心气虚宜补养心气,常用养心汤(黄芪、人参、炙甘草、五味子、茯苓、茯神、当归、川芎、半夏曲、柏子仁、远志、肉桂、酸枣仁)。

心阳虚宜温通心阳,可用保元汤或桂枝甘草龙骨牡蛎汤加减。一般温通心阳,以桂枝或附子为主药,重者再加干姜和肉桂等;心悸者加生牡蛎或五味子;汗多加浮小麦、麻黄根,合生脉散。本证常与心血瘀阻并见,所以如见心胸憋闷或阵痛的,应加行气、活血化瘀药,如薤白、元胡、川芎、桃仁、红花、三七、降香、乳香等。

心阳虚脱宜回阳救逆,常用参附汤或四逆加人参汤,并结合西医进行抢救。

常用药:补心气:人参、黄芪、党参、太子参、茯苓、炙甘草等。补心阳药:桂枝、肉桂、附子、干姜、薤白等。

此外,在心阳虚的证候中,还可能出现"水气凌心"的证候。这是由于心阳不足,引起肾阳亦虚,气化失职,水气上迫心肺所致。

主证:除见心阳虚的症状外,由于阳虚不能运水,可见小便不利,肢体浮肿;或由水邪上泛,上迫心肺,可见心下悸动、头目眩晕;或由水停肠间,出现腹痛下利等症。

治法:温阳利水。可用真武汤(附子、生姜、茯苓、白芍、白术);或用济生肾气丸(即肾气丸加牛膝、车前子)。

2)心阳虚(附心阴虚)

成因:①思虑劳心过度,耗伤心血(多见于神衰、心脏病)。②失血过多,多见于生育、崩漏、外伤等出血过多。③脾虚运化功能不好,血的生源不足(多见于营养不良性贫血或再障)。

本证可见于神经官能症、心脏病、贫血等。心血虚和心阴虚,都属物质亏损的病理现象,血本属阴,故心血虚和心阴虚,既有共同的症状,也有不同的表现。一般是心血虚,包括贫血症,心阴虚,则见阴虚阳亢的症状。

心悸、多梦兼见 ⎰ 眩晕、面色不华,唇舌色淡,脉细——心血虚
　　　　　　　　⎱ 易惊,失眠健忘,五心烦热,潮热盗汗,咽干,
　　　　　　　　　 舌红少苔,脉细数——心阴虚

心主血脉,主神志,心血不足,血不养神,故见心悸、多梦易惊、失眠健忘等症。头目眩晕,面色苍白,唇舌色淡,是血虚不能充分上荣头面的血虚症状。心血虚,血脉不充,则脉细弱。五心烦热、潮热盗汗等症,是阴虚不能制约阳,虚阳上亢所引起的虚热(火)现象,也就是五脏阴虚的共有症状。

治法:心血虚宜养血安神,可用归脾汤,亦可用四物汤加阿胶、何首乌、党参等补血益气药。因为心血虚多伴有心神不安,故一般须配安神定志药,如茯神、远志、柏子仁、酸枣仁、龙齿、琥珀、朱砂等。

如果血虚及气,并见身倦,自汗等症的,应加黄芪、党参、龙眼肉等补气药,既起到补气的作用,又起到益气以生血的作用。

心阴虚宜养阴清热,常用方如补心丹。常用药:补心血:当归、丹参、白芍、鸡血藤、龙眼肉、紫河车、何首乌、熟地、党参等。补心阴:生地、熟地、麦冬、玉竹、阿胶、百合等。镇心安神:琥珀、朱砂、龙

齿、珍珠母、磁石等。

说明：①心血不足和心气不足，都有心悸，但病机不同，前者是由于心血亏，血不养心所致，多见于贫血及神经官能症；后者是由于心气推动无力所致，多见于心脏病、心力衰竭。②心阴心阳是相互依存的，又相互制约的，其中一方病变，常可影响到另一方。如心阴虚久，可导致心阳虚，反之亦然。因此，临床对心阴虚和心阳虚，既要加以鉴别，抓住病变的主要矛盾方面，但又不能截然分开。如心阴心阳两虚，则应两补，可用炙甘草汤。

（2）实证

1）心火亢盛：又叫"心火上炎"。

成因：①情志之火内发，所谓"五志化火"。②六淫内郁化火，所谓"六气化火"。③过食辛辣温补等药物。本证常见于失眠、口腔炎、舌炎、尿血等病。

主证：心烦、失眠，面赤口渴，口舌糜烂疼痛，小便短赤，舌质红，苔黄，脉数。如心火下移小肠，可见小便时灼热疼痛或尿血。

心火内盛，扰动心神，则心烦、失眠。心经火邪上蒸，则口舌糜烂。热蒸津耗，则口渴、尿少而黄。心火下移小肠，火犯络脉则尿血。

治法：清心泻火，可用导赤散（丸），若加黄连、黄芩、大黄则泻火清热之力更大。心烦失眠的，可加莲子心、栀子、朱砂等清心安神；口渴甚，加麦冬、天花粉生津止渴；口舌生疮，加玄参、金银花、连翘，外搽冰硼散等清热解毒；尿血，加阿胶、白茅根、小蓟等养血、凉血、止血。

常用泻心火药有：黄连、黄芩、栀子、莲心、竹叶、木通、灯心草等。

2）心血瘀阻

成因：本证常由心气（阳）虚，推动血液运行无力，再加情绪激动，劳累受寒，痰浊凝聚等因素，使血脉阻滞而成。本证因胸阳不振，气血不得通畅，故古称"胸痹"，即胸中气血闭塞不通的意思。所以本证常为本虚标实，在冠状动脉硬化性心脏病、心绞痛、心肌梗死等病中可见此症。

主证：心悸、心前区闷痛或刺痛，痛引左肩臂，轻者时痛时止，重者绞痛不安,面色青紫,舌质黯红或有瘀斑,脉微细或涩或结代。

心脉为瘀血所阻,气血不得通畅,故心悸、心痛。手少阴经脉循行臂内,故痛引臂内侧。面、唇、舌、指甲青紫,均为血液之象。若本证突然出现大汗淋漓、四肢厥冷的,为心阳虚脱的重证,常危及生命。

治法:通阳、活血化瘀,可用血府逐瘀汤加桂枝。胸闷者,加枳实、薤白,即合枳实薤白桂枝汤;心悸,加炙甘草、生龙牡,即合桂枝甘草龙骨牡蛎汤;苔腻有痰的,合瓜蒌薤白半夏汤;汗多加党参、炙黄芪。如果出现心阳虚脱的重证,内服参附汤或四逆加人参汤回阳救逆,并结合西药抢救。

常用药:丹参、桃仁、红花、川芎、三七、郁金、乳香、降香、生山楂等,并常与附子、桂枝、干姜等温阳药同用。

3)痰迷心窍(附:痰火蒙心)

成因:本证多由情志郁结,抑郁不遂,气郁生湿,化生痰浊,或感受湿浊邪气,阻塞气机,阻遏心窍而成。本证可见于癔病、癫痫、脑血管意外、精神分裂等。

主证:神志错乱,意识不清,神呆目滞,举止失常,或自言自语,低吟慢唱;或抑郁不乐,若有所失,悲喜无常;或心悸胆怯,疑虑重重,妄言妄语。如癔病、忧郁症等。

亦有表现为突然昏倒于地,不省人事,喉中痰鸣,漉漉有声,脉多沉弦而滑,舌苔白腻或厚腻,常见于癫痫、中风等病。上述这些症状,都是痰迷心窍,神志失常的征象。如果气郁化火,痰与火结,蒙蔽心窍,则成"痰火蒙心"之证。证见:心烦心悸,口苦失眠,多梦善惊,重则语无伦次,哭笑无常,甚则狂躁妄动,奔走骂詈,打人骂人,苔黄腻,脉弦滑数。常见于狂躁症。

治法:痰迷心窍宜化痰开窍,可用温胆汤或导痰汤(陈皮、半夏、甘草、枳实、竹茹)。

如表现为突然跌倒,昏迷不省的,宜先开窍。偏于痰湿气阻的,用苏合香丸;偏于热火攻心的,可用牛黄清心丸。痰火蒙心宜清心泻火,涤痰开窍,可用涤痰汤(即温胆汤加胆南星、石菖蒲、人参)去人参。凡痰火蒙心,火盛大便干燥或秘结不通的,均先宜通腑泄热。豁痰,可用礞石滚痰丸。

常用药:化痰的加南星(热痰用胆南星)、天竺黄、竹沥、半夏、橘红、贝母等;开心窍加菖蒲、郁金;头晕可加天麻、半夏;抽搐加钩藤、全蝎、蜈蚣;哭笑无常加柴胡、白芍、莲子心、郁金、竹叶、灯心草等。

8.3.1.2 小肠辨证

(1)虚证——小肠虚寒:本证常由素体虚弱,饮食不节或贪食生冷所致,主要表现为分别清浊(消化吸收)的功能失常,可见于慢性消化不良、肠炎、结肠炎等病。由于中医把消化吸收的功能概括在脾主运化的功能内,所以本证和脾阳虚的证候基本相同,见脾阳虚证。

(2)实证

1)小肠实热

由于心与小肠相表里,小肠又与小便有关,因而本证既可表现为心火亢盛的口舌糜烂,也可表现为小便的异常。心火亢盛,见心病辨证,这里只讲小便的异常。

本证常由心热下移所致。

主证:心胸烦热,小便短赤,尿道灼热疼痛,或见尿血,这是小肠移热于膀胱的病象,常见于尿道感染等病证。

心火亢盛则烦热,心火移热于小肠,小肠又移热于膀胱,故见小便短赤,尿道灼热疼痛。热伤血络,则尿血。

治法:清热泻火利尿,可用导赤丸加黄连。尿热尿血,可用猪苓汤(猪苓、茯苓、泽泻、滑石、阿胶)。

常用药:黄连、黄芩、大黄、木通、竹叶、泽泻、灯心草、滑石、赤小豆等。

2)小肠气痛:本证为下焦寒凝气滞,因肝脉循阴器(生殖器),所以又叫"寒滞肝脉"。主要临床表现为少腹绞痛,或阴囊肿胀,睾丸坠痛等,常见于肠痉挛、疝气,或睾丸、副睾丸疾患。详见肝脏辨证。

8.3.2 肺与大肠病辨证

8.3.2.1 肺病辨证

肺的病证,有虚有实,虚证主要是气、阴的不足;实证,除了痰浊外,多为外感病初期的表证,这是因为肺主皮毛,外邪入侵首先犯表的缘故。所以在五脏证候中,只有肺有表证。

(1)虚证

1)肺气虚

成因:①外邪犯肺,或肺痨感染,久咳耗伤肺气。②其他脏腑病变的影响,如脾虚水谷精微不能上输于肺;心气不足,运血无力,肺脉空虚;肾虚不能温养肺气等等。这种由其他脏腑病变而影响所致的,多表现为两脏同病,在后脏腑兼证中介绍。

本证可见于慢性支气管炎、支气管哮喘、肺心病、肺气肿、肺结核等久病者。

主证:本证主证一般可分为两类:①气虚共有症状:气短懒言,倦怠自汗,舌淡脉虚无力。②肺脏个性症状:咳嗽无力,吐稀白痰,或见喘息无力,易感冒等肺功能减退的症状。

肺失宣降,津液凝而为痰。肺气上逆则咳嗽,肺气郁阻则气喘。因无热,故咯稀白痰。肺气不足,故咳嗽无力。肺主皮毛,卫气虚不能固表,因而自汗并易感冒。

因本证多见于久咳之后,由于肺失宣降,津液不布,停蓄为痰,故每多痰性内阻而成虚中夹实之证;或咳久伤阴,兼见骨蒸潮热,手足心热,盗汗颧红等症状,成气虚及阴的气阴两虚之证,在肺结核后期为多见。

治法:补益肺气,可用四君子汤加黄芪或补肺汤(人参、炙黄芪、熟地、五味子、紫菀、桑皮)加减。自汗甚,加浮小麦、麻黄根等固表敛汗;痰多的,加白术、茯苓、橘红、贝母、杏仁等健脾化痰;气喘,加苏子、五味子、白果等敛气平喘;兼阴虚的,加沙参、麦冬等养阴润肺;骨蒸潮热,加银柴胡、地骨皮、胡连、青蒿、鳖甲等养阴清热除蒸。

常用补肺气药:人参、党参、黄芪、炒山药、炙甘草等,收敛肺气的如五味子、白果、诃子、乌梅等。

2)肺阴虚

成因:①邪热久留,耗伤肺阴;②肺痨感染,久咳伤津;③其他:肾阴亏损、虚火上炎,上劫肺津;肝火灼肺,灼伤肺津等亦可导致本证。

临床常用于慢性支气管炎、支气管扩张、肺结核以及肺炎恢复期等病,慢性咽炎亦可见本证。

主证:本证的主症也分两类:①阴虚阳亢的共有症状:午后发热,手足心热,咽干颧红,盗汗,舌红少苔,脉细数。②肺脏的个性症状:干咳无痰,或痰少而黏,或痰中带血,或喉干音哑等肺津亏损的症状。

肺津不足,故干咳痰少。津亏不能濡润,则喉干音哑。如虚火上炎,肺络损伤,可见痰中带血。

治法:滋阴清肺,常用百合固金汤(百合、生地、熟地、玄参、麦冬、当归、白芍、贝母、桔梗、生甘草)加减。见痰中夹血者,可加阿胶、白及、白茅根等养阴止血;如手足心热,盗汗等阴虚火旺的,可合滋阴降火汤(龟板、生地、知母、黄柏、天冬、麦冬、当归、白芍、砂仁、甘草、猪脊髓)。

常用养肺阴的药:北沙参、天门冬、麦门冬、阿胶、石斛、天花粉、百合、玉竹、黄精等。

(2)实证

1)寒邪犯肺(风寒束表)

成因:外感风寒之邪,袭表犯肺所致。常见于上呼吸道感染、急性支气管炎等病。本病证有两种情况:一是不见表证的,称为"寒邪犯肺";一是兼见表证的,叫"风寒束表"。

主证:咳嗽、咯稀白痰,或见气喘,口不渴,鼻塞流清涕。如兼见表证的,则兼见恶寒发热,头身疼痛,苔白,脉浮紧。

寒邪在表,卫气郁闭,故恶寒、发热同时并见。肺失宣降,上逆则咳嗽,壅滞则气喘。水津不运,凝而为痰,寒未化热,故咯痰稀白。

鼻为肺窍,肺为寒束而不宣,故鼻塞流清涕。寒性收引,气血不通,经脉收引,则周身疼痛。苔薄主表,白主寒,脉浮主表,紧主寒。故本证即"表寒证"。

治法:宣肺散寒,可用杏苏散(苏叶、杏仁、前胡、桔梗、枳壳、半夏、陈皮、茯苓、甘草、生姜、大枣)加减。如喘者,可用华盖散(麻黄、桑白皮、紫苏子、杏仁、赤茯苓、橘红、甘草)。

常用药:辛温解表的有麻黄、桂枝、荆芥、防风、苏叶、生姜、葱白等;散寒平喘的如麻黄、细辛、五味子、生姜。上药同用,治寒喘有良效。

2)风热犯肺(热邪壅肺)

成因:风热之邪犯表,或风寒郁而化热,尚未入里时,可形成本证。有表证者,为风热犯肺,无表证者,为热邪迫肺。临床常见于上呼吸道感染、流行性感冒,其他如外感热病、急性气管炎、肺炎、肺脓痈,急性扁桃体炎、急性副鼻窦炎等初期,皆可出现本证。

主证:发热恶寒,咳嗽,咯黄痰,口干欲饮,舌尖红,脉浮数。或见喘促气粗,甚至鼻翼煽动,发热汗出,或见胸痛,咯脓血痰,其味腥臭;或见咽喉肿痛;或见前额痛,鼻流脓涕,有臭味。

风热之邪犯表,则发热恶寒。邪热郁肺,热炼肺津,则咯黄痰,口干欲饮。舌尖红,主肺热,脉浮主表,数主热,故本证即"表热证"。如火热内迫,肺气壅滞,则发热汗出,气喘鼻煽。如热毒内盛,蕴而成痈,腐烂肉溃,则胸痛、咯腥臭脓血痰。如肺胃火热上蒸,邪毒蕴结,可见咽喉红肿疼痛。如风热夹湿浊,循经上熏,灼伤鼻窦,则前额胀痛,鼻流脓涕,是谓"鼻渊",亦称"脑漏"。

治法:风热在表者,宜清凉解表,清宣肺热,热重者用银翘散(金银花、连翘、桔梗、薄荷、竹叶、甘草、荆芥穗、豆豉、牛蒡子、芦根),咳重者用桑菊饮(桑叶、菊花、连翘、薄荷、杏仁、桔梗、甘草、芦根)。

如喘促鼻煽者,宜清肺平喘,可用麻杏石甘汤,加鱼腥草、葶苈子,但须与上述寒喘相鉴别。如吐脓血腥臭者,宜清肺排脓,可用桔梗汤(桔梗、甘草)合苇茎汤(芦根、桃仁、冬瓜仁、苡仁)加金银花、连翘、败酱草、鱼腥草;咽喉肿痛者,宜疏风清热,解毒利咽,用银翘

201

散去荆芥穗加玄参、锦灯笼、山豆根、大青叶、板蓝根之类。鼻流脓涕的,宜祛风散热,芳香清窍,可用苍耳子散(苍耳子、薄荷、辛夷、白芷、葱、茶)加黄芩、菊花、葛根等药。

常用清宣肺热药,桑叶、菊花、金银花、连翘、薄荷、黄芩、杏仁、桑皮、芦根等。

3)燥邪伤肺

成因:外感燥热之邪,袭表犯肺所致。多见于秋季发生的上呼吸道感染、急性支气管炎、急性咽喉炎等病。

主证:发热、微恶风寒。干咳少痰,痰黏难咯,咽干鼻燥,舌干苔白而少津,或见咽喉疼痛、痰中带血丝,舌尖红,苔黄,脉浮数或细数。

燥热在表则发热、微恶风寒。燥伤肺津,故干咳少痰,咽干鼻燥、舌干少津。咽痛、痰中带血,是燥热上熏,灼伤肺络所致。

本证与内伤病的阴虚肺燥病的区别,在于起病突然,有表证,脉浮;阴虚肺燥证多属慢性病,除无表证外,多有五心烦热、咽干颧红、舌红少苔、脉细数等阴虚火旺症状。

治法:疏风散热,清肺润燥,可用桑杏汤(桑叶、杏仁、沙参、贝母、香豉、栀子皮、梨皮)加瓜蒌、麦冬、芦根等清润药。如咽干而痛的,可加玄参、牛蒡子、板蓝根等清利咽喉;痰中带血的,可加白茅根、茜草根、侧柏叶等以凉血止血;咯痰黄稠的,可加马兜铃、桑白皮、瓜蒌皮等清化痰热;伤津重者,可用清燥救肺汤。

常用药:桑叶、薄荷、沙参、瓜蒌、芦根等。

表8-4 上述三表证的鉴别

	寒热	汗	痰	渴	鼻	舌苔	脉
风寒束肺	恶寒重,发热轻	无	稀白	不渴	流清涕	舌苔薄白	浮紧
风热犯肺	发热重,恶寒轻	有	黄稠	渴	不流涕	尖红,或有薄黄苔	浮数
燥热伤肺	发热重,恶寒轻	少	少,黏	渴	鼻咽干燥	尖红,苔黄而干	浮数

4)痰浊阻肺

成因:本证多由肺气不宣,津液不布,化生痰浊,阻塞肺窍所致。多见于慢性支气管炎、支气管哮喘、肺气肿等病。

主证:咳嗽痰多,色白而稀,喉中痰鸣,容易咯出,胸满纳呆,或见气喘、呕恶、舌苔白腻,脉弦滑或濡缓。

痰浊上壅,气道被阻,肺气不得宣降,因而咳嗽痰多、气喘、胸中满闷,甚则痰声漉漉。湿痰困于脾胃,则呕恶纳呆。苔白腻、脉滑,都属湿痰之象。

治法:燥湿化痰,可用二陈汤(陈皮、半夏、茯苓、甘草)加苍术、厚朴等燥湿行气之品。如喘者,可合三子养亲汤(苏子、莱菔子、白芥子)。

常用药:陈皮、半夏、苍术、厚朴、贝母、南星、瓜蒌、杏仁、蔻仁、苡仁等。

治疗肺脏证候,用药宜温宜润。因肺为娇脏,畏寒畏热畏燥,所谓"肺主清肃,畏热畏寒,火刑则金燥,水冷则金寒"。

8.3.2.2　大肠辨证

大肠病证,主要是传导功能失常引起的大便异常,但有虚、实的不同。

(1)大肠虚寒(虚寒滑脱)

大肠虚寒,主要是吸收水分功能失职后所表现的腹痛、肠鸣、泄泻,亦即肠胃阳虚里寒证。由于吸收功能归属在脾主运化功能中,所以大肠虚寒和小肠虚寒一样,都与脾阳虚的证候相同,见前脾病辨证。但如大肠虚寒进一步发展,可以形成"虚寒滑脱",多见于慢性细菌性痢疾、慢性阿米巴痢疾、慢性肠炎以及肠结核等病。

主证:久泻久痢,大便滑泄不禁,小腹隐痛,肠鸣,喜温喜按,四肢不温,神疲乏力,气短自汗,或见肛门下脱,舌淡苔白,脉虚无力。

大便不禁,肛门下脱,是脾虚中气下陷,不能固摄所致。阳虚里寒,故见腹痛,肠鸣,喜温喜按,四肢不温等症状。

治法:温中散寒,可用附子理中汤。益气固摄,可用养脏汤(白芍、当归、党参、白术、肉豆蔻、肉桂、炙甘草、木香、诃子皮、罂粟壳(可用石榴皮代替)涩肠固脱,可用桃红汤(赤石脂、干姜、粳米)或赤石脂禹余粮汤(药同方名)。

由于本证为气虚,阳气与中气下陷并见,所以在治疗上,既要益气升提,温阳散寒,又要涩肠固脱。益气药如炙黄芪、党参、白术、山药等,升提药如葛根、柴胡、升麻,温阳药如附子、炮姜、肉桂,固涩药如诃子、赤石脂、肉豆蔻、乌梅、五味子、罂粟壳等。但须注意,如夹有湿热和食滞者,不可用固涩药,以免关门留寇之弊。

（2）大肠液亏

成因:①燥热伤津,大肠液亏。②胃阴不足,下及大肠。③胃燥脾湿不和,胃强脾弱。常见于热病后期,妇女产后,习惯性便秘以及老年性便秘等。

主证:大便干结,往往数日一次,干燥难解,常并见咽干少津,舌红苔干糙,脉涩或细等,亦常见口臭等。

大肠津液不足,肠失滋润,故大便干结,干燥难解。舌红咽干,苔干糙,脉细涩皆津亏之象。胃失和降,浊气上逆,故见头晕、口臭。

治法:润肠通便。滋液润肠,可用增液汤(生地、麦冬、玄参),润下,可用麻子仁丸(火麻仁、杏仁、白芍、枳实、厚朴、大黄)。如果是妇女产后便秘,这是由于津血亏损所致,治用养血润燥法,忌用苦寒攻下。

此外,①还有一种老年命火不足,下焦阳虚引起的便秘,则当用温阳润燥通下之法,可用半硫丸,或当归、肉苁蓉各　两,亦有良效。②肺与大肠相表里,大肠燥结可用影响肺气肃降,而见喘咳等症,治用润肠通利肺气之法,药如杏仁、瓜蒌仁、麦冬、大黄等。③肺气上逆,咳喘、亦可影响气津不能下达,而大便干燥,治用利肺气之法。药如苏子、前胡、半夏、厚朴、陈皮、枳壳等。

常用滋液润肠的药物:火麻仁、郁李仁、瓜蒌仁、玄参、麦冬、蜂蜜等。

（3）大肠湿热

本证多见于夏秋季节,常由饮食不节,过食生冷或不洁之物,损伤脾胃,加感暑、湿、热毒之邪,以致湿热蕴结大肠,损伤气血而发病,可见于急性肠炎,痢疾等病。

主证:发热、腹痛,暴注下,色黄而臭,肛门有灼热感,或见下利赤白黏冻,里急后重,口干不欲饮,小便短赤,舌红,苔黄腻,脉滑数。

湿热阻滞大肠,传导失职,则腹痛暴注下、泄泻;湿热熏蒸,伤及肠道气血,则见下利赤白。肠道气机阻滞,故见里急后重。苔黄主热,腻为湿象,脉滑数为里实热证。

治法:清热利湿解毒,如见赤白的则兼调和气血。初起可用葛根芩连汤(葛根、黄芩、黄连、炙甘草)。见于急性肠炎者,可加金银花、车前子、泽泻之类的清利湿热;见于急性细菌性痢疾者,可加金银花、白头翁、木香、枳壳之类以调气清热,亦可用芍药汤(黄芩、芍药、甘草、黄连、大黄、槟榔、当归、木香、肉桂);兼有表证恶寒发热的,可加葛根、连翘、荆芥等;夹食者,加神曲、山楂。如热重下利,赤多白少,或纯赤痢,发热较高的,可用白头翁汤(白头翁、黄连、黄柏、秦皮)清热利湿解毒,酌加金银花、马齿苋以清热利湿,加当归、白芍以和气血,加地榆、槐花以凉血止血。

常用清热利湿药:黄连、黄芩、白头翁、秦皮、黄柏、苦参、马齿苋、地锦草等。

(4)大肠瘀热

本证又叫"肠痈",即"阑尾炎",常由饮食不洁,或暴饮暴食,过食油腻生冷,损伤肠胃,或食后急剧奔走,使肠道运化失常,导致气血凝滞而成。

主证:脘闷腹胀,右下腹部疼痛拒按,便秘,甚则发热呕吐,苔黄或腻,脉滑数有力。

瘀热结于阑门,则右下腹部疼痛拒按;胃气不降,腑气不通,则脘闷腹胀,大便秘结;胃气上逆,则见呕吐,苔黄腻,脉滑数为里实热证。

治法:清热通腑,行气活血。脓未成时,可用大黄牡丹皮汤(大黄、丹皮、桃仁、冬瓜仁、芒硝)泻热破瘀,散结消肿,重加川楝子、延胡索、木香、赤芍等行气活血;脓已成,可用苡仁附子败酱散(苡仁、附子、败酱草)加红藤、皂角刺排脓消肿,热重加金银花、连翘、地丁、蒲公英等清热解毒;如有包块时,宜加三棱、莪术、乳香、没药破血消结。

(5)肠风便血

本证常由饮食不节,过食厚味,生冷辛辣,致使肠胃受损,湿热内生,加感风邪入侵而成,可见于痔疮、肛裂等症。

主证:时时便血,多在粪前,血清而色鲜,四射如溅,或见肛门脱出。

这些症状,都是由于风热、燥火、郁结于大肠,损伤脉络所致。

治法:祛风清热,利湿止血,可用槐花散(槐花、侧柏炭、枳壳);大便干燥者,合润肠汤(当归、生地、甘草、火麻仁、桃仁);气虚脱肛者,用黄土汤加炙黄芪、升麻、柴胡。

8.3.3 脾与胃病辨证

8.3.3.1 脾病辨证

脾主运化,其气主升,为气血生化之源,所以脾脏病变,主要表现为消化系统的功能失常,以及出血、内脏下垂等证。胃主受纳,其气主降,故胃病主要表现为胃气不降的胃脘疼痛,食积不下等症,一般来说,脾以虚证多见,胃以实证为多见,或有"实则阳明,虚则太阴"之说。

(1)虚证

1)脾气虚

成因:一为体质素弱,或年老体衰;二则饥饱劳倦,内伤脾气;三是病久伤气,或病后失调,四为其他脏器的影响,如肝病乘脾(慢性肝炎所见食呆、腹胀、便溏等)。

由于脾气表现的功能不同,所以脾气虚又可分为三个证候。

①脾不健运:脾不健运,主要是消化系统和水液代谢方面功能衰退的病理表现,这是因为脾气主运化水谷和运化水湿的缘故。故本证可见于慢性消化不良,溃疡病,慢性肠炎,慢性肝炎以及肝病水肿和营养不良性水肿等病。

主证:可分两类症状:一是气虚共有症状:少气懒言,语声低微,倦怠自汗,舌淡脉虚无力。二是脾脏的个性症状,表现于两个方面:一为消化系统障碍的症状:食欲不振,食后腹胀,大便溏泄,面色萎黄。二为水液代谢障碍的症状:小便不利,肢体浮肿。

水谷运化的功能衰退,故见食欲不振,食后腹胀,小肠清浊不分,水液并走大肠,水谷齐下,致使大便溏泄。这些症状,常随精神状况而时轻时重,时作时止。

运化水湿的功能失常,水液代谢障碍,水液不能下注膀胱,则小便短少;渗于肌肤,则肢体浮肿。它的特点是朝轻暮重,这是因为"劳则气耗"的缘故。

治法:益气健脾,可用参苓白术散加减。食后脘腹胀满的,可加木香、砂仁、焦三仙等行气消导,加强运化的能力。如见浮肿的,可加生黄芪、冬瓜皮等以益气行水;如腹泻日久,粪便清稀的,亦可酌加肉豆蔻、芡实等温脾涩肠;或加柴胡、升麻、葛根等升提脾气,恢复脾气主升的功能。但本证的矛盾的主要方面在脾气虚,故治疗应以益气健脾为主。

常用药:人参、党参、黄芪、白术、茯苓、炒山药、炒扁豆、炒苡仁、炙甘草、大枣等。

②脾气下陷:脾气是中焦之气,又称"中气",故本证也称"中气下陷"。本证是由脾气虚弱,不能上升而反下陷,以致不能提摄所致。多见于内脏下垂以及慢性腹泻、慢性痢疾、小便失禁等症。

主证:

脾气虚的症状 $\begin{cases} \text{子宫脱垂,脱肛,胃下垂} \\ \text{少腹下坠,二便滑泄不禁} \end{cases}$

上述症状,总由脾虚不运,中气下陷,不能提摄所致。

治法:益气升提。

内脏下垂者,可用补中益气汤。临床本方重用黄芪并加枳壳一两,有较好的疗效。大便滑泄不禁的,可用真人养脏汤(诃子、罂粟壳、肉豆蔻、当归、白术、白芍、人参、木香、肉桂、甘草)。阳虚寒甚者,可加附子、赤石脂。小便不禁的,可用补中益气汤,加桑螵蛸、五味子、金樱子、益智仁等,如久治不愈,加罂粟壳有良效。

常用药:即补脾气的药加升麻、柴胡、葛根等升提药。

③脾不统血:本证由脾气虚,统血功能失职所致,常见于各种出血性疾患,但以下体出血为多见,如长期便血,月经过多及子宫功能性出血等。亦可见于皮下出血。

主证:面色苍白或萎黄,食少倦怠,少气懒言,便血,或皮下出血,或月经过多以及崩漏等,舌质淡白,脉细弱。

脾主统血,脾气虚弱,不能统摄血液,致血溢脉外而见出血。因其为气虚,故多慢性出血,其血色清淡,甚则为淡黄色。食少、倦怠、少气懒言,均为气虚运化无力之征。面色苍白或萎黄,舌淡脉细弱,是气虚血亏之象。

治法:益气摄血,可用归脾汤或补中益气汤,升阳益气,引血归经。崩漏甚者,可用益气健脾,固崩止血的固本止崩汤(熟地、白术、黄芪、炮姜炭),如加血余炭、棕榈炭、艾叶炭、阿胶等止血之品更好。便血不止者,可用温阳健脾、养血止血的黄土汤(灶心土、甘草、生地、白术、附子、阿胶、黄芩),亦宜加地榆、槐花炭等止血之品。如系皮下出血,时愈时发,劳累后出血更甚的,可用归脾汤健脾益血,引血归经,酌加熟地、白芍、旱莲草等补血止血;若皮下出血,病程拖延日久,斑色淡,面色㿠白,四肢清冷,腰酸便溏等,兼见脾肾虚寒证的,则宜加肉苁蓉、附子、肉桂、炮姜等温阳壮火之品;凡出血过多,气虚若脱的,宜急用独参汤或参附汤益气固脱。

常用药:人参、黄芪、党参、白术、茯苓、鹿角胶、龙眼肉、炒艾叶、炮姜、灶心土等。

2)脾阳虚(脾虚寒证)

成因:一是脾气虚的进一步的发展。二是贪食生冷,损伤脾阳。

本证可见于慢性胃炎、溃疡病、慢性肠炎,慢性痢疾等慢性胃肠疾患。此外慢性肝炎也可见此证。

主证:除见食欲不振,倦怠无力,腹胀便溏等脾气虚运化不健的症状外,并见四肢不温,腹中冷痛,喜热喜按,口泛清水,下利清谷,小便清长,或尿少浮肿,舌淡嫩,苔白润,脉缓或弱等阳虚中寒的症状;妇女还可见到白带。

本证基本上由两类症状所组成,一是脾气虚的症状;一是阳虚中寒的症状。证中四肢不温,腹中冷痛,喜热喜按,下利清谷,是阳虚里寒,运化失司的病理反映,也是与脾气虚,脾不健运的鉴别所在。由于阳气虚寒,不能化水,故可出现口泛清水,小便清长等症状;亦可因水液代谢障碍,不能下注膀胱,见到小便短少,肢体浮肿。舌淡嫩,苔白润,脉缓或弱等,都是阳虚的见证。

如果妇女脾阳虚,导致冲任二脉失约,可形成带下证。因其为阳虚,寒湿下注,故带下色白清稀而多。

治法:温中健脾,可用桂附理中汤加减。如见于溃疡病,可肉桂改桂枝,并加重白芍和饴糖,即合小建中汤;见于慢性肠炎,可加赤石脂、肉豆蔻、石榴皮等温脾固涩之品;见于慢性痢疾的,可加木香、当归、白芍等调和气血之品,如无积滞而痢不止的,亦可酌加诃子、灶心土,甚者加罂粟壳温脾固涩;如浮肿的,则宜温脾行水,可用实脾饮;妇女带下,可用健脾益气,除湿止带的完带汤(党参、白术、白芍、山药、陈皮、柴胡、黑荆芥、车前子、甘草、苍术);如带下滑泄不禁的,亦可加金樱子、芡实、龙、牡等以固涩止带。

常用药:附子、干姜、吴茱萸、砂仁、蔻仁、益智仁等。

(2)实证

1)寒湿困脾

成因:①贪凉饮冷,过食瓜果生冷,损伤脾阳,湿从内生。②居处卑湿,或冒雨涉水,外湿入侵,困阻脾阳。③内湿素盛,中阳被困,以致寒湿内生。临床可见于慢性肠胃疾患,如肠炎、痢疾等病。

主证:脘腹满闷,头身重困,懒说懒动,食纳减少,恶心欲吐,肠鸣腹泻,或皮肤发黄,黄色晦黯,舌胖苔白腻,脉濡缓。

湿困脾阳,运化不健,故见食减,脘腹胀闷,恶心欲吐等脾胃升清降浊失常的症状。脾主肌肉、四肢,湿困肌肉,故见身重肢懒。湿

209

阻中焦,清阳不升,则头重如裹。寒湿阻滞于肠,清浊不分,则肠鸣腹泻。苔白腻,脉濡缓,为寒湿不化之象。如寒湿困阻脾胃,气机升降失常,胆液不循常道,逆入血分,可见皮肤发黄。因其为寒湿,故黄色晦黯,是为"阴黄"。

治法:温中化湿,可用厚朴温中汤(厚朴、陈皮、甘草、茯苓、草蔻、木香、干姜)燥湿行气除湿。呕恶者,可合降胃燥湿除满的平胃散(苍术、半夏、厚朴、陈皮);小便短少的,可用胃苓汤(即平胃散合五苓散)健脾燥湿化气行水而止泻。这种以利小便减少小肠中水分而止泻的方法,叫"分利法"。"阴黄",可用茵陈术附汤(茵陈、白术、附子、干姜、甘草)温化寒湿,并加茯苓、泽泻等渗利湿邪。

常用药:藿香、佩兰、苍术、厚朴、半夏、茯苓、草蔻、草果等。

2)湿热蕴脾(脾胃湿热)

成因:①寒湿郁久,湿从热化。②湿邪外袭,郁而不达,内阻中焦,脾胃运化失常,湿热交争,不得泄越。③饥饱不节,过食肥甘,或嗜酒过度,损伤脾胃,以致运化失常,湿从内生,郁而化热。上述这些因素,导致湿热蕴脾,熏蒸肝胆,形成本证。常见于急性黄疸性肝炎,急性胆道感染等肝胆系统疾患。

主证:脘腹胀满,不思饮食,厌恶油腻,恶心呕吐,体倦身重,尿少而黄,或见发热、口渴、口苦、大便秘结或不爽;或见面目皮肤发黄,鲜明如橘色,或见皮肤发黄,舌苔黄腻,脉象濡数。

湿热郁于脾胃,影响肝胆的疏泄功能,胆液逆入血分,故见黄疸。热为阳邪,湿热交蒸,熏染肌肤,故黄色鲜明如橘色。湿性腻浊,溢于肌肤,营卫不通,故皮肤发痒。若热偏盛,常兼见发热、口渴、口苦等症,是谓"阳黄"(寒湿郁滞,胆液被阻,溢于肌肤,黄色晦黯者为阴黄)。湿热中阻,脾不运化,故脘腹胀满,不思饮食,厌油腻等物。胃失和降,浊气上逆,故恶心呕吐。尿少而黄,舌苔黄腻,脉濡数,都属湿热内蕴之象。

治法:清热化湿,可用甘露消毒丹;退黄,可用茵陈蒿汤(茵陈、栀子、大黄)加减。热重于湿的,可加柴胡、黄芩、板蓝根、蒲公英等,增强清热解毒之力;呕恶的,可加半夏、竹茹、陈皮等降逆止呕;胸闷胁痛的,可加川楝子、延胡索、青皮、枳壳利气止痛;如脘闷腹胀,不思饮食的,可加苍术、厚朴、枳实、炒麦芽、神曲等行气导滞。湿重于热的,可合四苓散,酌加藿香、蔻仁等芳香之品,宣利气机而化湿浊。

常用药:茵陈、黄芩、黄柏、苍术、厚朴、苡仁、猪苓、赤苓、泽泻、茯苓、车前等。

8.3.3.2 胃病辨证

(1)胃寒证

成因:①过食生冷,损伤脾胃,胃阳损伤,阴寒内生。外寒直中胃腑,久则胃阳被伤,阴寒内伤。本证可见于慢性胃炎、溃疡、胃神经官能症等。

主证:胃脘冷痛,轻则绵绵不已,重则拘急剧痛,阵阵发作,受凉饮冷则重,得温则舒,或见呃逆,呕吐清水等症,苔白腻,脉沉迟或沉弦。

寒性收凝,寒则气血凝滞,经脉收引拘急而痛,得热则缓解,故喜热恶冷。寒为阴邪,遏抑阳气,胃阳被郁,阴抑阳伸而呃逆连声。阳虚则水津不运,随胃气上逆而呕吐清水。苔白主寒,滑为停饮。脉沉主里,迟主寒,弦主痛。

治法:温胃散寒,可用厚朴温中汤或良附丸(高良姜、香附)。此外,丁香、肉桂等分研末,名丁桂散,每服一钱有良效。如夹食滞者,加枳实、神曲、山楂、鸡内金消食导滞;吐酸者,加海螵蛸、煅瓦楞子以制酸;呕吐清涎者,加吴茱萸、丁香、半夏、茯苓温中镇逆行水;兼虚者,可用黄芪建中汤。

常用药:高良姜、生姜、吴茱萸、公丁香、肉桂等。

(2)胃热证

成因:①过食辛辣,火热内蕴。②饮食不节,内生郁热。③胃阳素强,情志化火相并。临床以急、慢性胃炎、糖尿病、牙周炎、口腔溃疡等病多见。

主证:胃脘疼痛,病势急迫,有烧灼感。胃中嘈杂不安,吞酸呕吐,心中烦热,口干口臭,大便干燥或秘结;或消食易饥,口渴多喜凉饮;或牙龈肿痛糜烂、齿衄,苔黄,脉滑数。

胃中积热,气机阻滞,故胃脘灼热而疼痛。胃阳亢盛,则消食善饥。胃津耗伤,则口渴多饮,大便干燥或秘结不通。热邪熏蒸,胃浊上逆,则口臭泛酸,嘈杂不安,齿龈为胃经络脉所过,胃热上冲,故齿龈肿痛,甚则口腔溃疡。苔黄脉滑数,为实热证。

治法:清胃泻火,可用清胃散(升麻、黄连、当归、生地、丹皮,或加石膏)。大便秘结不通者,应加大黄通下泄热;牙龈或口腔肿痛糜烂的,宜加栀子、金银花、沙参、麦冬、玄参、天花粉、生山药等养阴生津止渴。

常用药:石膏、知母、黄连、芦根、大青叶等。

表8-5 胃寒证与胃热证鉴别表

	疼痛	寒热	口渴	小便	呕吐	舌苔	脉象
胃寒证	绵绵而痛,喜按	喜热恶寒	口和不渴	清长	呕吐清涎	白滑	沉迟弦
胃热证	灼热而痛,拒按	喜寒恶热	口干口臭而喜饮	短赤	嘈杂/泛酸	黄厚	滑数

（3）食滞胃脘

成因:食入过多,损伤胃气,或胃气素弱,饮食不节,致使胃失和降,停滞胃脘而成。多见于伤食、消化不良等症。

主证:脘腹饱胀、或疼痛、呕吐、嗳气腐酸,厌食,大便不调、矢气酸臭,舌苔厚腻,脉滑。

食滞胃脘,故脘腹胀满,厌食。胃气不降,腐浊上逆,故呕吐、嗳气腐酸臭。浊气下走大肠,则矢气酸臭。胃中食浊上蒸,故见舌苔厚腻,脉滑为食滞之象。

治法:消食导滞,一般用保和丸。如食滞不消,大便秘结的,可用枳实导滞丸,消导积滞,通下行结。

常用药:焦神曲、焦山楂、焦麦芽、鸡内金、莱菔子、槟榔等。

（4）胃阴不足

成因：胃热日久，耗伤胃阴；或邪热入里，热伤胃津所致。常见于急性热病后期，萎缩性胃炎等病。

主证：口咽发干，以睡后明显，不思饮食，或知饥而不欲食，或见心烦低烧，大便干结，干呕作呃，舌红少苔，脉细数。

胃阴不足，腐熟功能失调，故不思饮食，或知饥不食。阴亏气损，胃失和降，故干呕作呃。口咽发干、低烧、心烦、舌干少苔、脉细数，皆阴虚内热之征象。

治法：滋养胃阴，可用益胃汤（沙参、麦冬、玉竹、生地、冰糖）加减；低热明显的，酌加银柴胡、地骨皮、青蒿等养阴退热。

常用药：北沙参、天花粉、麦冬、白芍、黄精、玉竹、乌梅等。

8.3.4 肝与胆病辨证

8.3.4.1 肝病辨证

古人有"肝无虚证"的说法，这是因为"肝肾同源"，将虚证纳入肾虚的证候中的缘故，临床确实以肝的实证为多见。这里仍分虚实两类来介绍。

（1）虚证

肝病虚证，有肝血虚和肝阴虚两个证候。其中肝阴虚证用肝肾同源，在五脏兼病证候中介绍。

1）肝血虚

成因：①本证多由暴怒伤肝，或情志抑郁过久，耗伤肝血而成。②生血不足，或失血过多，或久病耗伤肝血而成。末梢神经炎、神经官能症，缺钙以及慢性眼部疾患，月经不调等可见此证。

主证：肢体麻木，筋脉拘急，肌肉瞤动，爪甲不荣，甚则头摇肢颤，或突然手足抽搐，牙关紧闭；或面色无华，头晕目眩，夜眠多梦，耳鸣如蝉，两目干涩，视物模糊，或成夜盲；妇女可见月经量少，色淡，经闭，舌淡少苔，脉象弦细。

肝主筋，肝血不足，不能荣筋，故见肢体麻木，筋脉拘急，甚则头摇肢颤。如情志过于波动,气机逆乱,可见突然手足抽搐,牙关紧闭等症。这些症状都属风象,所以又叫"血虚生风"。目为肝窍,肝血不能上荣,故见头目眩晕、绵绵不已,或视物模糊,两目干涩,甚则夜盲。血不养心,心不藏神,则夜眠多梦,耳鸣如蝉。妇女肝血不足,常能导致冲、任二脉失调,见月经量少色淡,甚或经闭。舌淡苔少,脉弦细为肝血不足之征。

治法:血虚生风的,宜养血息风,可用加减复脉汤(生地、白芍、麦冬、阿胶、麻仁、炙甘草),生地改熟地,并加菊花、钩藤、僵蚕、白蒺藜、全蝎、蜈蚣等息风之品;头目眩晕,视物不明的,宜养肝明目,可用杞菊地黄丸(六味地黄丸加枸杞子、菊花)加减;夜盲症,可用羊肝丸;妇女月经不调的,宜补肝养血调经,可用四物汤加枸杞子、阿胶、熟地、党参、龙眼肉等增强补血之力;如经闭的,除补肝养血外,还应益肾通经,可用归肾丸(熟地、杜仲、枸杞子、山萸肉、当归、山药、茯苓)加牛膝,并酌加桃仁、红花、灵脂等活血通经之品。

214

常用药:当归、白芍、枸杞子、何首乌、山萸肉、白蒺藜等。

(2)实证

1)肝气郁结

肝气郁结又叫"肝郁气滞",常因精神刺激,或情志抑郁,致使肝气不能疏泄,气机阻滞所致。可见于慢性肝胆疾患、神经官能症、某些神经系统疾病以及妇女月经不调等症。

主证:胁肋胀痛,胸闷不舒,情志抑郁,善太息,急躁易怒;或见咽中如梗,吞之不下,吐之不出(梅核气);或见颈项瘿瘤,或见腹部癥瘕,脉弦。妇女可见月经不调、痛经、经前胸胁乳房作胀、少腹胀痛等症。

足厥阴肝经布胸胁,经气壅滞不通,故见胁肋胀痛,气机升降失常,阻滞胸中,则胸闷不舒,以太息为快。因其为气结,且与精神因素有关,故胀痛、胸闷等随情绪变化而波动。有时会出现窜痛。怒为肝志,肝气郁结不得疏泄,则急躁易怒,或精神抑郁,神情默默。与痰搏结于咽则成梅核气,痰气结于颈项,则成瘿瘤,郁之既久气聚血结,则成癥瘕。妇女月经后期,经前乳房作胀、经来小腹胀痛,甚则痛经等,都由肝气郁结,影响冲任不调,气滞血行不爽所致。

本证多属慢性疾患,且以妇女比较多见。也有因突然精神刺激,表现为肝气闭阻的急发症的。多因素来气机逆乱,引起全身气血运化失常,出现身颤肢麻,甚则胸满气梗,昏倒不省人事,一旦肝气通调,气机通畅,即能恢复正常,但亦有遗留为肝气郁结,甚至气痰互结,发展为痰火蒙心、精神失常的。

治法:疏肝解郁,可用柴胡疏肝散(柴胡、白芍、枳壳、川芎、陈皮、香附、炙甘草)。如并见胃气上逆呕吐的,可加半夏、竹茹、生姜等和胃降逆;胸胁窜痛的,可将陈皮改青皮,再加川楝子、延胡索(金铃子散);月经后期、少腹胀痛的,可加乌药、砂仁、延胡索、木香等疏肝行气之品;痛经的,多属气滞血瘀,可用痛经散(当归、川芎、丹参、五灵脂、香附、蒲黄、白芍、桃仁、九香虫)活血化瘀,行气止痛。梅核气宜理气化痰,方如四七汤。瘿瘤,应理气消瘿,方如海藻玉壶汤;癥积宜活血软坚,方用鳖甲煎丸。

附:肝郁气滞月经不调的特点

$$
\left.肝郁气滞\atop 月经不调的特点\right\{
\begin{array}{l}
月经后期,血行不爽 \\
经前小腹胀痛 \\
经前乳房作胀,急躁易怒 \\
或有恶心呕吐 \\
肝郁化火,可致月经过多,甚则崩漏
\end{array}
$$

常用药:柴胡、香附、郁金、川楝子、延胡索、青皮、枳壳、橘叶、白蒺藜、薄荷等。

2)肝阳上亢(附阴虚阳亢)

本证从病机来说,是肝阴不足,阴不制阳,肝阳上亢。但肝阳上亢之证,有的并不见阴虚症状,因此,临床所见,有两种情况:一是肝肾阴虚,不能制阳,引起肝阳上亢,此属虚证,即前肝阴虚证候;一是肝阳上亢,相对的肝阴不足,临床没有阳虚症状的。

成因:本证多由肝气疏泄失职,肝阳升发太过,或肝阴不足,阴不制阳，阳盛于上形成。常见于高血压、更年期综合征、神经官能症、梅尼埃综合征以及肝胆疾病等。

主证：头痛、晕、胀、耳鸣，胸胁胀痛，急躁易怒，脉弦有力。

阳气偏盛于上，故头晕、胀、痛并见，耳鸣如蝉，时轻时重，情绪变动更甚。胸胁胀痛，急躁易怒，是肝气不能疏泄所致。脉弦有力，为肝阳亢盛之征。

上述症状，如并见口燥咽干，两目干涩，腰软心烦，失眠多梦，或肢体震颤，舌红绛少苔，脉弦细数，是肝阴不足，阴不制阳的阴虚阳亢证。阴虚阳亢，应属虚证，临床应与肝阳上亢的实证相鉴别。

治法：肝阴上亢，宜平肝潜阳息风，可用天麻钩藤饮或用生石决明、灵磁石、代赭石、白芍、钩藤、菊花、夏枯草、牛膝等；如肢麻震颤，可加地龙、豨莶草等舒筋活络。见于梅尼埃综合征的，可加黄芩、栀子、半夏、陈皮等清肝化痰之品；见于更年期综合征的，可用二仙汤（仙茅、仙灵脾、当归、黄柏、知母）加生石决明、菊花、钩藤等平肝潜阳。

阴虚阳亢证，宜养阴息风以潜阳，可用镇肝熄风汤（牛膝、代赭石、生龙骨、生龟板、生白芍、玄参、天冬、生牡蛎、川楝子、生麦芽、青蒿、甘草）加减。

常用药：平肝用天麻、钩藤、菊花、炒杜仲等，潜阳用珍珠母、石决明、生龙骨、生牡蛎、灵磁石等，滋阴用生地、熟地、山萸肉、枸杞子、女贞、旱莲草、菟丝子、潼蒺藜、鳖甲、龟板等。

3）肝火上炎

成因：①肝郁气滞，郁久化火，所谓"气有余便是火"。②阳盛亦能化火，所以亦可见于肝阳上亢的进一步发展。

临床以急性肝胆疾病、高血压、更年期综合征、上消化道出血以及急性眼部炎症，如急性结膜炎、急性充血性青光眼等为多见。

主证：头痛头晕，耳鸣如潮，急躁多怒，面红目赤，口苦尿黄；或见吐血、衄血；或见两目红赤肿痛、虹视（视灯火出现红绿色环），视物昏蒙等，舌红苔黄，脉弦数有力。

本证基本为肝阳上亢加火热的症状。火性炎上,气血亢盛于上,故见面红目赤,头痛头晕,口苦,耳鸣如潮,这些症状,都是肝火上炎的特点。若肝火迫血妄行,藏血功能失常,损伤络脉,则可见吐血、衄血。目为肝窍,火邪上熏,故见两目红肿疼痛等症。舌红、苔黄、尿黄、脉弦数有力,为肝火内盛的实热证。

治法:清肝泻火,可用当归龙荟丸(当归、大黄、黄连、黄芩、黄柏、龙胆草、芦荟、木香、栀子、青黛、生姜、大枣、麝香)去麝香。血压高的,可加石决明、钩藤、牛膝、夏枯草、苦丁茶等平肝潜阳,并且引血下行;出血的,酌加旱莲草、侧柏叶、茜草炭、黛蛤散等凉血止血;目睛肿痛的,可加金银花、蒲公英、连翘、天花粉、菊花、桑叶等清热散风,消肿解毒。

常用药:桑叶、菊花、龙胆草、生栀子、夏枯草、青黛、黄芩、黄连、黄柏、大黄等。

上述肝气郁结、肝阳上亢、肝火上炎,三者多由情志郁结,肝气有余,都有化风的可能,因此,肝气郁结、肝阳上亢、肝火上炎、肝风内动,既是四个独立的证候,可以分别见于各种疾病,又可以是肝病由轻到重发展的四个连续阶段。

4)肝胆湿热

成因:①时邪外袭,郁而不达,内阻中焦,脾胃运化失常,产生湿热。②饮食不洁,嗜酒过度,损伤脾胃,湿浊内生,郁而化热(偏嗜肥甘厚味,酿湿生热)。

上述因素,致使湿热熏蒸肝胆,产生本证。临床常见于黄疸性肝炎,或无黄疸性肝炎、急性胆囊炎、急性睾丸炎以及妇女生殖器炎症(外阴炎、阴道炎、子宫颈炎、盆腔炎)、滴虫病等。

主证:胸胁胀满疼痛,食呆、腹胀、恶心呕吐,小便短赤或混浊,或见黄疸,妇女可见带下黄赤,其味腥臭,外阴瘙痒,男子可见睾丸红肿灼热疼痛、阴囊湿疹等症。苔黄腻,脉弦数。

食呆腹胀,恶心呕吐,是湿热困阻脾胃,运化失常之征。肝经脉绕阴器,抵少腹,布胁肋,湿热熏蒸肝胆,肝气不能疏泄,则胁肋胀痛,胆液不循常道,逆入血分,可见皮肤面目发黄,因其为湿热,故黄色鲜明如橘色。小便短赤或浑浊,妇女带下色黄臭,男子睾丸肿,脉弦数,为湿热内蕴之象。

治法:清利肝胆湿热,常用方龙胆泻肝汤(龙胆草、黄芩、栀子、泽泻、川木通、车前子、当归、柴胡、甘草、生地)或茵陈蒿汤。睾丸肿痛的,可加川楝子、延胡索、土茯苓、橘核、荔枝核等理气散结止痛,并可酌加桃仁、归尾、赤芍等活血消肿。妇女带下色黄臭的,可加蒲公英、紫花地丁、红藤、蚤休等清热解毒之品,另墓头回、椿根皮各五钱,水煎服有良效。如兼赤带,可加丹皮、生地、小蓟等清热凉血;兼有阴痒的,另用蛇床子、白鲜皮、苦参、黄柏、百部、明矾、熏洗坐浴。黄疸者,可用茵陈蒿汤清热利湿退黄,并加板蓝根、蒲公英等清热解毒之品;若兼见食呆腹胀,恶心呕吐的,可合平胃散燥湿和胃降逆,并加车前子、猪苓等利尿渗湿,使湿热之邪,分从二便而去。湿热下注,小便浑浊淋痛的,可用八正散(川木通、车前子、瞿麦、萹蓄、大黄、滑石、甘草梢、栀子)加减。

常用药:龙胆草、黄芩、大黄、栀子、木通、泽泻、车前草、柴胡、金钱草等。

5)肝风内动

肝风内动是指内风而言,常见的实证有两种情况:

①肝阳化风

成因:阳盛化火,火盛则风动,所以本证常为肝阳亢盛或肝火上炎发展而成。可见于高血压、脑血管意外等病。

主证:头目眩晕、有时抽引作痛,耳鸣如潮,肢端发麻,舌体颤动,舌红而光,脉弦,甚则突然跌倒,舌强,语言不利,喉中痰鸣,半身不遂,面红目赤,大便秘结不通。

阳盛于上,故头晕耳鸣。肝阳化风,则肢麻舌颤。如果气血并走于上,痰火互结,蒙闭心窍,则突然昏倒,不省人事,喉中痰鸣,面红目赤,大便秘结不通。痰瘀阻络,则舌强、语言不利,半身不遂。

治法：平肝息风，可用天麻钩藤饮（天麻、钩藤、石决明、栀子、黄芩、杜仲、益母草、桑寄生、夜交藤、朱茯神、川牛膝）；肢麻舌颤的，加豨莶草、地龙舒筋活络；痰火内结，昏倒不省人事的，先宜化痰开窍，可用竹沥、姜汁、胆南星等；大便秘结的，宜通腑泄热，可加生大黄、元明粉、炙甘草（调胃承气汤），往往大便一通，痰热下泄，神志清醒。后遗症偏瘫，可用补阳还五汤益气活血通络，并可加炮山甲、䗪虫等活血化瘀；言语不利的，可用解语丹（白附子、石菖蒲、天麻、远志、全蝎、羌活、南星、木香、甘草）祛风除痰，宣窍通络。

常用药：平肝息风，如天麻、钩藤、菊花、白芍、羚羊角、蜈蚣、全蝎、地龙、僵蚕、蝉蜕、胆南星、白蒺藜等。

②热极生风

成因：高热伤津，津耗血弱，津血两伤，筋膜失养，以致肝风内动，发生本证。故本证多见于急性热病，如小儿高热惊厥、流行性脑膜炎等。

主证：高热、昏迷、手足拘挛、阵阵抽搐，甚则两目上吊，角弓反张，舌红，脉弦滑数。

阳热亢盛，热扰神明，则神志昏迷；肝气化火，火灼津血两伤，筋膜失养，以致火盛风动，风火相煽，出现上述诸症。

治法：辛凉开窍，可用至宝丹；清热息风，可用羚角钩藤汤（羚羊角、钩藤、桑叶、菊花、竹茹、生地、贝母、甘草、茯神、白芍），并酌加全蝎、蜈蚣、僵蚕等息风之品；痰多者，加竹沥、天竺黄、胆南星等清热豁痰。

6）寒滞肝脉

成因：①外来寒邪，侵犯足厥阴肝经，致使气血凝滞。②饮食失节，寒湿不调，少腹气机郁结。本证可见于肠痉挛、疝气或睾丸及副睾丸疾患。

主证：少腹胀痛，连及腰背，下引睾丸，或睾丸胀大下坠，或阴囊收缩，受凉则甚，得热则缓，并兼见形寒肢冷。舌润苔白滑，脉沉弦或沉迟。

肝脉绕阴器,抵少腹,寒邪客于肝脉,气血不利,气不得煦,血不得濡,致使少腹气机郁结,经脉拘急,出现上述诸症。

治法:小腹急痛者,可用橘核丸(橘核、海藻、昆布、海带、川楝子、桃仁、厚朴、枳实、延胡索、桂心、木香)或天台乌药散(乌药、木香、茴香、青皮、高良姜、槟榔、川楝子、巴豆);睾丸胀大下坠,宜暖肝散寒,可用暖肝煎(当归、枸杞子、小茴香、肉桂、乌药、沉香、茯苓、生姜),寒甚加吴茱萸、干姜、附子。

常用药:吴茱萸、肉桂、小茴香、乌药、仙灵脾、橘核、荔枝核等。

附:①肝气横逆,极易伤及脾胃,故疏肝时应注意扶脾。如逍遥散中用白术、茯苓、甘草培补脾胃。②肝经与冲任二脉关系密切,故肝血不足,或肝郁气滞,最易引起月经不调。因此,调月经往往与疏肝气联系在一起。如加味逍遥散,治血虚肝郁有热的月经不调;黑逍遥散,治肝脾血虚,临经腹痛。

220

7)胆郁痰扰

成因:多由情志郁结,气郁生痰,痰热内扰,胆失疏泄,胃失和降所致。

主证:头晕目眩,口苦,呕恶,烦躁不寐,惊悸不宁,胸闷善太息,舌苔黄腻,脉弦滑。

胆脉上头目,痰浊循经上扰,故眩晕。胆为清净之府,痰热内扰,气不得宁,故烦躁不寐,惊悸不宁。痰浊阻滞,胆失疏泄,气机不畅,故胸闷善太息。胃失和降,故泛恶作吐。

治法:清化痰热,降逆和胃。方用黄连温胆汤。

8.3.4.2 胆病辨证

胆病的临床表现,主要有胁痛、口苦、呕吐苦水、黄疸等。多见于急性黄疸性肝炎、胆道感染、胆石症等。因为肝与胆的病证,多概括在肝的证候中,治疗也多是肝胆同治。

此外,外邪侵犯胆经的半表半里证,属热病的辨证范畴,见热病的辨证论治。

8.3.5　肾与膀胱病辨证

8.3.5.1　肾病辨证

肾藏元阴元阳,只宜固密,不宜耗泄,其病证多为虚证,故有"肾无实证"的说法。肾病证候,一般分为肾阳虚和肾阴虚两大类。

(1)肾阳虚(包括肾气虚)

成因:①婴幼儿多因胎生期失养,或孕母健康不良等所谓先天禀赋不足。②老年多由肾气的自然衰退,或壮年时耗伤太过。③其他如房事不节,久病失养等。

一般见症:腰膝酸软,两腿无力,形寒肢冷,面色㿠白,舌质淡胖、脉弱无力,两尺更明显。

腰为肾之府,肾主骨,故见腰酸痛,不耐久坐,两腿无力,不耐久站;肾为阳气之源,肾阳不足,不能温养,故见形寒肢冷,喜暖多着衣被。舌质淡胖,脉弱无力,为阳虚之征。两尺脉候肾,故肾脉独沉而无力。

肾阳虚常是肾气虚的进一步发展,两者的区别,主要在于有无形寒肢冷。肾阳(气)的功能,既关系到人体生殖与发育,又关系到纳气和水液的新陈代谢,故常表现有下列五个证候。

①发育不良:本证为生长发育障碍,骨骼畸形,古代有"鸡胸"、"龟背"、"五软"(头、项、四肢、肌肉、口)、"五迟"(立、行、发、齿、语)等名称。多见于佝偻病,以及慢性营养缺乏的婴幼儿。

成因:多因先天不足,脾肾亏损所致。

主证:形体消瘦,神疲无力,气短多汗,夜寐不安,易惊多惕,或见头颅骨软,前囟开而径大,发稀色淡而枯;或出牙晚,坐、立、言、行均迟,头颅方大,前额突出;或见胸背凸凹,肋骨串珠,腹部膨大,下肢弯曲等骨骼畸形。苔薄,脉缓无力。

肾主先天,脾主后天,脾肾不足,致使五脏不坚,气血虚弱。肾不足,则生长发育迟,毛发枯稀;脾不足,则肌肉消瘦而松弛;心不足,则易惊多惕,语言迟;肝不足,则筋缓,活动乏力,易发惊搐;肺不足,则表卫不固,多汗。肾主骨生髓,精气不足,骨髓亏虚,骨气不充,骨质不坚,因而骨骼发育不良,出现头方额突,胸背凹凸,肋骨串珠,下肢弯曲等症。舌淡苔薄,脉缓无力,皆脾肾气虚不足之象。

治法:补肾益脾。可用补益脾肾散(珍珠母、孩儿茶、苍术、熟地、五味子、女贞子。共为细末,6个月每服0.3g,7～12月0.6g,1～3岁1g,日服3次,连服两个月)。多汗者加黄芪、白芍,形寒肢冷加淫羊藿、附子,消化不良加白术,骨软无力加牛膝,气血不足加党参、当归。(上海中医学院经验方)

②阳痿:又叫"阴痿",多见于恣性纵欲,误犯手淫,以致肾精亏损,肾阳虚衰;或由思虑、惊恐、损伤心肾所致。神经过度紧张,亦常可出现本证。

主证:阳事不举,或举而不坚,多伴见面色㿠白,头晕目眩,腰腿酸软,舌淡,脉沉细等症;或伴见心悸易惊,心烦失眠,脉细数等症。

肾阳不足,宗筋弛纵,故阳事不举,面色㿠白。髓虚骨弱,故见腰腿酸软。脑髓不足,则头晕目眩。心神散越,故见心悸易惊,心烦失眠。脉沉为病在里,细弱为阳不足,数为热。

治法:宜补肾壮阳,可用赞育丹(熟地、当归、杜仲、巴戟肉、肉苁蓉、淫羊藿、蛇床子、肉桂、白术、枸杞子、仙茅、山茱萸、韭菜子、附子,或加人参、鹿茸)。心神散越者,宜益肾养心安神,可用补心丹加菟丝子、狗脊、锁阳等补肾之品。由于神经紧张,临时不举,服补肾药无效者,用血府逐瘀汤加蛇床子、韭菜子、紫石英常可取效。此外据临床体会,蜂房、蜈蚣有兴奋性神经作用,可酌量加入。

阳痿证,每常与相火妄动的滑精、早泄有关,故治疗时,除了用壮阳药外,为了防止相火妄动,常可配知母、黄柏同用。

③肾气不固:肾气不足,下元虚寒,不能固摄,以致精关不固,或膀胱失约。本证可见于小儿遗尿、前列腺炎、神经官能症以及某些慢性消耗性疾病。

主证:梦遗、滑精、头晕、耳鸣,腰酸神疲,面色㿠白,畏寒肢冷,或见睡中遗尿,小便清长而频数,舌质淡,脉沉细无力。

肾气不固,精关失司,故见梦遗滑精。头晕耳鸣,腰酸神疲,面色无华,脉细等是肾亏的一般见证。面色㿠白,畏寒肢冷,舌淡脉沉细,为肾阳不足,里寒之象。

膀胱虚寒,启闭失约,故见遗尿。阳虚气化失常,归肾之水液不能化气上升,故小便清长而频数。

治法:梦遗滑精的,宜补肾固精,可用大补元煎(人参、山药、熟地、杜仲、枸杞子、当归、山萸肉、炙甘草)合金锁固精丸。如肾阳偏虚而见形寒肢冷的,可加巴戟肉、锁阳、附子等温肾壮阳之品;肾阴偏亏,而见心烦失眠、舌红苔剥,脉沉细数的,可加入生地、天冬、麦冬等养阴之品。遗尿的,宜温肾缩尿,可用桑螵蛸散(桑螵蛸、远志、菖蒲、龙骨、党参、茯神、当归、龟板)加菟丝子、五味子、益智仁、乌药、补骨脂等补肾固涩之品;如见小便清长,肢冷恶寒的,可加附子以温阳散寒,化气行水。

常用固涩肾气药:五味子、山萸肉、覆盆子、芡实、金樱子、莲须、益智仁、桑螵蛸、煅龙骨、煅牡蛎等。

④肾不纳气:本证常由病久伤肾,或老年体弱,或气虚又伤于劳损所致。可见于老年性支气管喘息、肺气肿、心脏性哮喘等。

主证:喘促日久,呼长吸短,动则喘息更甚,气不得续,形瘦神疲,心悸自汗,形寒肢冷,甚则小便不利,肢体浮肿,舌质淡,脉沉无力。

肾为气之根,肾主纳气,肺主呼气。肾气亏损,不能纳气,吸入之气不能下纳于肾,上浮壅滞于肺而喘,故呼长吸短;动则气喘,气不得续,故喘甚。肾阳既衰,卫外之阳不固,则汗出,阳气不能温养于外,则形寒肢冷。肾阳不能蒸化水液,故小便不利,肢体浮肿。水气凌心,则心动悸。舌淡脉沉无力,均为阳气衰弱之征。

治法:补肾纳气,可用肾气丸加减。病重者,宜加人参、五味子、补骨脂、胡桃肉等,以纳气归肾。若阳虚水泛,心悸咳喘,肢体浮肿的,宜温阳利水,可用真武汤;若肾阴偏虚,咽干口燥,喘则面红足冷,舌红脉细数的,可用七味都气丸(即六味地黄丸加五味子)合生脉散,以滋阴纳气,慎用辛燥之品。

常用药:五味子、炒白果、沉香、蛤蚧、胡桃、硫黄等。

⑤肾虚水泛

成因:素体肾虚,或病后体弱,肾气内伤,或是劳倦伤脾,脾虚及肾,或是思虑劳心过度,心虚及肾。本证可见于慢性肾炎,心病性水肿等病。

主证:周身水肿,腰以下尤甚,按之凹陷没指,腰痛酸重,小便短少,四肢厥冷,面色㿠白,或见心悸气短,喘咳痰鸣,舌质淡胖,苔白,脉沉弦。

肾阳虚衰,气化失司,水液不能下渗膀胱,所以小便短少。水渗肌肤,则周身水肿。腰为肾之府,肾居下焦,水气内盛,故腰痛酸重,水肿腰以下明显。阳虚不能温养肢体,所以四肢厥冷。水气凌心,则心悸气短。水寒射肺,则喘咳痰鸣。面色㿠白,舌淡而胖,脉沉弦,均是肾阳衰弱,水湿内盛之象。

治法:温阳利水,可用真武汤。如咳喘不得卧者,可加人参、五味子、煅牡蛎等以防喘脱。

常用药:附子、肉桂、猪苓、茯苓、泽泻、白术、补骨脂、胡芦巴、五味子、车前子、牛膝等。

2)肾阴虚

成因:①恣情纵欲,房室过度。②素体肾亏,或久病伤精。③过服温燥劫阴之药,或急性热病耗伤肾阴。临床可见于神经衰弱、糖尿病、肺结核、慢性肾炎以及某些慢性消耗性疾病。此外急性热病,邪入下焦,亦能耗液劫精,伤及于肾。见后热病辨证。

主证:分两类:一是阴虚共有症状:潮热盗汗、咽干颧红、五心烦热。二是肾阴虚的个性症状:腰腿酸软,头晕目眩,耳鸣耳聋,多梦遗精,失眠健忘,性欲亢进,或见发脱齿摇,舌质红,脉细数。

肾主藏精,生髓主骨,通于脑,精亏则髓减,腰为肾之府,故腰腿酸软无力;髓海不足,则头目眩晕,健忘;虚火内扰,心神不藏,则心

224

烦失眠多梦。肾开窍于耳,齿为骨之余,其华在发,肾精亏损,故见耳鸣、发落、齿摇等症。相火妄动,则性欲亢进,精关不固则梦遗。舌红脉细数,为阴虚内热之象。

治法:滋补肾阴,可用左归饮(熟地、山药、山萸、枸杞子、茯苓、甘草)。如虚火亢盛的,可合大补阴丸(知母、黄柏、熟地、龟板、猪脊髓)。

常用药:熟地、山萸肉、枸杞子、首乌、菟丝子等。

8.3.5.2　膀胱辨证

膀胱与肾相表里,因此膀胱的病证,虚证多为肾气不足,实证,多由湿热内侵。

(1)膀胱虚寒:本证为肾气不足,下元阳虚所致。多见于慢性泌尿道感染、尿失禁等疾病。主要临床表现为小便频数,清长或不禁,尿后有余沥,遗尿,尿后下浊,甚则小便点滴不爽,排出无力,舌润苔白,脉沉细弱无力。

这些症状,都是膀胱启闭功能失常的病理反映。因膀胱的启闭功能是肾气(阳)所主司的,故本证亦即肾气不固,及肾阳不足,表现在排尿功能方面的病变,同上肾气不固,及肾阳不足的证候。

(2)膀胱湿热

形成:外感湿热之邪,或脾胃湿热,下注膀胱,蕴结于膀胱而形成本证。多见于急性膀胱炎,急性前列腺炎、泌尿道感染和结石等。

主证:尿频、尿急、尿道热痛、小便少而不利,甚则点滴不畅或不通,小腹胀痛,尿色黄而浑浊,或下脓血,或下砂石,苔黄腻,脉滑数。

湿热结于膀胱,气机被阻,排尿障碍,故小便不畅,点滴难出,甚则不通;湿热下注,故尿频、尿急、尿痛;热伤血络,故尿血。苔黄腻,脉滑数,为湿热内蕴之征。

治法:清利湿热,可用八正汤加减。如结石,则应利湿化石,可加金钱草、海金沙、石韦等。

六腑中的三焦,分别与上、中、下三部内在脏器密切联系,所以三焦虽然是一个腑,但没有单独的证候。因此,六腑辨证,实际只有五腑证候。

8.3.6 脏腑兼病辨证

脏腑之间,在生理活动过程中,相互密切联系,共同维持着人体的生命活动。因而在病理变化中,也常相互影响,出现脏腑兼病的证候。脏腑兼病比较复杂,并且是在不断地变化着,这里介绍常见的几个证候。

8.3.6.1 心肾不交

在生理情况下,心位于上而主火,肾位于下而主水。心阳必须下降于肾,以温肾水;肾水必须上济于心,以养心火。这样心肾相交,水火既济,从而维持着心肾的生理功能。如果肾阴不足,不能上济心火,可使心火独亢;或心火亢于上,不能下交于肾,这样心肾阴阳水火失去了协调既济的关系,便成心肾不交之证。

成因:一是思虑劳心,恣情纵欲,久病劳倦,损伤心肾之阴。二则邪热内侵,五志化火,导致心火亢盛下及肾阴,以致水火不能相济,心肾不能相交。临床以神经衰弱为多见。此外伤寒病邪入少阴,亦可见此证。

主证:虚烦不眠,心悸健忘,情绪容易激动,头晕耳鸣,腰膝酸软,梦遗,舌红,脉细数。或见咽干,潮热盗汗。

肾水不升,心火无制,虚火内扰,心神不藏,故见虚烦不眠,心悸、情绪易激动。肾精亏虚,骨髓不充,头目失养,故见头目眩晕,健忘,腰膝酸软。肾阴不足,相火妄动,故梦遗。阴虚阳亢,故咽干,潮热盗汗。舌红、脉细数为阴虚内热之象。

治法:交通心肾。滋肾养心,可用六味地黄丸加五味子、酸枣仁、远志等;滋阴泻火,可用黄连阿胶汤(黄连、黄芩、阿胶、白芍、鸡子黄)。如兼梦遗的加知母、黄柏以泻相火,并加莲须、芡实、金樱子等固涩精关;如阴虚火旺,心烦失眠甚的,可加入肉桂,肉桂与黄连同用名交泰丸。但用肉桂,功在引火归原,药量宜轻,一般在3g左右。

8.3.6.2 心肾阳虚

心肾之阳,君相之火也,两者协调共济,以温煦脏腑,运行血脉,气化津液。故心肾阳虚,则常表现为阴寒内盛,血行瘀滞,水气停蓄等病变。

成因:劳倦内伤,耗伤心肾之阳,或久病不愈,耗伤心肾之阳。再有外感邪热,稽留过久,内伤心肾之阳。本证多见于心血瘀阻、水肿等证。

主证:形寒肢冷,心悸怔忡,尿少身肿,甚则唇甲青紫,舌质青紫黯淡,舌胖嫩,苔白滑,脉沉微,甚则欲绝。

阳衰不能温养形体,则形寒肢冷。心肾阳虚,气化失司,水气内停,故尿少;泛溢肌肤则浮肿;水气凌心则心悸怔忡。甚则运血无力,血行瘀阻,故唇甲青紫,舌质黯淡青紫。水湿内停,故苔白滑;阳虚故舌胖嫩。脉沉微,为阳虚不足之征。

治法:温补心肾,温阳利水,方用真武汤。浮肿不甚的,益气温阳,可用保元汤。

8.3.6.3 肾不纳气(肺肾气虚)

"肺为气之主,肾为气之根","肺主呼气,肾主纳气",肾气不足,吸气不能下纳于肾,致成本证。本证多见于久喘患者,或老年支气管哮喘等病。

主证:呼多吸少,喘促短气,动则尤甚,声低气怯。偏于阳虚,甚或阳气欲脱的,兼见肢冷面青,自汗遗溺,舌淡胖嫩,甚或冷汗淋漓,脉象虚浮无根。

阳虚不能温养形体,故肢冷面青,肾阳虚不能固摄,故自汗遗溺;舌淡胖嫩,为阳虚不能气化之象。冷汗淋漓,脉虚浮无根,则为阳气欲脱之象。

偏于阴虚而阴不敛阳者,则兼见面赤躁扰、咽干口燥、舌红脉细数等症,均为阴虚火旺之症。面赤颧红、躁扰为虚火扰心;咽干口燥为虚热,故不欲饮。舌红脉细数为阴虚之象。

治法:补肾纳气。偏于阳虚的,用肾气丸,合人参胡桃汤,温阳纳气归肾。偏于阴虚的,可用七味都气丸合生脉散,以滋阴纳气,慎用辛燥之品。

8.3.6.4　肺肾阴虚

肺肾阴津互相滋养,叫做"金水相生"。肾肺阴虚,失其濡润,则躁扰内生。

成因:①肺虚及肾:久嗽耗伤肺津,进而损及肾阴。②肾阴亏损,不能上滋肺津(肾阴为一身阴液的根本),或肾阴亏损,虚火上炎,煎灼肺津。本证可见于慢性气管炎,支气管扩张以及肺结核等症。

主证:肺阴虚:咳嗽痰少,或痰中带血,口燥咽干,或声音嘶哑,甚则失音。肾虚火旺:腰膝酸软,虚烦少寐,骨蒸潮热,颧红盗汗,男子遗精、女子月经不调,舌红少苔,脉细数。

上述这些症状,都是肺肾阴虚,内热的见证。

治法:滋补肺肾,养阴清热,肺阴虚明显的,可用百合固金汤,肾阴虚明显的,可用麦味地黄丸。如骨蒸潮热的,宜加银柴胡、地骨皮、青蒿、鳖甲等以退虚热;盗汗甚的,加黄芪、浮小麦等益气固表敛汗;遗精的,加知母、黄柏、龟板、芡实、龙骨等泻相火、固精关;若夹痰热,见咳痰黄稠,舌苔薄黄的,则当佐知母、贝母、瓜蒌霜、马兜铃等清化痰热;如兼夹肝火,见口苦、烦热、善怒的,可加胡黄连、栀子、黄柏等以清泄肝火。

8.3.6.5　肝肾阴虚

肝肾同源,肝阴与肾阴相互滋生,盛则同盛,衰则同衰。

本证可见于神衰、高血压、慢性肝炎及某些慢性消耗性疾病。

成因:七情内伤,劳伤精血;久病耗损肝肾之阴。

主证:头晕目眩,健忘失眠,耳鸣如蝉,咽干口燥,胁痛,腰膝酸软,五心烦热,颧红盗汗,男子遗精,女子月经不调,舌红少苔,脉细数。

肝肾阴虚,阴不制阳,虚火上炎,故见头目眩晕,耳鸣咽干,颧红盗汗等阴虚阳亢的症状。女子如为冲任不调,可致月经不调。肝阴不足,经脉失养,故胁痛;肾亏髓虚,故腰膝酸软,虚火内生,扰动精室,故男子可见遗精;五心烦热,盗汗,舌红无苔,脉细数,均为阴虚内热之征。

治法:滋补肝肾,可用六味地黄丸。头晕目眩,耳鸣较甚的,加枸杞子、菊花、名杞菊地黄丸;虚火亢盛,烦热不眠,咽干颧红较甚的,可用大补阴丸;胁肋胀痛,烦热口苦的,可用一贯煎加减。

8.3.6.6 脾肾阳虚

脾肾为先后天的关系,故脾肾阳气相互资助。本证一般以肾阳不足,不能温养脾阳,以致脾肾阳虚为多见,但也有脾阳虚导致肾阳虚的。本证可见于慢性肠炎、慢性肾炎、肠结核等。

主证:下利清谷,或五更泄泻,或面浮肢肿,小便不利,甚则水满鼓胀。伴见形寒肢冷,面色㿠白,腰膝或少腹冷痛。舌质淡嫩,苔白滑,脉沉弱。

下利清谷,是脾阳虚,水谷无阳以温化。五更泄,是脾阳虚水谷不化,肾阳虚不能外应少阳升发之气。面浮肢肿,小便不利,水鼓胀满,是脾阳虚不能运化水湿,肾气虚,气化失司,水邪内聚所致。形寒肢冷等均为阳虚的见证。

治法:温补脾肾,可用附子理中汤。五更泄可用四神丸;水肿可用实脾饮合真武汤。

8.3.6.7 心肺气虚

成因:劳倦过度,耗伤心肺之气,或久咳肺虚,致使心脉内宗气不足,久则心气亦衰,或心气不足,运血无力,致使血运不畅,阻滞肺脉,以致肺气日衰。可见于肺心病、肺气肿、慢性支气管炎喘息以及某些器质性心脏病。

本证由于肺气虚,不能宣降,易生痰停水,心气虚不能运血,易产生瘀血,所以通常所见多为本虚标实之证。

主证:心悸气短,咳喘少气,吐稀白痰涎,胸闷发憋,自汗乏力,动则更甚。面色㿠白或黯滞,甚者可见口唇青紫。舌质黯淡或见瘀斑,脉细弱。

心肺气虚,鼓动血行之力不足,故心悸。肺气虚不足以息,故气短少气。肺气虚津液不布,故咳吐稀白痰涎。肺失肃降,气逆于上,故咳喘胸闷憋气。气虚不足,肌表不固,故乏力自汗。动则气耗,故动则更甚。气血不荣,故面色㿠白或晦黯。血行瘀滞,可见口唇青紫,舌有瘀斑。

治法:补益心肺,可用保元汤(人参、黄芪、肉桂、甘草)加减。通心阳,肉桂宜改桂枝,并加熟地、五味子、紫菀、桑皮(补肺汤);心悸甚者,加生龙牡;形寒而浮肿的,桂枝可改附子,并加白术、茯苓等壮阳利水;痰多的可合苓桂术甘汤通阳化饮;喘甚的,可加苏子、葶苈子等降气平喘。

由于本证表卫亦虚,极易感冒,如见发烧、喘息抬肩,不能平卧的,宜用麻杏石甘汤,并重加鱼腥草,以清热解毒,清肺平喘。本证因久咳,每多兼见咽干,舌红等肺阴亏损之象,则辛燥药不宜多用,并酌加沙参、麦冬等养阴润肺之品。

8.3.6.8 脾肺气虚

"脾为生气之源,肺为主气之枢","脾气散精,上归于肺"。

成因:一是脾气虚损,不能散精上归于肺,肺气因之而虚损。二是脾虚生湿,聚为痰浊,湿痰阻肺,所谓"脾为生痰之源,肺为贮痰之器"。痰浊贮肺,使肺气不能宣降,久则导致肺气虚损,致成虚实夹杂之证。再有久咳肺虚,肺失宣降,津气不布,以致脾失濡养,导致脾气亦虚。

主证:肺气虚——久咳不已,咳喘痰多而稀白,短气乏力。脾气虚——食欲不振,腹胀便溏,甚则面浮足肿。舌淡苔白,脉细弱。

肺虚宣降失常,津液不布,脾虚痰浊内生,故久咳不已,咳吐稀白痰。肺虚不足以息,故气短。脾虚不及于四末,故乏力。脾气不足,运化失常,故食欲不振,腹胀、便溏。脾不运湿,肺不肃降,水湿泛溢,故面浮足肿。

治法:补脾益肺,温化湿痰。湿痰不重的,以补气为主,可用参苓白术散;湿痰重的,可用六君子汤;浮肿的,加黄芪、冬瓜皮、茯苓皮、泽泻等益气以行水。

8.3.6.9 肝脾不调(和)

成因:一是郁怒伤肝,肝气郁结,疏泄失职,影响气机不调,致使脾气不升,运化失常;二是饮食劳倦伤脾,脾虚湿蕴,土壅木郁,致使肝失疏泄。本证可见于慢性肠炎、慢性肝炎,胃肠神经官能症等。

主证:除见胁肋胀痛,善太息,精神抑郁或性情急躁等肝气郁结的症状外,并见脾不健运的纳食减少,腹胀便溏,或大便不调,肠鸣矢气,或腹痛泄泻。苔白,脉弦。

治法:疏肝健脾,可用逍遥散。腹痛泄泻,痛一阵泻一阵的,可用痛泻要方(白术、白芍、防风、陈皮)。

8.3.6.10 肝胃不和

亦称"肝气犯胃"。肝主疏泄,胃主受纳与和降,肝气得疏则胃气得降。肝不疏泄,可引起胃不和降。

成因:情志不舒,肝郁胃弱,肝气横逆犯胃。

主证:胃脘胀痛,连及两胁,呃逆嗳气,吞酸嘈杂,郁闷或烦躁易怒,常因情志不遂而发作,舌苔薄黄,脉弦。

肝郁气滞,经气不利,故胸胁胀痛,肝气犯胃,气滞于胃脘,故胃脘胀痛连及两胁,胃失和降,故呃逆嗳气,气郁于中而生热,故吞酸嘈杂,舌苔黄。性情郁闷、烦躁易怒,善太息,均为肝不疏泄所致。

治法:疏肝和胃。方用柴胡疏肝散合左金丸。

8.3.6.11 心脾两虚

本证与心血虚和脾气虚并见之证。

成因:①饮食不节,或病后失调,损伤脾气,脾虚不运,生血不足,导致心血亏耗。②思虑劳心过度,心血暗耗,或慢性出血,心血亏损,血不养脾,以致脾气虚衰。可见于神衰、贫血以及妇女功能失调性子宫出血等病症。

主证:心血虚:心悸怔忡(怔忡较心悸为重,心悸多阵发性,怔忡多持续性;心悸有虚有实,怔忡多偏于虚;一般心悸多偏于功能性,怔忡多偏于器质性,这是二者的临床区别,但怔忡又往往是心悸的进一步发展,故二者又不能截然分开)。失眠多梦,面色苍白或萎黄。脾气虚:纳食减少,倦怠无力,时感食后腹胀,大便稀溏,舌质淡嫩,苔白,脉细弱。皮下出血,妇女可见月经色淡量多,崩漏或经少、经闭。心血不足,血不养神:神不安藏,故见心悸怔忡,失眠多梦,面色苍白或萎黄,脾虚不运,故见纳呆、倦怠、腹胀、便溏等症。脾不统血,则可见皮下出血,月经漏下等症。舌脉均为气血不足之象。

治法:补益心脾,可用归脾汤加减。贫血的可加阿胶、熟地、白芍等补血之品;妇女月经过多,可加棕榈炭、茜草炭等止血药。

此外,心脾两虚之证,也可因脾虚不能统血,以致失血过多,损伤心血而形成。这种情况,多见于妇女月经过多、崩漏等,所以归脾汤可以治疗妇科的月经病。

8.3.6.12　肝火犯肺(木火刑金)

本证多由情志郁结,气郁化火,或邪热蕴结肝经,郁而化火,上犯于肺,肺失宣降而致。可见于慢性气管炎、支气管扩张等病。

主证:肝火犯肺,胸胁灼痛,急躁易怒,头晕目赤,烦热口苦,舌红苔薄黄,脉弦数。肺失肃降,咳嗽阵作,甚则咳血。

主证中以咳嗽、咳引胸胁痛,心烦口苦,常随情绪波动为特征。胸胁疼痛,急躁易怒,烦热口苦,头目眩晕,均为肝火上炎之证,火灼肺阴,肺失肃降,故见咳嗽阵作。如咳伤肺络,则见咯血。舌红脉弦数,均为肝火内盛之象。

治法:清肝泻肺,黛蛤散合泻白散(桑皮、地骨皮、粳米、生甘草),泻白散中粳米可以用天花粉,以生津养肺,宜可酌加黄芩、栀子以清火降逆,使火气下行,则肺气得以宣降,如咳血,可加白茅根、藕节炭、仙鹤草等生津止血;下血如涌,其色鲜红,为血热过盛;可用犀角地黄汤凉血止血,并可加白及粉,以增强止血之功。

8.4　外感热病辨证

热病,是以发热为主要特征的急性疾病,包括了各种传染性及非传染性的急性发热病。发病的原因,是感受风、寒、暑、湿、燥、火六淫之邪,以及疫疠之气等外邪所引起的,所以又称"外感热病"。由于外邪的性质有寒热的不同,因而又分为伤寒病和温热病两大类。

中医学对外感热病的认识是很早的,在战国后期的《内经》中,就有了有关热病的记载,并作为专题讨论。如《素问·热论》就是专题讨论热病的文章,到了明清时代,对热病的认识就更深入更具体了,除了在病因方面,指出了六淫之邪及疫疠之气外,对热病的辨证、治疗都积累了一套比较完整的方法。但由于历史条件的限制,他们对热病的致病因素,还着重在四时气候的变化方面,因而在热病的名称上,就有风温、春温、暑温、湿温、冬温等等不同的名称。这些温热病的病名,就是根据不同季节,不同病邪以及不同的临床表现而定名的。

外感热病与内伤杂病的区别:由于外感热病的发病因素、发病机制、发展过程、临床表现与内伤杂病不同,因此,临床用脏腑辨证方法,就不能完全切合外感热病。前人在长期实践过程中,总结出了一整套针对外感热病的辨证论治方法,有效地指导了临床实践。

外感热病的辨证方法:顾名思义主要适用于外感热证。外感病在发展过程中,同样可以损害脏腑,出现脏腑证候。因此,热病辨证方法,也适用于某些内伤杂病,也就是说,认为热病辨证方法仅仅适用于外感热病的看法是不全面的。事实上,外感热病中的某些证候,与内伤杂病脏腑证候是一致的。如伤寒六经中的三阴证,在内伤杂病中常见到;外感热病中的某些证候,也适用于内伤杂病。

热病辨证的具体内容,包括六经、卫气营血、三焦辨证三种方法。

为什么外感热病有三种不同的辨证方法呢?

实践论告诉我们,人们的认识是不断深化和发展的,在学术界亦是如此。中医学在其发展过程中,对热性病的认识,也是逐步提高的。

六经辨证,主要用于感染风寒之邪为主的"伤寒病",其初期证候为表寒证,但当疾病进一步发展,寒邪化热之后,就与温热病性质一致了。故六经证候中的三阳证,除了太阳是表寒证外,阳明少阳证,基本上也与卫气营血辨证中的气分证一致或相似。而湿热病的

233

气分证,是后世对六经证的阳明、少阳证的补充和发展。至于三阴证,为寒邪伤阳,损伤脏腑阳气的证候,因此,又多属脏腑证候,与内伤杂病一致。

卫气营血辨证,主要用于以感受温热之邪为主的"温热病"。初期证候,为邪在卫分的表热证,这一点是对六经辨证的补充和发展。疾病进一步发展到气分证,除了包括六经辨证中的阳明、少阳证外,还有所发展,也就是发展了六经辨证。至于邪侵营血,营分证、血分证更是补充了六经辨证的不足。

三焦辨证,是在卫气营血辨证之后总结出来的,是在卫气营血辨证的基础上发展起来的。它虽然用三焦来概括卫气营血的证候,但补充了卫气营血对湿热病辨证的不足,由此可见,这三种辨证方法,后者是前者的继承和发展。

下面分别介绍这三种辨证方法的纲领证候,然后再谈它们的相互关系。

8.4.1 六经辨证

六经辨证,是对热病使用最早的一种辨证方法,始见于《素问·热论》的六经分证。《素问》热论篇中的六经,只是作为分证的纲领,未具体论述论治,仅论述了六经的热证,未论及六经的虚寒证。汉代张仲景在热论篇的基础上,根据自己多年的临床实践,总结了当时治疗热病的经验,著成《伤寒杂病论》,创立了六经辨证方法。

《伤寒论》的六经,有机地联系了脏腑经络病理,突出了辨证论治,即根据人体抵抗力的强弱、病势的进退缓急等各方面因素,对外感疾病演变过程中各种证候进行分析综合,归纳其证候特点、病变部位、寒热趋向、邪正盛衰等方面,概括为六个阶段,称为"六经辨证"。

(1)什么叫六经辨证:六经辨证是辨别病邪侵犯太阳、阳明、少阳三阳经,太阴、少阴、厥阴三阴经后所出现的证候。

寒邪入侵人体,开始从皮毛而入,渐次循三阳三阴经脉,由表入里,由浅入深,由阳经入阴经而传变。当病邪浅在肌表,临床表现为表证时,这时病在太阳经,所以太阳主一身之表,称为"太阳病证",简称"太阳证"或"太阳病"。

寒邪化热入里,转变为里热证时,病邪则在阳明经,所以阳明主里,称为"阳明病证",简称"阳明证"或"阳明病"。

当病邪继续发展,由阳明向里,而又未入三阴经的时候,临床表现为半表半里证,这时病在少阳经,所以少阳主半表半里,称为"少阳病证",也叫"少阳证"或"少阳病"。

若病邪再进一步发展,则由阳经传入阴经,据其病邪所在,分别出现太阴、少阴、厥阴病证。

由此可见,所以六经病证,既概括了伤寒病发展过程中六个不同阶段及其病理表现,同时,也是病邪先后侵犯六支经脉的病理反映。所以六经病证,虽然是伤寒病发展过程中六个纲领性证候,作为临床外感热病病证论治的依据,但这些证候与经脉的病理变化,是密切相关的。

六经病证,是邪在经络,故其临床表现,多为经脉受邪后的病理表现。如太阳经行头、项、背,故太阳经证出现头项强痛;少阳经脉过胸胁,故少阳证见胸胁苦满。由于经脉内属脏腑,所以六经受邪发生病变,也必然会影响它所属的脏腑,出现脏腑证候。如太阳经证不解,影响到太阳膀胱腑,就可出现太阳膀胱腑证,因而又有经证和腑证的不同。但六经中,除太阳、阳明有经、腑证的区别外,其他少阳、三阴、因邪已深入,多属经腑同病,没有经证、腑证的区分,可见六经病证,实际上概括了脏腑、十二经脉的病变,只不过是从经脉来进行归纳的。

(2)传经、合病与并病:六经病证,既可单独出现,也可以二经或三经病证合并出现,并可以由这一经传变到另一经病。其中两经或三经合在一起共同发病,没有先后次第的,叫做"合病"。合病多属原发,其势急骤,有二阳合病,三阳合病的不同。一经证候未罢,另一经病证又见,有先后次第之分的叫"并病"。并病多属继发,其势

235

较缓,有太阳和少阳并病,太阳和阳明并病。由这一经传变到另一经,前一经证候已,另一经证候又见的叫"传经"。

传经的规律有三:①循经传:即病邪按着三阳三阴的顺序传变。即太阳→阳明→少阳→太阴→少阴→厥阴。②越经传:即按六经的顺序跳越而传。例如太阳病越过阳明,而传入少阳经。表里传:即按经脉的表里关系传变。如太阳→少阴;阳明→太阴;少阳→厥阴。

以上这种传变规律,有些是不符合实践的,例如循经传,临床上就没见过。疾病的传变取决于下列几个条件:①正邪斗争力量的对比,若正气充足,抗邪有力,则不传;若正不胜邪,则病邪内传。②经气本身虚实,虚则受邪,实则不受邪。例如病在太阳,而阳明经气虚,才能由太阳传阳明。③治疗是否适当,若误治后,经气虚则病邪内传。其中主要是第二条,即六经传变,主要决定于哪一经气虚。如邪在太阳而不解,其人肠中有积滞,病邪可以不传阳明经而传阳明腑,成为阳明腑实证。

此外,还有"直中",即外邪不经别经传变而来,直接侵犯该经而发病。

(3)六经病证治疗原则:一般来说,三阳病多属正盛邪实,主亢奋状态的实证热证;三阴病多属正气已虚衰,主衰退状态的寒证虚证。病在三阳,邪浅正盛,病情较轻,治以攻邪为主。其中病在太阳宜解肌发汗,在阳明宜清泄里热,在少阳宜和解表里。

病入三阴,邪深正衰,病情较重,治宜扶正为主。其中,病在太阴宜温中散寒,在少阴宜扶阳育阴,在厥阴,热者宜清,寒者宜温。

下面将对六经病证的辨证逐一介绍。

8.4.1.1 太阳病证

太阳主一身之表,在表的气血为太阳经所主,太阳主统在表的营卫。太阳经气充沛,营卫和调,则卫外功能强盛,能抗击外邪的侵袭。如果经气虚弱,或风寒邪气过盛,就能侵犯人体而发病。一旦风寒入侵,正邪斗争于表,使在表的营卫失和,便发生太阳病证。因此,风寒初客于表,反映出营卫失和的证候,便是太阳病。

太阳病,又分经证和腑证两类。

(1)太阳经证:太阳经证,是伤寒病初起,风寒侵犯人体体表,出现营卫不和的证候。太阳经证是邪在体表的病证,亦即"表证"。

主证:恶寒发热,头项强痛,苔薄白,脉浮。

分析:风寒之邪伤害卫阳,故恶寒,阳气被郁则发热。是太阳膀胱经起于目内眦的睛明穴,上走头项,循项而下脊柱,沿脊柱骨两侧下行至脚。邪伤太阳经气,经气不利,所以头项强痛。苔薄主表,白主寒,故苔薄白是表寒证的见证。正邪斗争于表,气血充盛于外,故脉浮。上述症状是太阳表证的共有见证,它具有辨太阳证的纲领意义,故称为太阳病的总纲。

由于风寒之邪的偏盛,以及人体素质的差异,因而太阳经证中,又有太阳中风和太阳伤寒两类不同的证型。

1)太阳中风证(表虚证):这里的中风和猝然倒地,人事不省的中风名同而病异。太阳中风是风邪偏盛,以表虚有汗为特征,所以又称为表虚证。

主证:发热、汗出、恶风、头痛、脉浮缓。

分析:风邪袭表,卫阳抗邪盛于表,卫强则发热。风为阳邪,其性开泄,故风邪在表则肌腠疏松,同时卫强则营弱,营阴虚弱不能内守,随阳外泄则汗出。汗出肌疏,故见风自恶。风邪侵犯太阳,太阳经气被阻,转输不利,故头痛。脉浮为正邪斗争于表,缓为表气枯缓之象。

治法:解肌祛风,调和营卫。主桂枝汤(桂枝、白芍、炙甘草、生姜、大枣)。服后喝开水或少量热稀粥,以助药力,冬季须盖被保温,使出微汗,以鼓邪外出,但汗出不宜过多,以免伤阳耗津。

2)太阳伤寒证:太阳伤寒证为寒邪偏盛,以表实无汗为特征,故又称表实证。

主证:恶寒、发热、无汗、头身骨节酸痛,或见气喘,脉浮紧。

分析:寒邪伤阳则恶寒,阳气被郁则发热。寒为阴邪,寒则气血凝滞,太阳经气痹阻,故见头身骨节疼痛。寒主收引,闭塞毛窍,故无汗。肺合皮毛,皮毛闭塞肺气不得宣泄,肺失肃降则作喘。邪在

237

表则脉浮,寒邪实则脉紧。

治法:辛温发汗。主麻黄汤(麻黄、桂枝、杏仁、炙甘草),水煎服。服后取微汗。

上述二证,主要鉴别在于有汗无汗,有汗为太阳中风表虚证,无汗为太阳伤寒表实证。

(2)太阳腑证:太阳腑证即邪伤膀胱所出现的证候。膀胱腑病的来路有二:一是太阳经证不解,邪热内传膀胱腑;二是病邪直中膀胱。由于邪伤膀胱后,有伤膀胱气分和伤膀胱血分的不同,故有蓄水和蓄血两个证候。

1)蓄水证:邪在膀胱气分,气化功能失调,水液代谢障碍,则成膀胱蓄水证。

主证:发热、汗出、烦渴,或渴欲饮水,水入则吐,小便不利,脉浮。

分析:发热、汗出、脉浮,为太阳中风证,即太阳中风未解,内传膀胱。太阳中风证未罢,又伤及膀胱气分,致使气化功能失职,水饮内停,水热互结则心烦。气化失司,水饮不能化津上润,故口渴欲饮。但口渴非缺水,故饮水过多,停水更甚,因而上逆而吐,称为"水逆"。气化不行,水液不能下渗膀胱,故见小便不利。

治法:通阳行水,外疏内利。主五苓散(猪苓、茯苓、白术、泽泻、桂枝),水煎服。

本证中的中风证并非主证,用五苓散时,有表证可用,无表证亦可用,因桂枝辛温,既能疏风解肌解表,又能通阳化气。

2)蓄血证:本证是由邪伤膀胱血分,邪热与瘀血互结而成。

主证:少腹急结或硬满,精神如狂,甚则发狂,小便自利。

分析:邪热与瘀血结于下焦,故见少腹急结,因其为瘀血内结,故见硬满。心主血,瘀热在血分,上扰心神,故精神如狂,甚则发狂。病在血分,气化功能失常,故小便自利。

治法:泻热破瘀。热重瘀血轻者,主桃核承气汤(桃仁、大黄、桂枝、芒硝、炙甘草),水煎服。瘀血重热轻者,主抵当汤(水蛭、虻虫、桃仁、大黄)。

本证虽名血蓄膀胱,但实际上瘀血并不在膀胱,因小便自利而无血尿。所以,这里的膀胱是统指血蓄下焦而言,亦说血瘀在小肠。

蓄水与蓄血证的主要鉴别:小便利与不利;有无神志症状;有无少腹硬满。

(3)太阳病兼证:太阳病兼证,是指太阳中风和太阳伤寒证兼见其他有关症状。

1)太阳中风兼证:太阳中风的桂枝汤证,兼见其他症状,主要有三个证候:

①太阳经输不利

主证:中风证兼见项背强几几。

分析:风邪中太阳经,出现太阳中风证。由于风邪客入太阳经输,致使经气滞塞,转输不利,太阳经行项背,故兼见项背强。

一说,风中太阳之经,津液不能布达,经脉失于濡养,故经脉肌肉拘急。

治法:解肌祛风,疏利经气。主桂枝加葛根汤。

②肺气上逆作喘(寒喘)

主证:中风证兼见胸闷气喘。

分析:病人素有痰饮喘疾,又感风邪,致使肺气不宣,壅滞不降,引发致疾。

治法:解肌祛风,利肺降气平喘。主桂枝加厚朴杏仁汤。

2)太阳伤寒兼证:即太阳伤寒的麻黄汤证,兼见其他症状。

①太阳经输不利

主证:太阳伤寒之证,兼见项背强几几。

治法:发汗散寒,兼疏经脉。主葛根汤。

此证与太阳中风的经输不利的区别在于有汗无汗。

②外寒内饮

主证:太阳伤寒之证,兼见咳喘,咯痰稀白。

分析:太阳伤寒表邪不解,且内有寒饮,以致内外合邪,肺失宣降,咳喘吐稀白痰。

治法:发汗散寒,蠲除水饮。主小青龙汤。

③外寒困闭,阳郁于里(表寒里热)

主证:太阳伤寒主证,兼见烦躁。

分析:外为寒邪困表,见太阳伤寒证;内有阳气被郁遏,不得透发,故见烦躁。

治法:发汗解表,清热。主大青龙汤。

本证亦可见身重肢肿等症,因其邪闭汗不出,水湿不能排泄。

按:本证原文为:"太阳中风,脉浮紧,发热恶寒身疼痛,不汗出而烦躁者,大青龙汤主之。"此处言"中风",实为"伤寒"之误。

8.4.1.2 阳明病证

阳明病,是正邪斗争,阳亢热盛的极期证候,病位在阳明胃经和胃肠,表现为胃肠亢奋的证候,性质属里实热证。

其病证的来路有三:一是太阳病证不解,寒邪化热向里发展,侵犯阳明胃经所致;二是由于误治伤津,胃肠干燥,大便燥结而成;三是热邪直侵本经,本经自病。

典型症状:身热不恶寒,反恶热,口大渴,大汗出,脉洪大,一般称为"四大证"。

分析:寒邪已化热入里,外无表证,故不恶寒。内热炽盛,故反恶热。内热郁蒸,则大汗出,汗出伤津,故口大渴。里热充斥,气盛血涌,故脉象洪大。

阳明病证,也有经证、腑证的分别。

(1)阳明经证:阳明经证是邪热在阳明经,热势弥漫全身,但尚未影响到腑,胃肠尚无燥屎干结的证候。

主证:身热、汗出、口渴喜饮,心烦,舌苔黄燥,脉洪大。

分析:邪热郁于阳明气分,热势弥漫,故全身大热。热迫津液外泄,则见大汗出。汗多伤津,故口渴喜饮,甚则欲饮冷水。热扰心神则心烦,热迫血液妄行,则脉象洪大。胃热上蒸则苔黄,津液耗伤则苔燥。

治法:清热生津。主白虎汤(石膏、知母、炙甘草、粳米)。

(2)阳明腑证:阳明腑证是邪热结于胃肠,耗伤津液,热邪与糟粕燥结成实之证,病位应在大肠。故阳明腑证的胃家实,胃实际是指大肠而言。

主证:身热,日晡潮热,汗出连绵,大便秘结,腹满疼痛拒按,烦躁,谵语,甚则神志不清,或循衣摸床,惕而不安。脉沉实有力。舌苔黄燥,或焦黄起芒刺。

分析:本证是邪热耗伤肠津,以致热与肠中的糟粕裹结成实。由于燥屎内结在肠,故大便秘结不通。燥屎硬结,腑气不通,故腹满痛而拒按。日晡(即申时,午后3～5时),适当阳明气旺,与邪相争则发热(或见之证)。里热蒸腾,则身热汗出。烦躁、谵语、神志不清、循衣摸床、惕而不安,为燥热上扰心神所致。脉沉实主里实热证,苔焦黄起芒刺,主燥热内结。

治法:荡涤燥结。主三承气汤。

急予大承气汤通腑泻热,燥实去,津液存,这叫"急下存阴"。

(3)阳明湿热发黄:本证为阳明邪热与湿相结,湿热熏蒸肝胆而成。

主证:身热,一身面目皆黄,色鲜明如橘色,心烦,口渴,腹满,大便不爽,小便短赤,苔黄腻,脉滑数。

分析:阳明病,邪热在里,与湿相结,湿热熏蒸肝胆,胆汁溢入血中,则一身面目皆黄,因其为湿热,故色鲜明如橘色,是为"阳黄"。湿热内蕴,故身热。热为湿滞,故虽热而无汗。心烦、口渴均为内热所致。湿热困脾,脾气不运则腹满;湿热下注则小便短赤,大便黏滞不爽。苔黄主热,腻主湿,脉滑数主湿热。

治法:清热利湿。主茵陈蒿汤。

(4)阳明蓄血证:胃肠久有瘀血,邪热与瘀血相结,形成本证。

主证:阳明证已具,大便虽硬却反易解下,色黑而亮,其人善忘。

分析:阳明有热,故大便硬,因而瘀血,《难经》:"气主煦之,血主濡之",故大便虽硬而反易解下。粪为瘀血,故色黑而亮。心主血,瘀血内阻,心窍不灵,故善忘。

治法:破瘀泻热。主抵当汤(见太阳腑蓄血证),但血色鲜红无瘀血者不可用。

8.4.1.3 少阳病证

少阳病证,是邪热郁在少阳胆经,病位在胸胁。因它是介于阳经和阴经之间的阶段,所以又叫"半表半里证"。

本证的形成:一是他经传来,以太阳传变为多见。二是肝胆经气衰虚,邪热直袭本经。因本证多经腑同病,故无经证、腑证的区分。

(1)少阳病的主证 本证为邪在少阳胆经,因肝胆相表里,故出现的症状,多为肝胆及其经脉功能失常的症状。

主证:口苦、咽干,目眩。往来寒热,胸胁苦满,嘿嘿不欲食,心烦喜呕,苔白滑,脉弦。

分析:肝胆相表里,热郁肝胆,胆气上逆则口苦,热耗津伤则咽干,目为肝窍,邪热上冲则目眩。这三个症状,是少阳病的主要症状,一般称为少阳病的提纲。

邪在半表半里,正邪相争,(邪郁则寒,正胜则发热,)入阳则热,入阴则寒,故见寒热往来。少阳经脉布胁肋,病则经气不利,故胸胁苦满。胆附于肝,胆病则肝郁,肝气疏泄不利,故见嘿嘿(同默默)不欲食。肝胆气郁,气机不畅,致使胃气不能和降,上逆则作呕。少阳火热内郁,则心烦。疏泄不利,津气凝聚则苔白滑,肝胆气郁则目眩。

治法:和解少阳。主小柴胡汤(柴胡、黄芩、党参、制半夏、炙甘草、生姜、大枣)。

(2)少阳病兼证

1)兼太阳经证 太阳病未罢,邪已向里,侵犯少阳而成太少并病。

主证:发热,微恶寒,肢节烦疼,微呕,胃脘支结,郁闷不舒。

分析:发热,微恶寒,肢节烦疼,为太阳病桂枝证;微呕,胃脘支结,郁闷不舒,为少阳柴胡证。"胃脘支结",原文为"心下支结",即胸胁苦满,心下痞硬之轻者。

治法:两解太少。主柴胡桂枝汤。

2)兼阳明腑证　少阳之邪未解,而阳明腑实已成。

主证:呕不止,心下急,郁郁微烦。

分析:呕不止是少阳证,心下急,郁郁微烦,是阳明腑实证。此证虽胃家已实,但未至大承气汤证之大实痛,另一方面少阳未解则不可用承气攻下,但胃家已实,又不得不下,故取大柴胡汤两解阳明少阳。

治法:两解阳明少阳。主大柴胡汤。

3)兼脾虚寒证

主证:胸胁满或痛,或痛绕肩背。口苦心烦,不欲食,大便溏薄日二三行,或见腹胀,脉弦缓,苔白。

分析:前四个症状为少阳证,后两个症状为太阴脾虚寒证。

治法:和解少阳,兼以温脾。主柴胡桂枝干姜汤(柴胡、桂枝、干姜、黄芩、天花粉、牡蛎)。

8.4.1.4　太阴病证

太阴病,是中焦阳虚气衰,寒湿不化,胃肠功能衰减的证候,它和脏腑辨证中的脾阳虚寒证是一致的。从六经来讲,属于里虚寒证的开始阶段。本证的形成:一是三阳失治或误治,损伤脾阳;二是外邪直中太阴;三是过食生冷,或过用寒凉药物及久病失养所引起。因此,太阴证不仅外感病可见,内伤杂病亦常见。

由于太阴和阳明相为表里,一脏一腑常相互影响,但有虚实之分,实热证病在阳明,虚寒证病在太阴,故有"实则阳明,虚则太阴"的说法。

主证:腹满呕吐,食欲不振,腹泻时痛,喜温喜按,口不渴,舌淡苔白,脉迟或缓。

分析:腹部胀满疼痛,是阳明、太阴共有的症状,但阳明为燥屎内结,故腹满痛为持续性而拒按,大便秘结不通,属里实热证;太阴为阳虚不能健运,故腹满时减,腹阵痛而喜温喜按,大便溏泄或可见不消化食物,属里虚寒证。脾胃为寒湿所困,脾气不升则下利,胃气不降故呕吐,吐利中虚则食欲不振。脉迟缓,舌苔白,均为虚寒之象。

治法:温中散寒。主理中汤(人参、干姜、白术、炙甘草)。如见形寒、四肢厥冷等阳虚寒甚的,可加熟附子等。

8.4.1.5　少阴病证

少阴病证,是心肾功能衰减的阳虚里寒证,它和脏腑辨证中的心肾阳虚证是一致的。

本证的形成,在外感病中,多来自传经之邪,或因汗、下太过,伤害心肾之阳所致。亦有因阳虚体寒,外邪直中所形成。

少阴属心肾,为水火阴阳之脏,心属火而为阳藏,肾属水而为阴脏,故邪伤少阴,既可从阴化寒,也可从阳化热,所以少阴证有寒化证和热化证的不同。此外,少阴肾与太阳膀胱为表里,一为水脏,一为水腑,同是人体水液代谢的重要器官。因此,在少阴证中,每有停水与水气泛滥的证候。

(1)少阴寒化证:心肾阳气虚弱,邪从寒化,以致阳虚阴寒内盛,主要表现有三个证候。

1)阳虚里寒证　主证:无热恶寒,卧寒蜷卧,精神萎靡,手足厥冷,下利清谷,但欲寐,或自利而渴,欲吐不吐,心烦,小便清白,舌淡苔白,脉沉微。

分析:无热为病属虚寒而非实热,这是与太阳、阳明、少阳的不同之点。恶寒即形寒,是阳气不足,不能敷布全身所致,不同于太阳证寒邪在表的多衣被仍寒。阳虚不能温养四肢,故见四肢厥冷。心肾阳虚,功能活动力衰退,故见精神萎靡,蜷卧而嗜睡。阳虚内寒,影响脾阳,运化失常,则大便较稀,或夹有不消化的食物。阳虚不能气化津液,则口渴。阴寒抑遏胃阳,胃阳拒而无力,故欲吐不吐而心烦(胃中不安)。阳虚阴盛水不能化气上升,故见小便清长而色白。脉微舌质淡,均为阳虚里寒的见证。

治法:温阳驱寒。主四逆汤(附子、干姜、炙甘草)。

2)阴盛格阳证　本证即阳虚里寒,虚阳外越的真寒假热。

主证:手足厥冷,下列清谷,身反不恶寒,面色赤,脉微欲绝。

分析:手足厥冷,阳气已虚;下利清谷,里寒复盛。阳虚寒盛,应畏寒而反不畏寒,面色赤,是阴寒盛极,拒阳于外,虚阳外越的假热象。阳复于上,故见面色赤,赤色娇嫩鲜艳,浮于肌表,亦称"戴阳证"。格阳于外,故身反不恶寒。脉微欲绝,是阳气将亡之征。

治法:回阳救逆。主通脉四逆汤(四逆汤倍干姜再加葱白)。

3)阳虚水泛 心肾阳虚,气化失常,致使水液代谢障碍而停水。本证与脏腑辨证中的肾虚水泛证基本相同。

主证:头目眩晕,心下悸,肢体筋肉跳动,或振摇站立不稳,小便不利,或腹痛下利,或肩背酸凝沉重,面色黧黑,舌苔水滑,脉沉弦。

分析:阳虚水不运化,水气遏阻,清阳不升,则头目眩晕。水气上凌心下(胃脘部)悸动。阳虚不能温养筋脉,故见筋肉跳动,甚则振摇站立不稳。阳虚不能气化,则小便不利,或见浮肿。如水走肠间,则腹痛下利。如水气上犯肩背,则肩背酸凝沉重。面色黧黑,苔水滑,为阳虚水邪不化。脉沉弦主水气内停。

治法:温阳利水。主真武汤(附子、白术、茯苓、白芍)。

(2)少阴热化证:邪伤心肾之阴,邪从热化,阴虚阳亢。

1)阴虚内热证:本证是肾阴虚损,不能上济心火,以致心火无制,虚热内生,亦即脏腑辨证中的心肾不交证。

主证:口燥,咽干,心烦不得眠,小便黄,舌红绛,脉细数。

分析:肾水不能上济心阴,心火无制,故咽干、口燥,心烦不眠。心与小肠相表里,心火下移小肠,故见小便黄。舌红绛脉细数,为阴虚内热的见证。

本证未有肾阴虚的症状,全是心火的症状,似是实火。但有两点可以说明是肾阴虚:一是本病以少阴病为前提,即有热性病的过程;二是脉细数。若见于内伤杂病,必有腰腿酸软,遗精等肾阴亏的症状。

治法:滋阴泻火。主黄连阿胶汤(黄连、黄芩、白芍、阿胶、鸡子黄)。

2)阴虚水停证 邪伤少阴,阴虚生热,热与水结,致成本证。

主证:咳而呕渴,心烦不得眠,小便不利,舌红苔白,脉弦细数。

分析:热与水结,气化失常,则小便不利。水热逆于肺则咳,逆于胃则呕。水热蕴郁,津液不得化,则口中作渴。水热扰心,则心烦而不寐。阴虚有热,则舌红脉细数。水饮内停,则苔白而脉弦。

治法:育阴利水清热。主猪苓汤(猪苓、茯苓、泽泻、滑石、阿胶)。

本方可用于肾炎血尿之属于肾阴虚者,亦治湿热蕴蓄下焦,淋疾尿血,小便隐痛,点滴难出,少腹胀满作痛之证,但也必须有阴虚证。

8.4.1.6 厥阴病证

厥阴病证,是阴证的极期阶段,所谓"三阴交尽,名曰厥阴","阴尽阳生",所以厥阴是阴之尽,阳之始,因而厥阴病证,不是寒极,就是热极,寒极生热,热极生寒。若阴寒内盛而未衰,阳气由衰而复,则病情好转;若阴寒盛极,阳气不续而先危,则病亡。若阴寒虽盛,但阳气未复,与之相争,则成阴阳对峙,寒热错杂的证候。

厥阴病的证候很多,也很复杂,这里简略介绍三个厥证。

什么叫厥证?《伤寒论》第 237 条曰:"阴阳气不相顺接,便为厥。厥者,手足厥冷者是也"。指出了厥证的病机,是阴阳气相互格拒,症状是手足厥寒。因为病在厥阴,是阴气盛极,阳气来复,阴阳交争的阶段,如果阴阳气不相协调,相互格拒,是为阴阳气不相顺接,就出现厥证。

由于阴阳盛衰的不同,所以厥证又有寒厥、热厥、蛔厥等不同的证候。

(1)寒厥:寒厥,是阳虚阴盛,故又称"阴厥",临床表现,为一派寒象。

主证:手足厥冷,无热恶寒,舌淡,脉微或脉细欲绝。

分析:本证有两种病理解释:一是阳虚欲绝,阴寒内盛,阳虚阴盛,阴阳气不相顺接,故手足厥冷。无热恶寒,脉微,舌淡,都属阳虚不能敷布,阴寒内盛之象。二是素体阴血虚衰,而又阳气不足,血虚有寒,以致气血运行不畅,不能温养四肢,则见手足厥冷,脉细欲绝。

治法:阳虚阴盛,宜回阳救逆。主四逆汤。本证治与少阴阳虚寒证基本一致。血虚有寒,宜温经散寒,养血通络,主当归四逆汤(当归、桂枝、细辛、白芍、炙甘草、通草、大枣)。《伤寒论》曰:"手足厥寒,脉细欲绝者,当归四逆汤主之"。成无己注云:"手足厥寒者,温气外虚不温四末;脉细欲绝者,阴血内弱,脉行不利,与此汤是复阳生阴。"

(2)热厥:本证是阳盛于内,拒阴于外,阴阳不相顺接的真热假寒证,又叫"阳厥"。

主证:手足厥冷,烦热口渴,小便黄赤,舌苔黄,脉滑。亦有但见四肢厥冷,阵阵烦热的。

分析:本证亦有两种病理解释:一是内热盛极,而见烦热口渴,尿黄,苔黄,脉滑;阴阳不相顺接,拒阴于外,外见四肢厥冷的假寒象。内热越盛则外寒亦越盛,称为"热深厥亦深"。二是阳气闭郁内不能外达,非阳盛极于内,故热象不如上述之明显,仅自觉阵阵烦热。由于阴阻于外,故亦见手足厥冷。这种热厥,由于阳气内郁,气机受阻,失于舒畅,常可见脘腹疼痛、泄利下重等症状。

治法:阳热内盛的宜清热和阴,主白虎汤。阳气内郁的宜敛阴泄热,主四逆散。近代常作汤剂,柴胡、炙甘草、枳实、白芍。

(3)蛔厥:本证为寒热错杂,又有蛔虫之证。

主证:手足厥冷,消渴,气上撞心,心中疼热,饥而不欲食,食则吐蛔,下之利不止。

分析:上焦热,耗津故消渴(渴而不能饮)。邪热上逆,则气上撞心,心中疼热。胃热则消谷,上热而知饥,肠寒则不运,上热下寒,故知饥而不欲食。蛔虫喜暖而恶寒,故因下寒而上行,钻入胆道或胃,故吐蛔。如肠寒再用苦寒药攻下,则寒更盛而下利不止。上热下寒,寒热错杂,阴阳不和,故见手足厥冷。

治法:协调寒热,和胃驱蛔。主乌梅丸。近世常改作汤剂(乌梅、细辛、干姜、当归、熟附子、蜀椒、桂枝、黄柏、黄连、党参)。

8.4.2 卫、气、营、血辨证

卫、气、营、血辨证,是适用于温热病辨证论治的一种方法。

什么叫温热病？温热病是指感受风、热、暑、燥等等外邪，或疫疠之气，以及阳热体质之人，感受寒、湿等阴邪化热，化燥所致的以发热为主的疾病。相当于现代医学的各种传染性或非传染性的急性发热病。这类疾病，主要是阳亢热盛，伤阴、耗津、亡血的病变，不同于伤寒，以阴寒之邪伤人阳气为主。

温热病由于感受四时不正气，传染情况、流行季节以及临床表现等不同，又有风温、春温、暑温、湿温、伏暑、秋燥、冬温、瘟疫等各种不同名称，尽管这些名称不同，但总属于以急性发热为主的疾病，故统属于温热病的范畴。卫、气、营、血辨证就是针对这些病的辨证方法。

（1）什么叫卫、气、营、血辨证：卫、气、营、血，原出于《内经》，为脏腑学说的内容，系指脏腑功能活动的物质基础而言。到了清代叶天士，根据温热病的发展过程，创立了卫、气、营、血病证，作为温热病辨证论治的依据。

什么是卫、气、营、血病证呢？卫、气、营、血病证，是根据温热病在发展过程中，病邪先后侵犯人体卫、气、营、血后的病理变化，及其所反映出来的症状，进行归纳，概括为四大证候。所以它既是温热病发展过程中四个不同阶段的病理概括，在一定程度上，反映出了温热病浅深轻重的不同变化，同时，又是病邪伤害卫、气、营、血的病理表现。因此，卫、气、营、血四个证候，虽然和脏腑学说中的卫、气、营、血含义不同，前者是指温热病发展过程中的四个证候群，后者指人体生命活动的重要物质，但两者有着病理上的内在联系。

由于人体的卫、气、营、血是脏腑活动的物质基础，所以，当卫气营血受邪后发生病变时，也必然会影响到脏腑，出现脏腑功能失常的病变。

例如：卫分证的咳嗽，也是肺气不宣的病理反映；气分证的腹痛，便秘，也是热与屎结于肠的病理反映；营分证的心烦、神昏证候，也是热入心包的病理反映；血分证的动血，也是邪热入肝肾的病理反映。所以卫分证与肺，气分证与肺、胃、肝、胆，营分证与心和心包,血分证与肝肾等是密切关联的。

由此可见,卫、气、营、血四个证候,既代表了温热病发展的四个阶段,也是人体卫、气、营、血及其有关脏腑病理变化的具体表现。卫、气、营、血四个病证,实质上只是气病和血病的不同。气病的轻浅者,叫做"卫分证"。卫分主表,所以卫分证是表证,是邪在皮毛与肺所出现的证候。气病的深重者,叫"气分证"。气分证是指邪热已入于里(与卫相对而言),侵犯了脏腑,但尚未伤及血分时所反映的证候,病位在肺、胃、肝、胆。血病的轻浅者,叫"营分证"。营分证是指邪热已入心营,由于心主周身之血,所以营热又以血热为主证,病位在心和心包。血病之深重者叫"血分证"。故血分证指邪热已深入到肝血,重在动血和耗血。动血的主要表现是血热妄行的出血(包括发斑);耗血则引起精血津液亏耗而产生血不养筋的动风,津水乏竭的亡阴和失水等症,病位在于肝肾。所以卫、气、营、血四类证候,实际上仅是邪热在气在血之分。

(2)温热病的特点:温热病包括了风温、春温、暑温等多种疾病,尽管这些疾病的病因、病理、病证、发病季节等不同,但它们都具有发病急、热势盛、变化快,极易化燥伤阴,伤津耗血等共同的特点。这些特点,不仅与一般内伤杂病不同,而且与外感伤寒病的寒邪极易伤阳也不相同。

(3)温热病的传变规律:一般来说,温热病邪多从口鼻而入,病多从卫分证开始,首先出现卫分证。如果进一步发展,就传入气分,渐次深入到营分,最后到血分,这仅是一般的传变情况。由于温邪的性质以及人体素质的不同,所以它的传变规律,并不如上述那样固定不变。例如:①发病从气分或营分开始,起病即不见卫分证。②从卫分不经气分,就直接传入营分、血分。③邪热已传入营血,而卫分、气分证仍在。④由卫分证后就见到神志昏迷、谵言妄语等热邪侵犯心包,所谓"温邪上受,首先犯肺,逆传心包"。

温热病之所以有这种种不同的传变情况,既与人体正气的虚实有关,也与病邪的性质,受邪的轻重,以及护理治疗等各种因素有关。

（4）温热病的治疗原则:对温病的治疗,前人曾进行了原则性的概括,如叶天士说:"卫之后方可言气,营之后方可言血。在卫汗之可也,到气才可清气,入营犹可透热转气,入血就恐耗血、动血,直须凉血散血。"

卫分证是邪在表的表证,所以用发汗解表的方法。但卫分证是热邪在表的表热证,治应辛凉解表,这与太阳病表寒证辛温解表不同,到了气分证,已转化为里热证时,才能用清里热的方法。营分证只有血热的轻浅阶段,治疗时除清营热外,还可把邪透转到气分去,如果发展到了血热深重的血分证,就恐出现耗血、动血的出血、动风,治疗就必须用凉血散血的方法。

上述是卫、气、营、血的治疗原则,临床时既要掌握原则,又必须根据具体情况,灵活运用。

8.4.2.1 卫分证

卫分证,一般见于温热病的早期。"温邪上受,首先犯肺","卫气通于肺",肺主皮毛,所以卫分证即邪在皮毛与肺所出现的证候,也就是温热病的表证阶段。

主证:发热,恶风寒或微恶风寒,脉浮数。

分析:卫分证是风热之邪在表的表热证,故以发热为主,恶寒较轻,或微恶风寒,不同于表寒证的恶寒重,发热轻。浮脉主正邪斗争于表,数是热象,故脉浮数,是表热的见证。

治法:辛凉解表,用辛味药以辛散表邪,使邪从皮毛、汗孔而出;用凉性药以清除表热,使热去阴液不受损伤,有清热保津的作用。

在卫分证中,由于病位的不同,又有两种证型。①邪在皮毛:风热之邪侵犯卫表,重点在皮毛。主证:发热,微恶风寒,或有咳嗽,咽痛,口渴等症状。②邪在于肺:风热之邪,重点在肺。主证:咳嗽少痰,或痰出不爽,咽痛,微恶风寒,微发热。

上两证的症状基本是一致的,但由于风热之邪所在的部位不同,所以各有侧重。风热之邪侧重在皮毛的,是以发热重,微恶风寒为主,也有不恶风寒的。因为肺合皮毛,所以邪在皮毛时,也能影响到肺,故或见微有咳嗽、咽痛、口渴等症状。咽喉属肺胃,风热犯肺,肺热郁蒸,故见咽喉疼痛,甚则红肿,温热之邪,最易伤津耗液,所以即使邪在卫分,尚未入里,亦可见到口微渴的症状,这也与风寒表证的口不渴不相同。

如果温热之邪侧重在肺的,则以咳嗽、咽痛等肺热症状为主,而皮毛的发热、恶寒,都较轻微。因为热邪犯肺,肺热伤津,所以咳嗽痰少,或痰出不爽,这也与风寒犯肺,痰多易出不同。上述两证的主要区别,在于前者热重咳轻,后者咳重热轻。

治法:邪在皮毛,热重咳轻的宜清散表热,主银翘散(金银花、连翘、桔梗、薄荷、竹叶、荆芥穗、淡豆豉、牛蒡子)。近代作为汤剂,水煎服,用量按原方比例酌减。本方常用于流行性感冒、急性扁桃体炎、麻疹初起发热等症。由于本方有清热解毒作用,所以一切发热的流行病,如“乙脑”、腮腺炎等初起阶段,出现卫分风热症状时,都可加减使用。

邪在于肺,咳重热轻的宜宣肺散热,主桑菊饮(桑叶、菊花、杏仁、桔梗、甘草、薄荷、连翘、芦根)水煎服。本方常用治外感风热咳嗽初起之证。上呼吸道感染、气管炎之属于风热犯肺,而见咳嗽气促的,亦可用。如咳嗽痰稠,咯痰不爽的,可加瓜蒌皮、浙贝母以清热化痰;若痰多黄稠,舌质偏红,舌苔黄的,可加黄芩、冬瓜仁、桑白皮等清热化痰。

8.4.2.2 气分证

气分证,是温热病在气的深重阶段,属于里热证。发生本证的来路有二:①由卫分传变而来,即见于发热恶寒的卫分证之后。②温热之邪直中气分,即开始即见本证,没有经过卫分证的阶段。本证为里热证,与伤寒阳明证基本是一致的,但又有所发展和充实。

主证:不恶寒,但恶热,肌肤灼热,苔黄脉数。

分析:病不在表,故无恶风寒的症状。里热郁蒸,故肌肤灼热而恶热。苔黄脉数,都是里热征象。

由于邪热入里,病位所在肺、胃、肠、肝胆等不同,所以气分证中的证型也很多,主要的有下列几个证候。

(1)温热在肺:热邪入里犯肺的肺热证,与前肺合皮毛的卫分证病邪在表的表证不同。

主证:除见上述气分证的主要症状外,并见咳喘胸痛,口渴汗出,汗出热不解。

分析:邪热迫肺,肺气不降,故见咳喘胸痛。气热郁蒸故汗出,汗出伤津,故口渴。病不在表而在里,所以汗虽出而热不解。

如果本证又见到口燥吐白沫如皂泡,舌干无苔,这是肺热炽盛,肺津大伤,肺燥偏胜的"肺痿证"。

治法:温热在肺,相当于肺炎,治宜宣肺清热,可用麻杏石甘汤。

肺痿证宜清润降肺,可用清燥救肺汤(桑叶、石膏、党参、甘草、胡麻仁、阿胶、麦冬、杏仁、枇杷叶)。

(2)热扰胸膈:温热之邪,由卫分传里,或直接侵犯气分,郁于胸膈之间,致使气机升降失常,影响肺、胃、肝、胆等有关脏腑,因而发生本证。

主证:胸中闷胀,阵阵烦热,时觉烦恼,不能安睡,脉数苔黄。亦有兼大便秘结不通的。

分析:热入胸膈,少阳肝胆郁热,故见胸中阵阵烦热而闷胀。热扰心胸,故时觉烦恼,甚则坐卧不安,不能安睡。

治法:清透郁热,清热除烦,用栀子豉汤(栀子、淡豆豉)。本方为治虚烦不眠之剂,凡急性肝胆疾病以及急性胃炎等症,只要胸中郁闷,心烦不安,或不寐者,都可配合本方使用。

如本证兼见大便秘结不通的,是胸膈郁热于上,肠内结热于下,则宜凉膈通便,上下两解,可用凉膈散(大黄、芒硝、甘草、栀子、黄芩、薄荷、连翘)。近代常作汤剂,用量可按原方比例酌减。

(3)热入于胃

主证:大热,大汗,大渴,脉洪大,心烦,舌苔黄燥。

分析:温热入里,郁蒸于胃,脾胃外合肌肉,胃热迫津外泄,故见大热、大汗、大渴等症。

治法:本证与伤寒论阳明经证的白虎汤证相同,故主清热生津的白虎汤。但本证系温热之邪,易伤阴津。如果出现津气两伤,脉虚欲绝的,则急应益气固表,可用生脉散加减,益气敛汗,养阴生津。

(4)热郁肝胆

主证:干呕,口苦而渴,心烦少寐,胁痛,苔黄,脉弦数。

分析:热郁肝胆,肝不疏泄则胁痛,胆气上逆则口苦。肝胃不和,胃失和降则干呕。心烦少寐,是肝胆郁热扰乱心神所致。苔黄主里热,脉弦数,是肝热之象。此证病位与少阳相似,但无少阳寒热往来,邪入于里,而且热盛。

治法:清热解郁。主黄芩黄连汤(黄连、黄芩、郁金、栀子)。

(5)温热在肠(热结肠道):温热结于肠,有便秘和下利两个证候。

1)肠燥便秘:温热结于大肠,耗夺肠中津液,形成本证。

主证:大便秘结不通,或纯利清水,其味热臭,潮汗出,腹痛拒按,尿赤舌干,脉沉实。

分析:本证即伤寒阳明腑实证,但有两点不同。一是治法主增液承气汤(生地、玄参、麦冬、大黄、芒硝)。即大承气汤去厚朴之燥以除满,枳实之破气下行,而增加增液生津之生地、玄参、麦冬。所以增液承气汤的作用,不似大承气汤之苦寒攻下,而在于增加肠液,便于燥屎下行,所以后人称为"增水行舟",使通下而不伤阴,攻实而不伤正。二是主证或见纯便清水。肠热燥实而见纯便清水,叫做"热结旁流"。这是因为大便结在肠之上段,距肛较远,大肠下如水液下注,故虽大便秘结不通,但可以拉清色热臭稀水,治法仍宜攻下里实,用大承气汤。

2)肠热下利:与上证相反,上证为肠热津伤的大便秘结,此证是肠热糟粕糜腐的大便热泻。

主证:泻利频繁,肛门灼热,脉数口渴,苔黄燥。

分析:邪热入肠,耗津伤液,可使大便燥结不通,有如上证。如因肠热糟粕腐糜,就可见下利频繁之证。由于肠热下迫,所以泻利时自觉肛门灼热。发热、口渴,是邪热内蒸所致。脉数苔黄,是里实热的见证。

治法:泄热生津,用葛根黄芩黄连汤(葛根、黄芩、黄连、炙甘草)。

8.4.2.3 营分证

营分证是邪热入血的浅轻阶段,但比气分证又深入一步。

来路:①由卫分传来,即温热病邪由卫分不经气分而直入于营,这种情况叫做"逆传心包"。②由气分传来,即先见气分证,而后才出现营分的见证。③温热之邪直中营分,即开始不经卫分或气分阶段,发病即见营分症状。

病位:主要在心和心包络。特点:①血热故见舌色鲜红或红绛。②营阴已伤,故出现身热夜甚,昼静夜躁,口不渴或不甚渴。③心神不安,故见神昏谵语。

营分证主要有四个证型。

(1)热伤营阴

主证:舌质红绛,身热夜重,心烦不寐,或见谵语,口不渴或不甚渴,脉细数。

分析:舌质红绛,是血热。温热病出现红绛舌而无苔,说明邪热已不在卫气而在营血,这与气分证的舌红苔黄不同。

身热夜甚:是阴虚的反映。夜属阴,邪热已入营血,营阴已伤,阴虚故夜热甚。心烦不寐,或见谵语:心主血,营气通于心,热入心营,内扰心神,故心烦不眠,甚则谵语。口不渴,或不甚渴:热在营分,阴血虚,故口不渴或不甚渴,不同于气分证的实热口大渴。脉细数,血热伤阴,故脉不如邪在卫分气分时浮、洪,而转为细数。

治法:清营透热,用清营汤(犀角、生地黄、玄参、竹叶心、麦冬、丹参、黄连、金银花、连翘)。

(2)热入心包:本证既可以是热伤营阴的重证,也可见于卫分之邪直接侵入,即所谓"温邪上受,首先犯肺,逆传心包"。

主证:神昏谵语,昏不识人,心烦舌绛,或见昏睡不醒,呓语。

分析:心主神志,所以热入心包以神志症状为主。邪热扰动心神,可出现两种情况:一是心神主兴奋状态,则表现为心烦神昏,谵言妄语;二是因邪热闭阻心窍,心神主抑制状态,则表现为昏不识人,昏睡不醒,或呓语。舌红绛,是热入营血的征象。

治法:清心开窍,用清营汤口服。如病情严重,兼见痉厥的,可并服紫雪丹;如兼见舌謇,四肢厥冷的,可兼服至宝丹或安宫牛黄丸。

三宝均为清热解毒药,主证相似,但安宫擅长解毒化痰,治痰热甚,紫雪长于镇惊,至宝专于开窍安神。

(3)营卫合邪:卫分之邪未罢,而营热已见。

主证:卫分证——微恶风寒;营分证——舌质红绛,夜热不寐,或有神昏谵语,或见苔热发疹,疹色红润。

分析:营分郁热,外发肌表,郁于血络,故见发疹。疹发于表,应属卫分,故亦为卫营合邪见证。营分热属血热的轻浅阶段,尚未深入血分,故疹色红润。

治法:两清营卫,可用银翘散去荆芥、豆豉之辛温发汗,加生地、丹皮、玄参、大青叶等清热凉血解毒。

(4)气营两燔:气分证未罢,邪热已入营分,气热营热并盛。

主证:壮热、汗出、口渴、烦躁不眠,舌质红绛,苔黄而干,脉洪大。

分析:壮热、口渴、汗出,苔黄而干,脉洪大,是气热盛;烦躁不眠,舌质红绛是营热见证。

治法:清气凉营,可用玉女煎加减(生地、麦冬、玄参、生石膏、知母)。

8.4.2.4 血分证

血分证,是温热之邪入血的深重阶段。

来路:一是由气分传来,即病邪不经营分而直入血分;二是由营分传来,即先见营分证的血热神昏,而后见血分证。

病位:主要在肝、肾。

特点:在肝的特点:一是动血(包括吐、衄、便以及发斑等各种出血),二是动风。前者是邪热迫血妄行,肝血不藏所致;后者是邪热耗血,血不荣筋所致。

在肾的主要表现,是亡阴失水。这是邪热深重,耗精血伤津液的病理反映。

(1)血热妄行

主证:吐血、衄血、便血、发斑和非时经血(妇女)等各种出血,血色深红带紫,发热夜重,心烦少寐,手足心热,舌绛脉数。

分析:邪热伤津,肝血不藏,所以发生各种出血。如血分热毒,郁于肌肉血络,则皮下出现斑点状的出血,叫做发斑。一般是斑色红活光泽,说明热毒尚轻;如斑色紫黯无光,则热毒深重,预后较差。发热夜重,手足心热,是血热阴虚的反映。心烦少寐,则是血热影响心神的现象。

治法:凉血解毒,用犀角地黄汤(犀角现已禁用、生地黄、芍药、丹皮)。本方可用于各种血热妄行的出血证,用时可酌加止血药。本证如兼见全身壮热,口渴多汗等气热症状的,叫"气营两燔",可用清瘟败毒饮,两清气血。如表现为发斑的,可用化斑汤。

(2)肝热动风:本证为邪热入肝,耗伤肝血,血不荣筋所致。临床有两种情况:

1)无气分证的

主证:头痛眩晕,目赤心烦,发热口渴,项背强直,阵阵抽搐,舌质红绛,脉弦数。

分析:肝热炽盛,化火上冲,故见头痛眩晕,目赤心烦;火盛津血两伤,则口渴;风火相煽,血不养筋,筋膜强急,以致肝风内动,出现项背强直,阵阵抽搐。舌红绛,脉弦数,是肝热的见证。

治法:清肝息风。用羚角钩藤汤(羚羊角、钩藤、桑叶、川贝母、竹茹、生地、菊花、白芍、茯神、甘草)。

本方可用治各种急性热病的高热烦躁,手足抽搐,项背强直等症。妇女妊娠子痫的痉厥、抽搐而高热神昏者,亦可用。如热邪内闭,神志昏迷的,可配合紫雪丹,安宫牛黄丸等同用,以清热开窍。

2)有气分证的

主证:除动风症状外,兼见高热口渴大汗;或兼见阳明腑实证。

治法:清气息风。白虎加羚角钩藤汤。或泻热通便息风,可用调胃承气和羚角钩藤汤。

（3）血热伤阴:本证为邪热入肾,耗伤阴精。也有两种情况:

1)肾阴亏于下,阳气浮于上

主证:身热面赤,手足心热,口干舌燥,或神倦耳聋,脉虚无力。

分析:精血不足,则神倦脉虚,肾精亏虚,"精脱者耳聋";阴虚内热,则手足心热甚于手足背,口干舌燥不欲饮;阴不敛阳,阳气上浮,则身热面赤,口干舌燥而不欲饮。

治法:滋阴养液。加减复脉汤(炙甘草、干地黄、白芍、麦冬、阿胶、火麻仁)。

2)肾阴亏损,不能上济心火

主证:心烦不寐,暮热早凉,经久不已。

分析:阴虚火亢,心肾不交,故见心烦不寐,暮热早凉。

治法:滋阴降火,交通心肾,用黄连阿胶汤。暮热早凉的,宜养阴清热,可用青蒿鳖甲汤。

（4）亡阴失水:本证多见于温热病最危重的阶段,是阴精、津液枯竭的病证。病本在肾,以全身性失水为主证。

主证:肢体干瘪,唇萎舌缩,齿燥积垢,目陷睛迷,昏沉嗜睡,两颧红赤,肢端厥冷,手指蠕动,脉微欲绝。或见抽搐动风。

分析:肾阴枯涸,亡阴失水,故见皮肤干瘪无弹性,唇舌干萎,齿燥积垢,目陷睛迷。阴亡于内,振阳上浮,不荣四末,则见肢端厥冷。手指蠕动,是筋膜失养,虚风内动之象,如明显抽搐,是虚风鸱张所致。

治法:滋阴潜阳。如亡阴失水较轻,不见风象的,可用一甲复脉汤(即加减复脉汤加生牡蛎)滋阴固摄;如肾阴枯涸,亡阴失水,内风将起,但仅手指蠕动,尚未至痉厥的,可用二甲复脉汤(即一甲复脉汤再加鳖甲)滋阴潜阳;如证见心中憺憺而动,脉象细促,阴亏较甚,

257

肝风已鸱张之势的,可用三甲复脉汤(即二甲复脉汤再加龟板,增强滋阴潜阳之力);如上述抽风明显,已见瘈疭、神倦、脉虚欲绝,舌绛少苔,时时欲脱的,则宜大定风珠(即三甲复脉汤再加五味子、鸡子黄)滋阴固脱,潜阳息风。

以上方剂,均为滋阴之品,仅适用于邪热已除,证属阴虚风动的。

8.4.3 三焦辨证

三焦辨证,也是适用于温热病的一种辨证方法,它是继叶天士的卫、气、营、血辨证之后所创立的一种辨证方法,创始于清代吴鞠通,见吴鞠通所著的《温病条辨》。三焦辨证,是根据三焦所属脏腑在温热病发展过程中,先后受邪所发生的病理变化,进行归纳,概括为上、中、下焦三大证候群。

以病在心肺为上焦证,多为温热病的初期阶段,包括了卫分证及卫分逆传心包的证候;病在脾气为中焦证,多为温热病的中期(极期)阶段,包括气分证候;病在肝肾为下焦证,多为湿热病的末期阶段,包括了血分证候。

所以三焦辨证,实际上是用上、中、下三焦及其所属脏腑来概括卫、气、营、血的证候的一种辨证方法,因此,很多证候基本上是一致的,仅是归纳的方法不同而已。但是在三焦辨证中,突出了湿热病的辨证论治,这就在卫、气、营、血辨证的基础上,有了进一步的发展和补充。

为了避免重复,这里介绍三焦辨证中对湿热病方面的辨证论治。

(1)什么叫湿热病:湿热病,是指感受湿热之邪,以发热为主的疾病,它是属于温热病的范畴,所以也称"湿温",类似现代的肠伤寒和副伤寒。根据湿热之邪,侵犯人体后的变化及其发展的规律,归纳为上焦湿热、中焦湿热和下焦湿热三大病证。

上焦湿热,是湿热病的初期阶段,病位主要在肺和皮毛,以湿邪在表的表湿证为主;中焦辨证,是湿热病的中期阶段,病位主要在脾和胃,以湿伤脾胃的运化功能失职为主,包括水谷不化和水湿不运等两个方面。下焦湿热,是湿病的末期阶段,病位主要在大肠与膀胱,以湿伤膀胱、大肠的排泄功能,表现为大、小便失常为主。

（2）湿热病的特点:湿热病虽然属于温热病的范畴,它具有温热病的特点,但由于它是以伤于湿邪为主,湿为阴邪,不同于温热邪气易伤阴而入营血,所以有它一定的特点:①湿热病,热由湿生,热在湿中,湿为阴邪,所以它反映出来的寒热,往往是混杂不清,似寒而又非寒,似热而又非热,或摸之身热而自觉不热,这就分不出什么是卫,又什么是气。这种寒热不清的情况,叫做"身热不扬"。②湿热病初起在上焦湿热阶段,往往就有中焦脾胃湿困和湿在肌肉的见证,这是因为湿邪与脾胃有特殊亲近的关系,也就是脾主湿而又恶湿的缘故。③由于湿性腻滞,转化很慢,所以除了病程较长,缠绵难愈以外,还常表现为湿邪已入中焦,但仍可见到上焦湿邪的某些症状。④中焦湿热,有燥化、寒化等不同,因而可以出现如下表所示的三种不同转归。

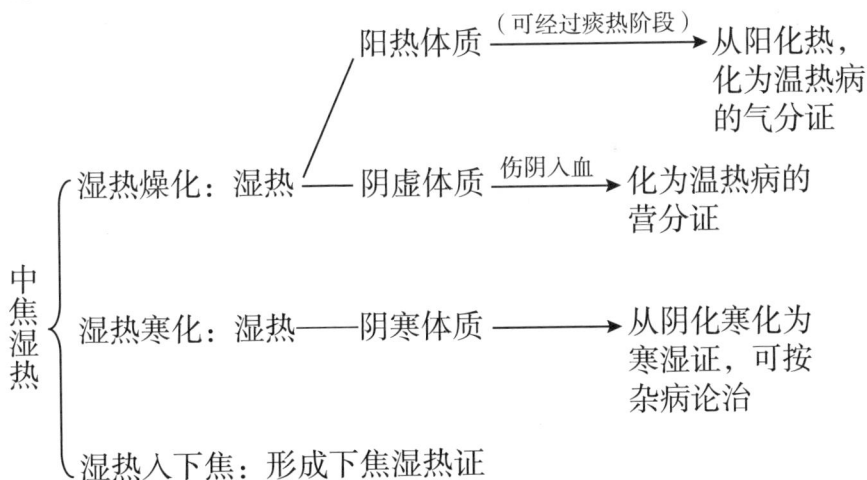

8.4.3.1　上焦湿热证

上焦湿热证,是湿邪入侵肺卫所表现的证候。肺卫主表,所以上焦湿热证,就是湿邪在表的表湿证。

主证:初起多表现为恶寒重,发热较轻,或不发热,数日后,才出现热象。无汗,身重痛,头蒙沉胀而痛,耳聋,神识呆滞,沉默嗜睡,少言笑,不思饮食,舌苔白腻,脉濡无力。可出现肠鸣泄泻或干咳等症状。

分析:湿热病的湿邪在表,有三个特点:①湿为阴邪,伤人阳气,所以在初起阶段,常表现为寒湿症状,热象往往不甚明显,但从身重、头蒙、神呆等症状,可与杂病的表寒湿证相鉴别。由于湿郁生热,故常数日后才有热象出现。②上焦湿热,重点在湿,故湿邪症状较突出。如湿困肌表,腠理营卫不通,出现无汗、身重痛;湿邪蒙蔽清阳,出现头蒙沉胀,神呆嗜睡,耳聋不聪,少言苦笑等症状。③因为湿邪与脾的关系特别密切,所以虽是湿邪在表,但已可见到湿伤脾阳所出现的不思饮食,甚则肠鸣、便泄等症。

其他苔腻脉濡,均属湿象,如在热象不显时,苔腻多呈白色。本证亦有见到咳嗽痰少的,这是脾湿未甚,痰尚未生成的缘故。

治法:热象不显时,宜温散表湿,可用藿香正气散。本方临床常用于夏季肠胃不和的时行感冒。四时感冒见有寒热头痛,内有痰湿,胸满呕吐,泄泻等症的,亦多用此方。如热象已明显的,则宜宣化湿热,可用藿朴夏苓汤(藿香、半夏、厚朴、赤苓、杏仁、薏苡仁、白蔻仁、猪苓、淡豆豉、泽泻)。

8.4.3.2　中焦湿热证

上焦湿热之邪,进一步伤害脾胃,形成中焦湿热证。中焦湿热证以脾胃运化水谷和运化水湿功能的失常为主。

主证:身热不扬,胸脘痞闷胀,不饥不食,便溏不爽,尿短而黄,面目淡黄,神呆少言,苔灰黄,脉濡。亦可见咳嗽痰多,身痛白痦,神识昏糊和痰热内扰等症状。

分析:热在湿中,故寒热模糊不清,身热不扬。湿滞中焦,气机阻滞,故见胸脘闷胀。湿伤脾胃,运化水谷失职,故不饥不食,便溏不爽。湿热蕴脾,水湿不化,则尿短色黄。湿热发黄,故见面目淡黄。湿阻清阳,阳气不荣,故见神呆少言。苔灰黄,脉濡,均为湿热内蕴之征。

治法:清化湿热。可用甘露消毒丹(滑石、茵陈、黄芩、菖蒲、木通、川贝、射干、连翘、薄荷、白蔻仁、藿香)。

如脾湿生痰,而见咳嗽痰多的,可用三仁汤(杏仁、白蔻仁、苡仁、滑石、白通草、竹叶、厚朴、半夏)宣畅气机,清化痰湿。如湿热郁蒸,汗出不透,发为身痛白痦的,可用薏苡竹叶散(苡仁、竹叶、滑石、白蔻仁、连翘、茯苓、白通草)宣化湿热。

如在湿热化燥过程中,出现寒热闷胀,心烦欲吐等痰热证的,可用连朴饮(黄连、厚朴、菖蒲、半夏、淡豆豉、栀子、芦根)清化痰热。如痰热蒙蔽心窍,出现神色昏糊的,可用菖蒲郁金汤(鲜石菖蒲、郁金、栀子、连翘、菊花、滑石、竹叶、丹皮、牛蒡子、竹沥、姜汁、玉枢丹)豁痰开窍。

8.4.3.3 下焦湿热证

下焦湿热,多由中焦传来,即湿热在中焦未化燥成湿热病,传入下焦所致。主要是湿热阴滞大肠和膀胱,出现大小便的异常。下焦湿热的特点是:湿性黏腻难化,所以湿热传入下焦,仍然可见上、中焦的某些湿热症状。

(1)湿滞膀胱

主证:小便不通,头昏胀痛,脘腹痞闷,大便不爽,舌苔灰黄而腻,脉濡。

分析:湿滞膀胱,气化失司,水湿不能化尿,故见小便不通,有的整日无尿。脘腹痞闷,头胀昏沉,是中、上焦湿热未化。大便不爽,是大肠同时亦有湿滞的缘故。舌苔灰黄而腻,脉濡,都是湿热的见证。

治法:淡渗利湿,用茯苓皮汤(茯苓皮、生苡仁、猪苓、大腹皮、白通草、淡竹叶)。本方功能淡渗利水,故而因湿邪引起的小便不利、浮肿等,均可加减使用。

(2)湿滞大肠

主证:大便不通,小腹结满,头胀脘闷,舌苔灰黄,脉濡。

分析:大便不通,小腹结满,不见心烦、口渴、苔黄燥,说明非燥屎内结的阳明腑实证。证见头胀脘闷,苔灰黄,脉濡,是湿热阻滞肠道,传道失职所致。

261

治法:导浊行滞。方用宣清导浊汤(猪苓、茯苓、寒水石、晚蚕砂、皂荚子)。

8.4.4 六经、卫气营血、三焦辨证的相互关系

六经、卫气营血、三焦,这三种辨证方法,由于它们同是用于外感热病,这就容易使初学者感到混乱,即使在临床实践中,也有无所适从之感。六经辨证,导源于汉代的《伤寒论》,卫气营血和三焦辨证,创自清代的温病学说,这就在历史上形成了伤寒和温病两大学派,也就是所谓经方派与时方派。由于这两大学派学说的观点不同,因而长期以来,相互指责,争论不休。我们只有弄清楚这三种辨证方法之间的相互关系,才能正确对待这两种不同的学术见解,也才能正确地将这三种辨证方法,运用于外感热病的临床实践中。关于卫气营血与三焦辨证之间的关系已在三焦辨证中说明,不再重复。这里简略介绍六经辨证与卫气营血辨证的关系。

中医学在认识外感病的历史发展过程中,把外感热病分为伤寒(狭义)和温病两大类。伤寒病是伤于风寒之邪,由皮毛而入侵,循经脉而内传脏腑。其临床特点是:寒邪循经脉传变,初起多见邪在太阳的表寒证;如表证不解,寒邪化热入里,就转变为邪在阳明的里实热证,及邪在少阳的半表半里证;如果病邪进一步内陷三阴,由于正气衰败,阳气已伤,多表现为脾肾等脏的阳虚里寒证。所以它的病理变化,是风寒之邪,由表入里,由阳及阴。又认为寒邪属阴,所以强调伤人阳气,三阴证以阳虚为主,治疗也以维护阳气为原则。温病是伤于温热之邪,由口鼻入侵,循卫气营血而内犯脏腑。其临床特点是:邪热循卫气营血传变,初起多见邪在卫分的表热证;如表不解,热邪传变,就转变为热势炽盛,化火灼津的气分证;如热仍不退,邪热就要内陷营血,消烁精血,出现神昏、动血、动风等肝肾阴虚证。所以它的病理变化,是温热之邪由表入里,由气及血。又认为热为阳邪,所以强调伤人阴液,营、血证的以阴虚为主,治疗也以保存阴液为原则,这就是"伤寒伤阳,温病伤阴"说法的由来。

伤寒和温病都同时外感热病,两者虽然有感受寒邪与热邪的不同,但伤寒病当寒邪化热入里后,无论从邪气和病证来说,都已化热,实际上也成为温热病了。所以六经病证的阳明、少阳证和卫气营血病证的气分证(包括卫分证的一部分),都是里实热证,并且很多具体证候也是相一致的。但对某些证候的认识和治法上,气分证较阳明、少阳证有所发展和补充。因此,所谓寒邪热邪,仅是在表证阶段所表现的表寒证和表热证的不同,实际上二者都各自反映了外感热病表证的一个方面。

六经辨证法,认为寒是阴邪,片面强调了伤阳为主,所以六经病证中,对外感热病出现的神昏痉厥,动血动风等,没有充分的认识和针对的治法。卫气营血病证法,认为热是阳邪,只能伤阴不会伤阳,所以卫气营血病证中,就没有提出"脉微细,但欲寐"以及"腹满自利"等阳虚里寒的证候,这也是由于伤阴、伤阳的偏见,各自反映了外感热病在里证中的一个方面。

总之,这两种辨证方法,由于对病邪的寒、热,以及从经脉和气血两个不同方面进行归纳总结,因而各自都存在着一定的片面性。如果从历史发展的观点来看,温病学说是伤寒学说的发展,不应当把它们对立起来。因此,我们必须从全面看问题,通过实践把二者统一起来,形成一个统一的外感热病的辨证方法,这也是整理中医学的一项重要任务。

9 预防与治则

9.1 预 防

预防为主,是我国卫生工作四大方针之一。中医学早在两千多年前,就已初步认识到预防的重要意义。并且提出了一些具体的措施,这也是我国丰富的文化遗产内容之一。

当然,那时并不叫"预防","预防"是现代的名词,古代叫做"治未病",即治疗于未病之前的意思。首先提出"治未病"的就是《内经》,如《素问·四气调神大论》说:"不治已病,治未病,不治已乱,治未乱……夫病已成而后药之,乱已成而后治之,譬犹渴而穿井,斗而铸锥,不亦晚乎。"

古代治未病的内容,包括两个方面,这两个方面都是在重视内因为主的观点下提出来的,也就是中医学内因为主的思想,在预防疾病发生中的具体体现。

9.1.1 未病先防

未病先防,就是在未病之前,做好预防工作以防止疾病的发生。由于中医学的"正邪相搏"的发病观点,强调了人体正气对发病的主导作用,因而提出了强调增强人体正气(内因)以达到防止疾病发生的目的。例如《素问·上古天真论》说:"其知道者,法于阴阳,和于术数,食饮有节,起居有常,不妄作劳,故能形与神俱,而尽终其天年,度百岁乃去。"反之,如果生活起居没有一定的规律,饮食劳逸没有节制,就必然影响人体的正气,减弱抵抗病邪的能力,容易发生疾病。如《素问·上古天真论》又说:"以酒为浆,以妄为常,醉以入房,以欲竭其精,以耗散其真,不知持满,不时御神,务快其心,逆于生乐,起居无节,故半百而衰也。"因此,只有保持人体正气的充沛,使精气旺盛,就不会发生疾病。所以《素问·上古天真论》又说:"精神内守,病安从来"。

古代除了通过饮食、生活等增强正气外,还提出了锻炼身体,来增强人体的体质,防止疾病的发生。如汉代华佗根据"流水不腐,户枢不蠹"的道理,创造了"五禽戏"的健身运动。后世由此而不断演变的太极拳、八段锦、易筋经等,都是增强体质,防止疾病发生的方法。

此外,以药物方面的"小金丹"以及人痘接种法,都是治未病的预防措施。

9.1.2 既病防变

既得病之后,争取早期治疗,以防止疾病的蔓延与传变,古代提出了两个内容。

(1)早期治疗:如《素问·阴阳应象大论》所载:"故邪风之至,疾如风雨,故善治者治皮毛,其次治肌肤,其次治经脉,其次治六腑,其次治五脏。治五脏者,半死半生也。"

(2)防止脏腑间的传变:由于脏腑病变后,可以相互影响,相互传变,因而提出了治其将传之脏,以防其传变的理论。如《金匮要略》说:"见肝之病,知肝传脾,当先实脾。"

为什么要"实脾"呢?这就是"虚则受邪,实则不受邪"的正气为主的缘故。如后世逍遥散中用白术、茯苓就是这个道理。

9.2 治 则

治则,就是治疗疾病的法则,或者叫做原则,它是临床治疗疾病时具体治疗方法的原则,它与具体治疗方法是不同的,例如:"虚则补之,实则泻之"、"寒者热之,热者寒之"等,都是指的治则。其中虚证中的血虚补血、气虚补气、阴虚滋阴、阳虚壮阳等治疗方法,就是在"虚则补之"这一治疗原则下的具体治疗方法。又如前述脏腑各证候中的治疗方法、卫气营血辨证中的"在卫汗之可也;到气才可清气;入营犹可透热转气;入血就恐耗血动血,直须凉血散血",以及六经辨证的太阳——宜汗,阳明——宜清,少阳——宜和,三阴——宜扶正等,都属于治疗原则。

由此说明,治则是长期临床实践总结出来的治疗规律,它直接指导临床具体立法处方。

这里仅介绍几个常用的,或者说是最基本的治疗原则,至于具体治疗方法,除了前面在辨证中讲到的一些外,后期课程中将逐一介绍。

9.2.1　治病求本

本,指疾病的本质。治病求本,就是透过疾病的现象,找出疾病的本质,针对疾病的本质进行治疗。所谓现象,就是疾病反映出来的各种症状。治疗时,将四诊所搜集的各种症状,进行综合分析,从这些现象中,找出它的本质,即根本原因,从而确立相应治疗方法。例如:头痛一证,有外感、血虚、痰湿、瘀血、肝阳上亢等多种原因引起,治疗时就必须找出它的原因所在,分别采用解表、养血、燥湿化痰、活血化瘀、平肝潜阳等不同的方法治疗,这就是治病求本。

治病求本,与头痛治头、脚痛治脚的所谓"对症治疗"是不同的。张景岳说:"见痰休治痰,见血休治血,无汗不发汗,有热莫攻热,喘生休耗气,精遗不涩泄,明得个中趣,方是医中杰,行医不识气,治法何所据,堪笑道中人,未到知言处。"

治病求本,是治疗的原则,也是解决疾病根本矛盾的方法,应用时要结合具体情况,也可以标本同治,即在治本的原则下,适当用一些对症药来增强效果。在临床运用治本这一原则时,必须正确掌握"正治与反治"、"治标与治本"两种情况。

(1)正治与反治:疾病的变化是很复杂的,在一般情况下,疾病的本质和反映出来的现象是一致的。例如:里寒证,表现为身寒、手足不温、喜热恶寒等等寒性症状;里热证,表现为身热大汗,口渴喜冷饮等热性症状。但在某些情况下,也常能出现疾病的本质与现象不一致的情况。所谓正治、反治,是指所用药物性质的寒热、补泻,与疾病本质和现象之间的逆、从关系而言的。

（2）正治法:正治法即指药物的寒、热、补、泻性能,逆其病证而治的一种方法。它们之间的逆从关系如下图9－1所示。

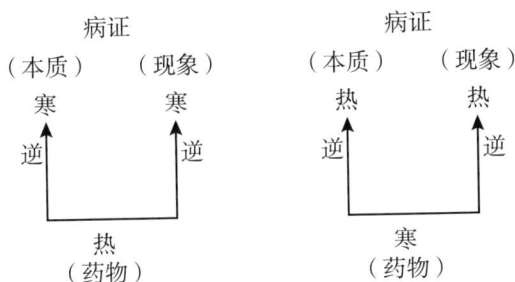

病证   病证
（本质）   （现象）   （本质）   （现象）
寒   寒   热   热
逆   逆   逆   逆
       热   寒
     （药物）   （药物）

图9－1

因为这种治法是以寒（药）治热（证）,以热（药）治寒（证）,就称为正治法。又因为药物性能与病证相逆,所以正治法又叫逆治法。《内经》所说"逆者正治",就是这个意思。正治法是常用治法,前面所讲的"虚则补之,实则泻之"以及"寒者热之,热者寒之"等都属于正治法。

（3）反治法:反治法是指药物性能与疾病所表现的现象相一致的治疗方法,但它与疾病的本质仍然是相逆的,所以反治法主要适用于疾病本质与现象不一致的病证,也就是寒热真假,虚实真假等证候的治法。它们的逆从关系如下图9－2所示。

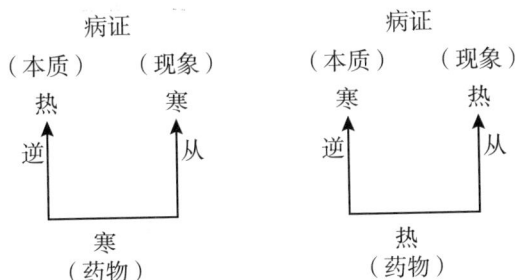

病证   病证
（本质）   （现象）   （本质）   （现象）
热   寒   寒   热
逆   从   逆   从
       寒   热
     （药物）   （药物）

图9－2

因为这种治法,是顺从病证的现象而治,所以叫做"反治法",也叫"从治法"。《内经》所说"从者反治",就是指的这种治法。

反治法的具体应用,分为"热因热用""寒因寒用""塞因塞用""通因通用"四种情况:

1)热因热用:即以热治热,适用于内真寒外假热之证。例如《伤寒论》第317条曰:"少阴病,下利清谷,里寒外热,手足厥逆,脉微欲绝,身反不恶寒,其人面色赤……通脉四逆汤主之。"少阴病阴寒内盛,阳气衰竭于里,故里见下利清谷,外见手足厥逆。阳虚脉气衰微,故脉微欲绝,这是里真寒。但阴盛于内,格阳于外,致使虚阳外浮,故见身反不恶寒,面色赤(戴阳证)等内真寒外假热的本质与现象不一致的症状。治以通脉四逆汤(附子、干姜、炙甘草),温其少阴真寒,但方中附子、干姜大辛大热,对其假象来说,则是以热治热的反治法。

2)寒因寒用:即以寒治寒,适用于内真热外假寒之证。例如《伤寒论》第350条曰:"伤寒脉滑而厥者,里有热,白虎汤主之。"邪热郁结在内,里有热,故见脉滑。内热郁闭,格阴于外,故反见四肢厥逆等本质与现象不一致的内真热外假寒的所谓"热厥"证。治用清热生津的白虎汤,清其气分之热,但方中石膏、知母对假寒象来说,则是以寒治寒的反治法。

3)塞因塞用:即用滋腻补塞的药物,治疗闭塞壅滞的病证,叫"塞因塞用"。主要适用于因虚而出现的壅滞,瘀结等假实症状的病证。例如,因脾虚不运的腹胀,用补中益气汤或参苓白术散等方健脾益气,脾气健运,则腹胀自消。又如气虚血枯引起的闭经,用八珍汤等补益气血的方法,气血旺盛,则月经自然按时而下。

上述腹胀、闭经都是闭塞不通的病证,治用滋腻补塞的药物,就是"塞因塞用"的方法。所以塞因塞用,是以补开塞。

4)通因通用:即用通利的方法,治疗通泄的病证,就叫"通因通用"。通因通用,适用于邪实结聚而出现通利症状的病证。例如,因瘀血所致的崩漏,用活血化瘀(可用四物汤合失笑散)的方法;因食

268

积所致的腹泻,用消积导滞通下(可用枳实导滞丸)的方法;因湿热积滞所致的痢疾,用行气导滞、泄热通便的方法等等。都属以通治通的"通因通用"法。

从上述反治法来看,反治法之所以不同于正治法,仅是指药物性能与疾病现象之间的顺从关系而言的,对于疾病的本质来说,必须是相逆,所以它与治病求本的原则仍然是相一致的。

此外,还有所谓"反佐法",适用于大寒大热,用正治法服药抗拒,药物下咽即吐的病证。具体应用有两种情况:

一是在方剂组成中,使用反佐的药物,即在温热方剂中少佐苦寒药;或苦寒方剂中少佐温热药。例如《伤寒论》第315条曰:"少阴病,下利脉微者,与白通汤,利不止,厥逆无脉,干呕烦者,白通加猪胆汁汤主之。"少阴病,阳虚于里,里寒下利,阳气衰微而脉微,予白通汤,用附子、干姜、葱白温阳逐寒。但如阴盛阳竭,利下不止,厥逆无脉,阴阳格拒,出血干呕而烦,以致药不能下咽,故于白通汤中再加猪胆汁。这就是在姜、附为主的方剂中,少佐苦寒的猪胆汁以诱导的反佐法。

二是服药方法上,即热证用寒药热服,或寒证用热药冷服的方法。《内经》中所说"治热以寒,温而行之;治寒以热,凉而行之",以及后世医家所说的"姜附寒饮,承气热服"等,就是指的服药方法的反佐法。

(4)治标与治本:标和本是一组相对的概念,主要是用以说明病变过程中各种矛盾的主次关系。什么是标,什么是本呢? 在实际运用中,常是随着病情的发展变化具体情况而定的。一般来说,在邪正双方来说,则正气为本,邪气是标;在病因与症状关系上,病因是本,症状是标;在疾病的部位上,内脏是本,体表是标;在先后疾病上,则旧病是本,新病是标,原发病是本,继发病是标等等。中医学运用标本这一相对概念,主要是用以说明疾病矛盾双方的主次关系,从而确定治疗的先后缓急。

疾病中存在着的矛盾关系,随着疾病的发展而变化,有时非主

269

要矛盾上升为主要矛盾,或者旧的矛盾未解决,又出现了新的矛盾,因而治疗时就有"急则治标"、"缓则治本"、"标本同治"等原则。

1)急则治标:急则治标是在标病紧急,原来非主要矛盾上升为主要矛盾时所采用的一种应急的治疗法则。此时,如不先治其标,就可危及患者生命或影响本病的治疗。例如:肝病腹水,肝病(先病)为本,腹水(后病)为标。但当腹水发展到严重阶段,出现了腹大如鼓,呼吸困难,不能平卧,二便不利等危象时,在正气可支持的情况下,就急应治其标病,逐水利尿,待水消病缓,然后再治肝的本病。其他如肺结核、溃疡病出现严重咯血、呕血时,急用止血法等都是急则治其标的例子。

急则治其标仅是权宜救急之法,一待危象消除,病势缓解,仍应治本,以拔除根。

2)缓则治其本:缓,指病势不急而言。在一般情况下,病势缓而不急的,皆须治疗疾病的本病,本拔则标除。例如:肺结核病人的阴虚肺燥证,出现低烧、咳嗽等症状,治疗时不应把退热、止咳治标作为重点,而应着重于滋阴润肺以治其本。解决了阴虚肺燥,提高机体抗病能力,发热、咳嗽等症状自然会消失。所以缓则治其本,是治疗疾病的常法,这与上述治病求本的原则是一致的。

3)标本同治:标本同治适用于标病和本病均不太急,可以标本兼顾;或标本均急,二者均不可缓;或治本防标,治标防本,必须标本兼治的情况下所采用的法则。如气虚病人又患感冒,先病气虚为本,后病感冒为标。此时始治本益气,则使表邪滞留,表证不解,拖延病程,甚则引起他变;如只解表治标,则汗出更伤阳气,引起气虚愈甚,所以只有用益气解表的方法,标本同治。

总之,在辨证论治中,分清疾病的标本缓急,是抓住主要矛盾,解决主要矛盾的一个重要原则。如果标本不明,治无主次,势必影响疗效,延误病情。

9.2.2 扶正祛邪

疾病是正气与邪气斗争的表现,因此,治疗作用,就在于改变正、邪力量的对比,或者是扶助正气,或者是祛除邪气,从而使疾病向痊愈方面转化。所以在治疗法则上,就不外乎"扶正"和"祛邪"两个原则。

"扶正",就是用滋补强壮的药物以及营养、锻炼等方法来扶助正气,增强体质,提高机体的抗病能力,达到战胜疾病,恢复健康的目的。所以"扶正"适用于正气虚损不足为主要矛盾的病证,例如益气、养血、滋阴、壮阳等就是扶正的具体治疗方法。

什么是"祛邪"呢?"祛邪"就是使用祛除邪气的药物,或其他治疗方法,以祛除病邪,达到邪去正复,恢复健康的目的。所以"祛邪"适用于以邪盛为主要矛盾的病证,例如发汗、攻下、消导、清热等都是祛邪的具体治疗方法。

扶正和祛邪,是相互联系着的两个方面,扶正,正是为了祛邪,而祛邪也正是为了恢复正气。另一方面,扶正又往往能留邪,祛邪又易损伤正气。因此,临床运用扶正祛邪的原则时,就必须根据具体情况,权衡正邪的盛衰,或扶正以祛邪,或祛邪以复正,或扶正与祛邪同用(即攻补兼施),正确处理好扶正与祛邪的关系。

(1)扶正以祛邪:在正邪斗争过程中,如正气已虚不耐攻伐时,就应以扶正为主。通过扶助正气来战胜邪气,扶正以祛邪。此时如不考虑正气,妄用攻伐,就会导致正气愈伤的不良后果。例如脾虚运化不健的患者,常因饮食不能运化而引起脘腹胀满,若单用攻积、消导等祛邪的方法,就会更伤脾气。此时必须采用益气健脾扶正的方法,扶助脾气,加强运化功能,就能消除腹胀。

(2)祛邪以复正:在病变过程中,如果邪气亢盛,正气虽伤而未衰,这时如先扶正,妄用滋补,则反会助长邪气,导致邪气滞留难去。故应以祛邪为主,邪去则正气自然恢复。例如伤寒阳明经证或腑证,邪热内结,前者用白虎汤清阳明气分之热,后者用大承气攻下里实,邪热既去,则正气自复。

(3)攻补兼施:邪实正虚之证,如果出现了攻邪则更伤正气,扶正又留邪气,攻补都不能单独施治的情况下,就必须采用祛邪与扶正兼顾,攻补兼施的原则。如虚人感冒所用的益气解表法,养阴解表法等,都是正邪兼顾,攻补兼施的原则。攻补兼施在应用时,可根据正邪消长的具体情况,或以扶正为主,兼顾祛邪,或以祛邪为主,兼予扶正;也可先扶正后祛邪,或先祛邪后扶正,可根据病情,灵活运用。

9.2.3 调整阴阳

"阴阳离决,精气乃绝",说明了疾病的发生和发展,是阴阳相互关系失去了协调所致。因此,疾病的发生,就是阴阳的相对平衡遭到破坏的结果。所以调整阴阳,也是临床治疗的根本法则之一。

阴阳的失调,就表现为阴阳的偏胜偏衰。由于阴阳的相互依存,相互制约和相互消长的关系,所以阴阳偏胜或偏衰所反映出来的病理变化,各不相同,其治疗法则,也相应而异。

(1)阴或阳偏胜:即"阳盛则热,阴盛则寒"。但在病变过程中,有阴盛或阳的过盛,不损及其相对一方的,和阴或阳的过盛,已损及其相对的一方,出现相对一方阴阳偏衰的两种不同的情况。

如阴或阳的过盛,未损及其相对的一方,或已损及相对的一方,但并不严重,当其过盛消除后,其对方的偏衰能自然恢复的情况下,治疗的原则,只要直折其过盛,亦即所谓"损其有余"。如阴或阳偏盛,已损及其相对的一方,出现其对立面的偏衰,治疗必须照顾时,就应在"损其有余"的原则下,配合扶阳或益阴的方法,来阴阳兼顾。

(2)阴或阳偏衰:即"阴虚则热,阳虚则寒"。阴虚则热,因其为虚热,病本在阴虚,故治法应当是"阳病治阴",滋阴以抑阳,亦即所谓"壮水之主,以制阳光"。阳虚则寒,因其为虚寒,病本在阳虚,故治法应当是"阴病治阳",补阳以制阴,亦即所谓"益火之源,以消阴翳"。

(3)阴阳两虚:由于阴阳是相互为根,相互依存的,所以在某些病变中,阴虚及阳,阳虚及阴,可以出现阴阳两虚的证候。治疗的原则,应当是阴阳两补。

(4)阴中求阳,阳中求阴:正因为阴阳是互根的,互用的,所以对阴虚补阴,阳虚补阳的原则中,还有"阴中求阳,阳中求阴"的原则。阳中求阴,即在大量补阴药中,适当配合一些补阳药;阴中求阳,即在大量补阳药中,配合适当的补阴药,从而使得"阳得阴助而生化无穷,阴得阳升而泉源不竭"。

上述是调整阴阳的法则,至于其具体应用,又根据其具体情况而有不同的具体方法。如《素问·阴阳应象大论》说:

"其高者,因而越之"。高,指病邪在胸胁;引而越之,因势利导,引邪上越而呕出,即涌吐之法。

"其下者,引而竭之"。竭,祛邪也,谓涤荡之,疏利之。可以治其下之前后也。病在下,应用疏导之法。

"中满者,泻之于内"。中满,即痞满大实坚之谓,故当泻之于内。病在中,如胁满的,可用泻下之法。

"其有邪者,渍形以为汗"。渍,浸也,言令其汗出如渍也。邪在肌表,故当渍形以为汗,邪在外表的,可用满液浸渍,使其出汗。

"其在皮者,汗而发之"。邪在皮肤,可用发汗法。在皮者,言其病位浅也,均为表证,故皆宜汗。

"其剽悍者,按而收之"。剽,急也;悍,猛利也;按,察也。此兼表里而言,凡邪气之急利者,按得其状,则可收而制之矣。

"其实者,散而泻之"。阳实者,宜散之;阴实者,宜泻之。实证用散法或泻法。

"审其阴阳,以别柔刚,阳病治阴,阴病治阳。定其气血,各守其乡。"

9.2.4 因时、因地、因人制宜

疾病的发生和发展,与气候变化、地理环境以及人体体质有密切关系。因而治疗时,就必须与这几方面结合起来考虑,这就是因时、因地、因人制宜。

（1）因时制宜：春温、夏热、秋凉、冬寒四时气候变化，与人体生理、病理变化都有密切关系。例如人体夏季多汗，冬季就少汗而尿多，这就是人体对气候变化作出的生理性调节。又如春季多温病，夏秋季多中暑、痢疾、疟疾等病。而反常气候的变化，则更是诱发疾病的重要条件。根据不同季节气候变化的特点，来考虑用药的原则，就是"因时制宜"。

季节气候变化不同，人体病变的特点也有所不同，因而治疗用药，也应有所区别。例如春夏气候温热，阳气升发，人体腠理开泄，疏松多汗，阳气容易外泄；秋冬气候寒冷，阴气隆盛，人体腠理致密少汗，阳气内藏。如果同样发生感冒，夏季就不宜过用辛温，如麻黄、桂枝之类，以免助阳伤阴；冬季就不宜过用寒凉，如黄连、黄芩之类，以防助阴伤阳。又如夏秋季节，气候温热，患病每多夹湿浊，治疗时就应适当加入一些芳香化浊、甘淡渗湿的药物，如藿香、苍术、蔻仁、茯苓等。

（2）因地制宜：根据不同地区地理环境的特点，来考虑治疗用药，就是"因地制宜"。不同地区，由于地理环境、生活习惯不同，人体的生理活动和病变特点也不尽相同，因而治疗用药，也有所区别。例如同样是风寒感冒，西北地区温热药宜偏重，东南地区温热药宜偏轻，这是因为西北地区地势高而气候较寒，人体腠理开少而闭多，东南地区，地势低平而气候温热，人体腠理开多而闭少的缘故。一般对麻黄、细辛等温药的用量，北方常重于南方，也是这个道理。又如南方地区气候温热而潮湿，故多用清热化湿之品；北方地区气候寒凉而干燥，温热药用量就可稍重，也说明了地区不同，用药也有所区别。

（3）因人制宜：治疗疾病，根据病人年龄、性别、生活习惯以及体质强弱等不同特点，来考虑用药，就是"因人制宜"。例如儿童用药量就比成人轻；又如在同一条件下，不同体质的人患同样的病证，用药量也有差别。一般体质强壮则耐药力强，体质弱则耐药力弱，所以强壮人的用药量常稍重于体弱的人。再如阳热体质的病人，应慎用温热药,以防助阳伤阴;阳虚体质的病人,应慎用苦寒药,以防助阴伤阳。此外,妇女有经、带、胎、产的生理特点,在治疗时亦应考虑。

总的来说,因人制宜,是说治疗时,不能只孤立的看病证,还要看到人的整体和不同人的特性;因时,因地制宜,是说治疗时不仅要看到人,还要看到人与自然不可分割的关系。只有全面地看问题,把人的整体与自然环境结合起来考虑治疗用药,才能取得好的效果。

275